玫瑰痤疮
Rosacea

原著主编　John Havens Cary
　　　　　Howard I. Maibach

主　　译　冯燕艳

副 主 译　李聪慧

主　　审　陈　涛

北京大学医学出版社

MEIGUI CUOCHUANG

图书在版编目（CIP）数据

玫瑰痤疮 /（美）约翰·海文斯·凯里（John Havens Cary），（美）霍华德·I.梅巴克（Howard I. Maibach）原著；冯燕艳主译 . —北京：北京大学医学出版社，2024.1
　书名原文：Rosacea
　ISBN 978-7-5659-3033-1

　Ⅰ.①玫…　Ⅱ.①约…②霍…③冯…④李…　Ⅲ.①痤疮 – 诊疗　Ⅳ.① R758.73

中国国家版本馆 CIP 数据核字（2023）第 214162 号

北京市版权局著作权合同登记号：图字：01-2023-4973
First published in English under the title
Rosacea
edited by John Havens Cary and Howard I. Maibach
Copyright © Springer Nature Switzerland AG，2020
This edition has been translated and published under licence from
Springer Nature Switzerland AG.

Simplified Chinese translation Copyright © 2024 by Peking University Medical Press.
All Rights Reserved

玫瑰痤疮

主　　译：冯燕艳
出版发行：北京大学医学出版社
地　　址：（100191）北京市海淀区学院路 38 号　北京大学医学部院内
电　　话：发行部 010-82802230；图书邮购 010-82802495
网　　址：http://www.pumpress.com.cn
E-mail：booksale@bjmu.edu.cn
印　　刷：北京信彩瑞禾印刷厂
经　　销：新华书店
策划编辑：王智敏
责任编辑：张李娜　　责任校对：靳新强　　责任印制：李　啸
开　　本：787 mm×1092 mm　1/16　印张：9.25　字数：230 千字
版　　次：2024 年 1 月第 1 版　2024 年 1 月第 1 次印刷
书　　号：ISBN 978-7-5659-3033-1
定　　价：88.00 元
版权所有，违者必究
（凡属质量问题请与本社发行部联系退换）

译者名单

主　译　冯燕艳

副主译　李聪慧

主　审　陈　涛

译　者（按姓名汉语拼音排序）

冯燕艳　成都市第二人民医院

李聪慧　成都市第二人民医院

李在兵　成都市第二人民医院

曲善忠　成都市第二人民医院

孙景英　成都市第二人民医院

吴宏烨　成都市第二人民医院

于均峰　成都市第五人民医院

张柯佳　成都市第二人民医院

张　俪　成都市第二人民医院

译者前言

玫瑰痤疮，也称为酒渣鼻，是一种常见的慢性炎症性皮肤病，通常好发于中年人面部。这种疾病不仅给患者带来身体上的疼痛和不适，还可能造成心理上的负担和社交困扰。因此，深入了解这一疾病的成因、症状、诊断和治疗方法对于患者和医护人员都至关重要。

《玫瑰痤疮》一书涵盖玫瑰痤疮的临床表现、病理生理、发病机制、诊治、共病等内容，将带领读者探索玫瑰痤疮这一复杂疾病的各个方面。无论您是医学专业人士、研究人员还是一般读者，本书都将为您提供全面且易于理解的信息，帮助您深入了解玫瑰痤疮的本质及其对个体健康和生活质量的影响。

作为主译，我的目标是尽量准确传达原书作者的意图，并尽力确保所翻译的文本在表达上保持一致和通顺。我对玫瑰痤疮这一主题有着浓厚的兴趣，并以对待学术性文本的专业态度，认真对待译文的每一个词句，力求保持原文的学术准确性。希望这本书能够为读者带来洞见和启发，促进对这一领域的深入思考和学习。

最后，我要感谢所有支持这个翻译项目的人们，没有你们的鼓励和支持，这本译著将无法完成。我期待着与各位读者分享这段知识之旅，并希望本书能够为您带来价值和启示。

冯燕艳

原著者名单

Andrew F. Alexis, MD, MPH Department of Dermatology, Skin of Color Center, Mount Sinai Morningside and Mount Sinai West, Icahn School of Medicine at Mount Sinai, New York, NY, USA

Ferda Cevikbas, PhD Dermira, Inc., A Wholly-owned Subsidary of Eli Lilly and Company, Menlo Park, CA, USA

Anne Lynn S. Chang, MD Department of Dermatology, Stanford University School of Medicine, Redwood City, CA, USA

Ahuva Cices, MD Mount Sinai Hospital, Department of Dermatology, New York, NY, USA

Abigail Cline, MD, PhD Center for Dermatology Research, Department of Dermatology, Wake Forest School of Medicine, Medical Center Boulevard, Winston-Salem, NC, USA

Alexander Egeberg, MD, PhD Department of Dermatology and Allergy, Herlev and Gentofte Hospital, University of Copenhagen, Hellerup, Denmark

Steven R. Feldman, MD, PhD Center for Dermatology Research, Department of Dermatology, Wake Forest School of Medicine, Winston-Salem, NC, USA

Department of Pathology, Wake Forest School of Medicine, Winston-Salem, NC, USA

Department of Social Sciences & Health Policy, Wake Forest School of Medicine, Winston-Salem, NC, USA

Ruth Foley, BA, PhD UCD Charles Institute of Dermatology, School of Medicine, University College Dublin, Dublin, Ireland

Christopher R. Fortenbach, MD, PhD Department of Ophthalmology and Visual Sciences, Carver College of Medicine, University of Iowa Hospital and Clinics, Iowa City, IA, USA

Solene Gatault, PharmD, PhD UCD Charles Institute of Dermatology, School of Medicine, University College Dublin, Dublin, Ireland

Educational Research Centre, St. Vincent's University Hospital, Dublin, Ireland

Maja A. Hofmann, MD, PhD Hospital Charité, Department of Dermatology, Venereology and Allergy, Charité-Universitätsmedizin Berlin, Berlin, Germany

Latrice M. Hogue, MD Department of Dermatology, Emory School of Medicine, Atlanta, GA, USA

Tina Hsu, MD Washington University in St. Louis School of Medicine, St. Louis, MO, USA

Sree S. Kolli, BA Center for Dermatology Research, Department of Dermatology, Wake Forest School of Medicine, Medical Center Boulevard, Winston-Salem, NC, USA

Anusha M. Kumar, BS Department of Dermatology, Stanford University School of Medicine, Redwood City, CA, USA

Percy Lehmann, MD Department of Dermatology, Allergy and Dermatosurgery, Helios-Universitätsklinikum Wuppertal, Wuppertal, Germany

Ethan A. Lerner, MD, PhD Program in Itch, Department of Dermatology, Massachusetts General Hospital, Cutaneous Biology Research Center, Charlestown, MA, USA

Howard I. Maibach, MD Dermatology Clinic, University of California San Francisco, San Francisco, CA, USA

Jean S. McGee, MD, PhD Beth Israel Deaconess Medical Center, Harvard Medical School, Department of Dermatology, Boston, MA, USA

Bobeck Modjtahedi, MD Department of Ophthalmology, Southern California Permanente Medical Group, Baldwin Park, CA, USA

Eye Monitoring Center, Kaiser Permanente Southern California, Baldwin Park, CA, USA

Adrian Pona, MD Center for Dermatology Research, Department of Dermatology, Wake Forest School of Medicine, Medical Center Boulevard, Winston-Salem, NC, USA

Frank Powell, FRCPI, FRCPedin, FAAD UCD Charles Institute of Dermatology, School of Medicine, University College Dublin, Dublin, Ireland

Mater Private Hospital, Department of Dermatology, Dublin, Ireland

Yi-Hsien Shih, MD Department of Dermatology, Taipei Medical University Shuang Ho Hospital, New Taipei City, Taiwan

Omar Jamal Tayl, BS Human Physiology School of Osteopathic Medicine, Touro University Nevada, Henderson, NV, USA

Sarah L. Taylor, MD, MPH Center for Dermatology Research, Department of Dermatology, Wake Forest School of Medicine, Winston-Salem, NC, USA

Jacob Pontoppidan Thyssen, MD, PhD, DmSci Department of Dermatology and Allergy, Herlev and Gentofte Hospital, University of Copenhagen, Hellerup, Denmark

Nita Katarina Frifelt Wienholtz, MD Department of Dermatology and Allergy, Herlev and Gentofte Hospital, University of Copenhagen, Hellerup, Denmark

Jonathan K. Wilkin, MD Retired, George Town, Grand Cayman, The Cayman Islands

原著献词

致我亲爱的祖父和医学领域的第一位导师 George Cary 博士，以及我在皮肤科学领域的第一位导师 Howard Maibach 博士。

原著前言

长期以来，玫瑰痤疮一直被认为是一种慢性但通常相对良性的皮肤疾病，很少引起临床医生和研究人员的广泛关注。近年来，这种慢性疾病在医学界引起了越来越多的兴趣，美国国家玫瑰痤疮协会提出了一个新的分类系统，开发了几种新的治疗方法，并在病理生理学的理解上取得了进展。此外，越来越多的证据支持与玫瑰痤疮相关的几种共病和显著的社会心理影响，反驳了玫瑰痤疮是一种良性疾病的观念。我们挑选了世界范围内玫瑰痤疮领域的领军人物来总结当前的知识，将玫瑰痤疮领域最前沿的变化和研究传授给临床医生。

我们想要感谢所有作者在每一章中分享他们费时无数的研究和多年宝贵的临床专业知识。此外，我们要感谢Maureen Alexander 和 Springer 出版公司在这个项目的创建和执行中的帮助。

我们希望这本书有助于您的进一步学习，在临床实践中提供价值，并（或）启发在该领域的进一步研究。如果您有任何建议或意见，请告知我们。

美国　洛杉矶　新奥尔良　John Havens Cary
美国加州旧金山　Howard I. Maibach

目　录

第1章 玫瑰痤疮的临床简介

Jonathan K. Wilkin, Jean S. McGee
于均峰 译 冯燕艳 审校

玫瑰痤疮是一种病因不明的综合征

玫瑰痤疮是一种常见的、慢性的、临床负担较重的疾病，在疾病分类学上被理解为一种可以出现多个症状和体征的综合征。虽然玫瑰痤疮中最引人关注的是少数具有所有体征和症状的"不幸"患者，但大多数患者往往只有部分症状。从完成高级皮肤科选修课到完成皮肤科住院医师培训并进入临床实践，医疗专业人士可以合理地期待从识别具有充分症状、体征表现的玫瑰痤疮到识别具有部分表现的更难判断的综合征。因此，像所有综合征性疾病一样，如系统性红斑狼疮，玫瑰痤疮可以很好地诊断，如果临床症状较少，诊断就变得较为困难。其他面部皮肤病可与玫瑰痤疮同时发生，如脂溢性皮炎和痤疮，这可能会改变玫瑰痤疮的病程和临床表现。此外，Plewig 和 Kligman 指出，在同时患有寻常痤疮的患者中，即使玫瑰痤疮的证据有限，也应被识别出来，因为它们可能会导致治疗效果较差[1]。

将综合征确定为特定的疾病，特别是那些有许多体征和症状的疾病，是根据描述性特征来确定的，这与其他疾病不同，如结核和血红蛋白病，这些疾病的发病机制已经明确。目前，玫瑰痤疮的发病机制尚不明确。虽然抗菌肽 LL-37 活性抗菌肽介导的应答为玫瑰痤疮的假定机制，但其并不特定出现于玫瑰痤疮中，可能在特应性皮炎、银屑病和化脓性汗腺炎中也发挥着重要的关键作用，而它们不是一类同质性皮肤病[2]，这种机制在玫瑰痤疮中也不常见，因为除了丘疹脓疱型玫瑰痤疮外，其他类型玫瑰痤疮的研究中没有发现这个机制发挥作用。虽然抗菌肽激活途径是丘疹脓疱型玫瑰痤疮中可观察到的现象，但其在这一表型亚型中的因果作用仍未确立；此外，它可能只是一种附带现象，因为正如 Holmes 和 Steinhoff 所指出的，"它并不是引起玫瑰痤疮炎症的唯一原因"[3]。

玫瑰痤疮分类的历史：与痤疮的区别和表型亚型的识别

Powell[4] 从 Robert Willan 最初的描述开始，很好地总结了玫瑰痤疮分类和诊断的早期历史背景。Powell 指出，在从 18 世纪到 Paul Gerson Unna（1850—1929）的许多早期分类中，玫瑰痤疮被归类为皮脂腺病变，这是因为玫瑰痤疮的患者皮脂腺功能存在障碍。随后，Radcliff Crocker（1845—1909）观察到玫瑰痤疮红斑与皮脂腺无关，而是面部皮肤新生血管的异常扩张。由于皮脂腺和毛囊未受累，他将名称从"acne rosacea"修订为"rosacea"。

到 20 世纪后半叶，不同国家的不同专家对玫瑰痤疮具有 4 种或 4 种以上表型亚型的概念已基本保持一致，某些版本允许（但并非强制性）将这些表型亚型的进展视为"阶段"[1, 5-7]。虽然这些来自不同作者的分类一致认可相似的表型亚型，但它们的精确定义、对一些额外表型亚型的识别以及对发展成不同或额外亚型的可能性的估计都存在差异。2002 年，美国国家玫瑰痤疮协会（National Rosacea Society，NRS）的一个"专家委员会"试图建立一个标准化的分类系统[8]，该系统可以"作为一种诊断工具，用于研究玫瑰痤疮的几种亚型与潜在变异型的表现和关系……该委员会基于……形态学特征建立标准化分类系统。这避免了发病机制研究受限对临床分类的限制。患者可能同时具有多个玫瑰痤疮亚型的特征。"NRS 从当时最新的分类中选择了四种最有用且一致的表型亚型，分别为：①红斑毛细血管扩张型玫瑰痤疮（erythematotelangiectatic rosacea，ETR）；②丘疹脓疱型玫瑰痤疮（papulopustular rosacea，PPR）；③鼻赘型玫瑰痤疮；④眼型玫瑰痤疮。虽然 NRS "识别"了这四种表型亚型，并提出了精确的定义，但重要的是需要记住两点：一是这四种表型亚型不是新创建的，而是 2002 年由 NRS 根据不同国家许多玫瑰痤疮方面的专家在相似分类的基础上进行了标准化；二是 NRS 在 2002 年的分类中强调，这四种表型亚型可能以任何组合出现在个体患者中。

玫瑰痤疮的四种表型亚型具有重要的实用性

NRS 对玫瑰痤疮的四种表型亚型的定义旨在创建一个标准术语，以促进研究者之间的相互沟通交流，有证据表明，在多个领域中实现"四种表型亚型分类"的目标是成功的。

第一，在玫瑰痤疮的鉴别诊断中，它通常是一种亚型为主，没有其他亚型出现，或只有极少证据表明其他玫瑰痤疮亚型出现，而具有多种亚型的临床表现为鉴别诊断提出了更多的挑战。红斑毛细血管扩张型玫瑰痤疮通常不伴有丘疹脓疱型玫瑰痤疮或鼻赘型玫瑰痤疮的临床表现，与毛细血管扩张性光老化也难以区分。Helfrich 等[9-10]在文章中对红斑毛细血管扩张型玫瑰痤疮和毛细血管扩张性光老化之间的差异进行了仔细而深思熟虑的分析，讨论的结果对于毛细血管扩张型玫瑰痤疮的识别是成功的。

第二，在玫瑰痤疮的流行病学研究和表型亚型进展的研究中，有一些有价值的观察结果，这是由对玫瑰痤疮的四种表型亚型的认识驱动的。Tan 等[11]的研究中增加了相当多的见解，包括特定体征和相关临床分型研究进展方面的细节，超出了 Berg 和 Liden[12]的相关流行病学研究。他们的流行病学研究结果表明，ETR 的患病率高于 PPR 表型亚型。

第三，评估玫瑰痤疮进展潜能的分子生物学研究依赖于针对玫瑰痤疮的表型亚型及其各自的定性炎症事件的研究。Steinhoff 的研究组[13]证明了表型亚型（临床）和瞬时受体电位香草酸（TRPV）受体表达（分子生物学）在 ETR 和 PPR 之间的协调衔接，与 ETR 进展为 PPR 或与 PPR 共同表现一致。此外，Steinhoff 发现玫瑰痤疮的表型亚型有助于讨论玫瑰痤疮的不同类型红斑[14]。同样，Lee 的研究小组在玫瑰痤疮中检测到一系列与表型亚型临床进展一致的组织学结果[15]。

第四，控制玫瑰痤疮的治疗方法目前针对特定的表型亚型[16]。没有一种单独的产品可以同时治疗 ETR 和 PPR。事实上，美国 FDA 批准的多西环素说明书中强调了玫瑰痤疮表型亚型特异性的有效性[17]，其中指出"多西环素仅适用于治疗成人患者玫瑰痤疮的炎性病变（丘疹和脓疱）。而对泛发性红斑的治疗没有显示出有意义的效果。"除了考虑有效性之外，在不同临床亚型治疗方面的安全性也可能是不一样的。例如，某些 ETR 患者对批准用于 PPR 的刺激性更强的外用产品的耐受性较差。在美国，大多数皮肤科护理是由非皮肤科医生提供的，他们和一些皮肤科医生都为没有任何 PPR 病史的 ETR 患者开具了治疗 PPR 的药物。Danby[18] 指出，例如，虽然丘疹脓疱型玫瑰痤疮可能对甲硝唑有反应，但红斑和毛细血管扩张则没有反应，这导致医生和患者都感到沮丧，而营销人员则感到高兴。在 Danby 做这些研究时还没有有效治疗 ETR 亚型的产品，而今天有更多的获批产品可以用于治疗 ETR 亚型玫瑰痤疮。这进一步强调了基于特定表型亚型治疗策略和医疗产品选择的重要性，以确定哪些表型亚型具有足够的严重程度，值得表型亚型特异性治疗。

废除经典表型亚型的提议存在缺陷

NRS 在 2017 年更新的指南[19] 里使用了术语"表型"（phenotype）来表示玫瑰痤疮患者的个体体征和症状，建议废除亚型，并取代 2002 年的分类[8]（表 1.1 和 1.2）和 2004 年玫瑰痤疮三个方面的严重程度分级[20]。

Ⅰ."表型"和诊断标准

A. 诊断"表型"（这些体征本身就是玫瑰痤疮的诊断标志）

1. 面中部特征性的持续性红斑，周期性加重

2. 增生肥大性改变

B. 主要"表型"（两个或两个以上主要体征可能被认为是诊断性的）

1. 潮红

2. 丘疹和脓疱

3. 毛细血管扩张

4. 眼部表现（睑缘毛细血管扩张、睑间结膜充血，角膜铲状浸润、巩膜炎和巩膜角膜炎）

C. 次要"表型"

1. 烧灼感

2. 刺痛感

3. 水肿

4. 干燥

表 1.1　玫瑰痤疮诊断指南

存在以下一个或多个主要特征：
潮红（暂时性红斑）
持续性红斑
丘疹和脓疱
毛细血管扩张
可能包括以下一个或多个次要特征：
烧灼或刺痛
斑块
干燥外观
水肿
眼部表现
鼻口周
增生肥大

表 1.2　玫瑰痤疮亚型、变异型及其特征

特征
亚型
红斑毛细血管扩张型：潮红和面中部红斑伴或不伴毛细血管扩张
丘疹脓疱型：持续性面中部红斑伴暂时性面中部丘疹或脓疱或两者兼有
鼻赘型：皮肤增厚，表面有不规则结节和肿大，可能发生在鼻、下巴、前额、面颊或耳朵
眼型：眼部异物感、灼热或刺痛感、干燥、瘙痒、眼部光敏性、视物模糊、巩膜或眼睛其他部位的毛细血管扩张或眶周水肿
变异型
肉芽肿型：非炎症性，坚实的棕色、黄色或红色丘疹，或大小均匀的结节

5.眼部表现（睫毛根部"蜂蜜痂"和组织堆积，睑缘不规则，蒸发过强性泪液功能障碍，即泪膜破裂时间短）

Ⅱ.效用

2017年更新版声明，"新分类的常见模式或体征和症状分组不应被视为研究或个体诊断和治疗的亚型或单位。"

Ⅲ.严重程度评估

2017年更新版承认"2004年，NRS专家委员会发布了玫瑰痤疮的标准分级系统……"，并补充说（2017年更新版）"需要一个单一的更新量表，包括玫瑰痤疮诊断、主要和次要表型的标准化严重程度评估，可用于所有分型。"

令人惊讶的是，标准分类（2017年更新）[19]的"2017年NRS更新版"删除了玫瑰痤疮的四个经典亚型。2017年更新版声明"…亚型命名被广泛单独使用，并被解释为不同的疾病，忽略经常同时发生的一种以上亚型和从一种亚型进展为另一种亚型的潜在可能性。"然而，本声明引用的参考文献并未记录对2002年NRS分类的任何此类滥用，2002年NRS分类明确强调，这些亚型经常同时出现。虽然在1998年发表的一项研究[21]中出现了一个可能忽略眼型玫瑰痤疮可能性的示例，但这在2002年NRS分类之前出现，因此不可归因于2002年NRS分类。Wollina[22]明确提醒我们，"在定义亚型之前，临床医生通常会在文章或会议上讨论'玫瑰痤疮'的治疗方法，但没有明确定义疾病的临床亚型，就好像'玫瑰痤疮'一词指的是单一实体一样。"Marks指出，玫瑰痤疮可能包括一种以上不同的皮肤病[23]；表型亚型分类允许对该问题做出更明确的判断，有待更多的科学见解。

2017年更新版后来声明，"对亚型的关注往往会限制对一些个体患者可能出现的所有潜在体征和症状的考虑，在某些情况下，可能会混淆对严重性的评估。"不仅没有引用的证据支持2002年NRS分类中针对4个亚型的这一声明，也没有证据表明2017年更新版将提供更优的严重程度评估。事实上，近乎荒谬的是，2017年更新版甚至没有提供任何评估严重性的方法，只是说"需要一个单一的更新量表，包括玫瑰痤疮诊断、主要和次要表型的标准化严重性评估，并可用于所有表型"。最后，2017年更新版指出，"表型和诊断标准在很大程度上与2016年全球玫瑰痤疮共识小组推荐的一致……"[19]。

2017年，全球玫瑰痤疮共识（ROSacea COnsensus，ROSCO）小组在更新的指南中提出废除表型亚型的分类[24-25]，这促使我们去深入了解这种根本性变化之前的亚型分类的来源，这种分型正是美国国家玫瑰痤疮协会（NRS）2002年在总结了许多国家皮肤科专家几十年的研究结果基础上提出来的。尽管ROSCO分类文件指出"亚型分类可能不完全涵盖临床表现，可能会混淆严重程度评估……"，但没有提供充分的证据支持这种推测，也没有提出改进严重程度评估的方法。作者只是简单地得出结论："……显然有必要改变这些亚型分类的方法。"这篇文章似乎暗示，表型亚型分类起源于2002年的NRS分类，然而，如上所述，2002年NRS分类借鉴了多个分类，其中包含了过去几十年中来自多个国家的玫瑰痤疮专家承认的表型亚型。2002年NRS分类的主要贡献只是将这些早期表型亚型分类的共识版本中的术语标准化。

经典表型亚型非常有用，并将持续存在

随后，ROSCO的一篇文章提供了玫瑰痤疮的治疗建议[26]。作者强调，鉴于"……没有一种单一的治疗方法能完全解决所有玫瑰痤疮的特征，可能需要多种治

疗方法来解决单个患者的临床症状。"上述 Danby 的观察结果和几项流行病学研究支持以下观点：许多玫瑰痤疮患者患有中度至重度 ETR，无任何 PPR 证据。

此类患者通常不应接受仅适用于 PPR 的产品。监管机构不太可能批准同时包含 ETR 治疗和 PPR 治疗的组合产品，甚至是以联合包装方式将不同的治疗产品打包装在一起，因为许多患者只希望偶尔而非持续控制 ETR 红斑，而部分 PPR 患者的丘疹和脓疱则反复出现。如果一个药品销售团队开发一种组合或联合包装的产品来治疗玫瑰痤疮的每一个特征的目标有可能成为现实，那么放弃玫瑰痤疮的表型亚型可能是一种简化的办法，特别是对于治疗皮肤病患者的非皮肤科医生来说。然而，根据现有疗法的临床药理学及监管机构批准的玫瑰痤疮药物的适应证，可以预期，表型亚型将继续被用于诊断和治疗。

将玫瑰痤疮的所有症状和体征综合在一起，取消表型亚型分类的建议是一种毫无根据的极端措施，没有任何潜在优势，而且，这也不是首次提出这些亚型可能同时出现在同一个体。2017 年更新版似乎忽略了 2002 年 NRS 分类文件以及 2002 年 NRS 分类之前的许多文章中已经有不忽视任何表型亚型的信息，这些文章在玫瑰痤疮分类中采用了表型亚型。总之，表型亚型的相关致病机制研究早在 2002 年 NRS 分类之前就已经存在，并将在目前的 ROSCO 小组和 2017 年 NRS 更新版后继续存在，因为表型亚型：①与为玫瑰痤疮患者提供护理的皮肤科医生的流行病学研究和经验性观察相一致；②在分子生物学和组织病理学研究中对表型亚型之间的转化有科学价值；③符合药品的临床药理学和法规；④对于精确、科学的临床讨论至关重要。

发病率

玫瑰痤疮是一种面部炎症性皮肤病，总发病率为 1.65/1000 人年[27]。30 岁以上患者的发病率明显升高[28]。根据研究方法和人群的不同，患病率差异很大，从 1% 到 20% 不等[29]。玫瑰痤疮在皮肤白皙的个体中更为常见，但无明显的性别差异，但某些临床亚型除外（例如，在男性中，鼻赘型玫瑰痤疮更为常见）[29]。

在有色人种中，玫瑰痤疮的临床表现，如潮红、红斑和毛细血管扩张，可能难以鉴别。因此，在这些患者中，玫瑰痤疮可能会被漏诊、误诊、漏治或误治。事实上，近期的一项研究发现，有色人种患者被诊断为玫瑰痤疮的概率低于白人患者[30]。这项研究强调，有色人种中玫瑰痤疮的患病率可能被低估。因此，当有色人种患者报告面部潮红、发热、痤疮样皮疹或眼部症状时，临床医生应仔细考虑将玫瑰痤疮作为鉴别诊断。

在儿童患者中，玫瑰痤疮并不常见。然而，对于此类病例，诊断时的平均年龄为 6 岁[31]。PPR 和眼型玫瑰痤疮是两种最常见的临床亚型[32]。儿童中也可见到血管性玫瑰痤疮，伴有潮红和水肿，但缺乏毛细血管扩张。然而，鼻赘型玫瑰痤疮仅见于成人[33]。鉴于玫瑰痤疮在儿童中很少见，在确诊玫瑰痤疮之前，必须排除其他丘疹脓疱性疾病，如寻常痤疮、口周皮炎、结节病、类固醇诱发的玫瑰痤疮和蠕形螨病[32]。

病史

从患者身上采集病史对于诊断玫瑰痤疮和正确分类临床亚型至关重要。事实上，玫瑰痤疮有几个特征只能根据患者的主观症状进行评估。我们还需要意识到，某些临床亚型可能在一个患者中重叠并共存，或者可能从一个亚型发展到另一个亚型。此外，玫瑰痤疮的几个关键特征也与其他疾病相同。因此，如果有必要，获得的完整病史会促使临床医生做更全面的检查，以排除玫瑰痤疮。

现病史

与任何基本病史记录一样，临床医生应获得有关受累部位、持续时间、相关症状和任何可识别触发因素的信息。玫瑰痤疮通常影响面中部的凸面，最常见的是脸颊，其次是鼻子、下巴和前额[34]。玫瑰痤疮很少会影响颈部和胸部。鉴于玫瑰痤疮是一种慢性炎症过程，其病程一般应至少持续3个月。玫瑰痤疮患者经常会出现相关症状，如易潮红伴灼热、刺痛和皮肤干燥。事实上，由于这些症状，许多ETR患者无法耐受适用于ETR的局部治疗，更不用说适用于PPR的许多外用药物。环境因素也可能在引发玫瑰痤疮方面发挥重要作用。紫外线辐射、高温、酒精、咖啡、吸烟和压力是常见的加重因素[35-37]。

既往史

玫瑰痤疮通常被认为是一种仅限于皮肤和眼睛的疾病。然而，玫瑰痤疮与系统性共病之间存在相关性。最近的一项病例对照研究表明，与没有玫瑰痤疮的对照受试者相比，玫瑰痤疮患者患高脂血症、高血压以及代谢性、心血管和胃肠道疾病的风险增加[38]。事实上，某些炎症性胃肠道疾病，如溃疡性结肠炎、克罗恩病和乳糜泻，与HLA-DRA位点的玫瑰痤疮具有遗传相关性[39-41]。此外，玫瑰痤疮已被证明与多种自身免疫性疾病有关，如糖尿病、乳糜泻、多发性硬化症、类风湿关节炎、帕金森病和偏头痛[42-45]。此外，玫瑰痤疮会增加患抑郁症和焦虑症的风险[46-47]。因此，评估某些风险因素和共病应成为标准做法，尤其是对于早期干预可能有益的患者。

已证实管理共病可改善对玫瑰痤疮症状的控制。在一项前瞻性研究中[48]，46%的玫瑰痤疮患者被报告患有小肠细菌过度生长（small intestinal bacterial overgrowth，SIBO）。当这些SIBO患者接受利福昔明治疗时，78%的患者的皮肤病变完全消退。同样，治疗更年期潮红有助于改善女性玫瑰痤疮症状。已证实多种激素和非激素疗法可有效减少诱发绝经期女性潮红的血管舒缩活动[48-50]。在其他病例中，使用某些适用于治疗共病的药物时，玫瑰痤疮可间接复发或恶化。接受烟酸治疗的高脂血症患者可能发生潮红，尤其是存在潜在玫瑰痤疮的患者。在治疗方案中添加阿司匹林或非甾体抗炎药（NSAID）有助于控制这些患者的潮红[51-52]。同样，接受血管扩张剂治疗的高血压患者可能发生剧烈潮红，从而使玫瑰痤疮恶化[53]。因此，既往病史不仅应评估潜在的共病，还应评估相关药物。

用药史

潮红是玫瑰痤疮的主要特征之一。玫瑰痤疮无特定的潮红反应，相反，玫瑰痤疮患者通常因相同因素（在无玫瑰痤疮的个体中引起潮红的因素）出现更频繁和更强烈的潮红。潮红可由热、热的食物和饮料、辛辣食物和多种药物引起。由于血管反应性而发生潮红；随着血管平滑肌的舒张，红斑与主观温热感同时发生。湿性潮红是指与出汗同时发生的潮红[54]。在干性潮红中，血管活性剂仅作用于血管平滑肌，而对汗腺无任何作用[54]。湿性潮红可以由氟他胺、醋酸亮丙瑞林、他莫昔芬诱导，在低热状态下由NSAID诱导，而干性潮红由多柔比星、顺铂、α干扰素、甲氧氯普胺和乙醇诱导[54-55]。

用药史还应包括非处方药物。如上所述，烟酸等非处方血管扩张剂可导致玫瑰痤疮患者出现更多潮红。

家族史

大约有一半的玫瑰痤疮患者报告其家族成员患有玫瑰痤疮[56]。事实上，一项双生子研究估计遗传贡献为 46%[57]。最近的一项全基因组研究发现了 3 个人类白细胞抗原（HLA）等位基因和 2 个与玫瑰痤疮相关的单核苷酸多态性（SNP）[39]。这些 HLA 基因与糖尿病和乳糜泻等自身免疫性疾病有关。玫瑰痤疮还与多个基因的多态性有关，如 GST（谷胱甘肽 S- 转移酶）、BTNL2（嗜乳脂蛋白样 -2）和 HLA（人类白细胞抗原）[58]。目前，仍需进一步研究，以确定玫瑰痤疮的遗传风险因素。

个人史

吸烟和饮酒是可改变的生活方式因素，在病史中，人们通常会问这些问题。吸烟和玫瑰痤疮之间的联系仍需进一步证实。然而，吸烟可能会降低患玫瑰痤疮的风险。过去的研究表明，玫瑰痤疮患者吸烟的频率低于普通人群。事实上，戒烟增加了患玫瑰痤疮的风险，而吸烟会降低相同的风险[56, 59]。虽然吸烟可能会对玫瑰痤疮产生潜在的有益影响——因为它具有抗炎作用，并且会减轻外周微血管的松弛，但对患者健康的整体风险 - 效益分析应该排除将玫瑰痤疮的存在作为开始吸烟或避免戒烟治疗的合理借口。

通常认为饮酒是一种加重因素。事实上，鼻赘与过量饮酒有关[60]。然而，饮酒作为发生玫瑰痤疮的风险因素仍存在争议。酒精肯定会触发潮红，然而，多项研究报告饮酒与发生玫瑰痤疮的风险之间无显著相关性[27, 56]。最近的研究报告风险略有增加，且仅与过量饮酒有关[27, 56]。

系统回顾

单纯的潮红可以是对适当刺激的正常反应，比如社交尴尬，它是情境性的、短暂的。因此，不应仅根据潮红情况将患者标记为玫瑰痤疮。然而，伴有全身体征和症状的潮红可能是罕见疾病的预兆。间歇性潮红伴头痛、心悸和出汗应考虑嗜铬细胞瘤相关检查。伴有腹泻和喘息的潮红应提示检查类癌综合征的可能性。淋浴后全身瘙痒或异常凝血病史应引起临床医生对真性红细胞增多症的怀疑。

对怀疑为皮肤玫瑰痤疮的患者也应进行眼部的评估。大约一半的眼型玫瑰痤疮患者患有皮肤玫瑰痤疮[61-62]。如果不进行早期干预和适当管理，某些严重的眼型玫瑰痤疮可发展为失明。因此，对眼部症状进行系统回顾，如异物感或砂砾感、瘙痒、流泪、无法配戴接触镜或过度使用干眼症滴眼液或人工泪液，应该是任何病史的标准组成部分。

体格检查

目前尚无诊断性或组织学检查来诊断玫瑰痤疮。因此不同临床亚型的准确诊断和分类是建立在获得准确的病史信息及详细的体格检查之上。玫瑰痤疮有两种诊断性表现：持续性面中部红斑和增生肥大性改变，表现为扩张的毛囊伴皮肤增厚[19, 54]。增生肥大性改变可以发生在几个解剖区域，最常见的形式是鼻赘，或出现球状鼻。只有一个诊断体征就足以诊断玫瑰痤疮。

玫瑰痤疮还有其他皮肤体征[19, 54]。即使缺乏上述诊断体征，如果存在两种或两种以上皮肤体征，也可视为具有诊断价值。主要的皮肤体征包括潮红、丘疹、脓疱、毛细血管扩张和眼疲劳。潮红通常仅限于脸颊。与红斑不同，潮红是一个动态过程，在临床就诊期间可能无法观察到。然而，随着疾病的进展，潮红可能会变得更加频繁和持久。值得注意的是，在深色皮肤类型中，红斑和潮红可能不容易察觉。因此，临床医生可能不得不依赖患者自己对这些症状的报告。

丘疹和脓疱为半球形的炎性病变，通常出现在面中部区域。它们很容易被误认为是寻常痤疮的炎性病变。然而，痤疮通常表现为粉刺，与玫瑰痤疮无关。毛细血管扩张在玫瑰痤疮患者中也很常见。所以，红斑（一过性和非一过性）、丘疹和脓疱，以及面中部分布的毛细血管扩张可以诊断玫瑰痤疮，敏感性高。

无论皮肤玫瑰痤疮的严重程度如何，或在没有任何皮肤表现和玫瑰痤疮症状的情况下，都可能发生眼部玫瑰痤疮[19, 54]。眼部玫瑰痤疮的病例应转诊至眼科医生，因为某些患者可能需要裂隙灯检查以进行进一步评估。然而，皮肤科医生应该熟悉常规检查中容易看到的眼部症状，包括睑缘毛细血管扩张、睑结膜毛细血管扩张、睑板腺功能障碍（睑缘炎）和睑板腺囊肿[19, 54]。事实上，这些体征高度提示眼部玫瑰痤疮，应适当处理。

最后，必须通过仔细检查区分ETR和外部光老化[10, 54]。两者都有相同的体格检查结果，如红斑和毛细血管扩张，因此，临床症状可能很难区分。就分布而言，ETR主要局限于面部中央，而外部光老化包括其他光暴露区域，如耳前区和下颌区。ETR中很少有面部外受累，而上胸部是光老化的常见部位。为了评估红斑，首先必须确立红斑的基线水平。考虑到耳后皮肤不受紫外线照射，且不是玫瑰痤疮的常见部位，可作为红斑的基线水平。相比之下，胸锁乳突肌区域可以作为评估基线红斑和光老化引起红斑的适当部位。最后，通过比较颧骨区和胸锁乳突肌区，我们可以确定红斑是否来自玫瑰痤疮。

鉴别诊断

玫瑰痤疮被认为是最容易被其他疾病模仿的疾病之一。它有四种临床亚型的表现，包括广泛的症状和体征。此外，亚型之间的重叠也为做出正确诊断增加了复杂性。面部红斑、潮红、丘疹和脓疱，以及毛细血管扩张是相对较常见的表现。然而，多种疾病均可表现出这些皮肤体征。因此，全面了解病史和详细的相关检查有助于区分玫瑰痤疮和其他疾病。

系统性红斑狼疮（systemic lupus erythematosus，SLE）在半数病例中表现为颧骨红斑。与ETR相似，受影响的区域感觉温暖且有些水肿。此外，光敏性是玫瑰痤疮和SLE患者的共同特征。然而，在体格检查时，我们可以看出红斑的细微差异[63]。在SLE中，红斑呈紫色，其侧缘通常有清晰的边界。皮肌炎（dermatomyositis，DM）的皮肤表现也可能被误认为ETR。眼睑或眼睑周围的红斑是DM诊断的主要标准之一。然而，玫瑰痤疮通常会避开眼周区域。DM也可表现为皮脂溢出区域的非特异性紫色红斑，仅根据皮肤表现可能难以区分鉴别[64]。

紫外线暴露是玫瑰痤疮的加重因素之一。因此，光线性皮肤病，如多形性日光疹（polymorphous light eruption，PMLE）可能与玫瑰痤疮混淆。PMLE的特征是面部和上胸部出现红斑丘疹、丘疹水疱和斑块。然而，它也涉及其他典型的日光暴露区域，包括手臂和手背表面[65]。这些区域很少受到玫瑰痤疮的影响。与玫瑰痤疮不同，PMLE的病程呈间歇性，发病呈季节性，好发于春末夏初。发疹后PMLE也会迅速消退，通常是在1～7天内[65]。

面部接触性皮炎，包括刺激性皮炎和变态反应性皮炎，也应被视为一种需要与玫瑰痤疮相鉴别的疾病。当病情严重时，受影响区域会出现明显的红斑和鳞屑，有时甚至水肿。患者报告有瘙痒、灼烧和对外用药物敏感的症状。然而，一旦确定并去除致病因子，接触性皮炎将会迅速消退或者呈自限性。因此，完整的病史通常可以很快排除这些疾病。

在美国，痤疮是最常见的皮肤病，临床表现为面部、胸部和背部的非炎症性粉刺、炎性丘疹、脓疱和结节。痤疮和玫瑰痤疮的炎症病变可能表现相同，因此很难区分这两种常见皮肤病。然而，PPR 患者缺乏粉刺，除非他们也伴有痤疮。此外，玫瑰痤疮的炎性病变大多局限于面部，而痤疮也会累及胸背部。最明显的是，一些 PPR 患者在同一时期可以发生炎症性病变，这对于独立出现和消失的痤疮病变来说是很少见的。另一方面，单独发生的炎性丘疹应引起临床医生对外用类固醇诱发痤疮的怀疑。

另一种常见的皮肤病是脂溢性皮炎，它是由马拉色菌属引起的一种慢性、间歇性、炎症性疾病。脂溢性皮炎患者表现为头皮、面部和胸部富皮脂区域的红斑、鳞屑性斑片。脂溢性皮炎和玫瑰痤疮很难区分，特别是局限于面部时。这两种疾病都会影响鼻周和口周区域的红斑和鳞屑。然而，在脂溢性皮炎中，可以观察到油腻性的鳞屑。此外，它还会影响眉毛和耳后皮肤，这些区域通常不会受到玫瑰痤疮的影响。重要的是，脂溢性皮炎和玫瑰痤疮可能经常并存，在此类患者中，往往必须脂溢性皮炎得到控制，玫瑰痤疮才会改善。

有些少见的疾病也应作为玫瑰痤疮的鉴别诊断，尤其是当患者出现全身体征和症状时。如上所述，详细的系统回顾对于类癌综合征、嗜铬细胞瘤和真性红细胞增多症的诊断至关重要。然而，也有一些罕见的情况仅限于皮肤。面部播散性狼疮（lupus miliaris disseminatus faciei，LMDF）是一种慢性炎症性皮肤病。临床表现为面部无症状的红色至黄棕色丘疹。它是自限性的，但消退后可留下瘢痕。鉴于其形态，可与玫瑰痤疮和痤疮相混淆，然而，组织学显示特征性的干酪样肉芽肿。

组织学改变

玫瑰痤疮主要是一种临床诊断，没有与玫瑰痤疮相关的明确的、特征性的组织学改变。因此，当怀疑玫瑰痤疮时，临床医生很少进行活检。在表现不典型或鉴别诊断不明确的病例中寻求组织病理学检查。鉴于缺乏特征性的组织学表现，临床病理相关性在玫瑰痤疮的诊断中至关重要。

在 ETR 中，总体组织学变化是非特异性的。然而，几乎总是观察到的一个特征性变化是真皮上部出现增大、扩张的毛细血管和毛细血管后小静脉，以及轻度淋巴细胞浸润。浸润发生在整个真皮，主要分布在血管周围和间质，以淋巴细胞为主，混有肥大细胞和浆细胞[66-67]。淋巴细胞主要是 CD4 ＋ T 细胞[66]。类似玫瑰痤疮的红斑狼疮（lupus erythematosus，LE）可能与玫瑰痤疮具有某些相同的组织学表现，如血管周围淋巴细胞浸润。然而，LE 的组织学也显示毛囊周围淋巴细胞浸润，以及真皮-表皮交界处改变，包括基底层空泡化和基底膜增厚，这些改变在玫瑰痤疮中未见。因此，活检可作为这种情况下的有用诊断工具。

PPR 以浆细胞、中性粒细胞和嗜酸性粒细胞混合炎性浸润为特征[35,68]。这种炎症存在于皮肤的表层和深层。受累区域内肥大细胞丰富，然而，肥大细胞的数量尚未显示与疾病的严重程度相关[67]。病理学上看到的脓疱既可以是毛囊性脓疱，也可以是毛囊周围脓疱[69]。与毛囊炎不同，中性粒细胞聚集于漏斗周围，几乎总是与蠕形螨的存在有关。破裂的毛囊可能与痤疮的病理学相似。然而，缺乏粉刺等残留成分可以区分玫瑰痤疮和痤疮[66]。日光弹性组织变性很常见，突出了紫外线暴露和自由基损伤在玫瑰痤疮中的作用[70]。

ETR 和 PPR 都具有上述几种组织学特征，包括淋巴组织细胞真皮浸润（血管周围和毛囊周围）、血管变化、日光弹性组织变性和蠕形螨的存在。在 1 项回顾性研究中，分析了 226 例玫瑰痤疮患者（52 例 ETR 患者和 174 例 PPR 患者）的组织学表现，并比较了两种亚型之间每种组织学的特征。PPR 患者的真皮层炎症浸润强度高于 ETR 患者，毛囊的浸润强度也高于 ETR。另一方面，这两种亚型的血管变化、日光弹性组织变性和存在蠕形螨的频率没有差异。此外，ETR 病例可进展为 PPR，因为毛囊周围炎性浸润变得严重，导致肉芽肿反应的发生。这表明玫瑰痤疮的组织学表现与两种亚型之间的临床进展一致。

罕见的临床亚型包括肉芽肿型玫瑰痤疮和鼻赘型玫瑰痤疮。组织学上，肉芽肿型玫瑰痤疮表现为真皮内非干酪样坏死性上皮样肉芽肿[68]。连续切片有时可以看到蠕形螨[68]。鼻赘型玫瑰痤疮皮脂腺增生明显，小叶非常大，但腺体结构完整正常[68]。在广泛的真皮皮肤纤维化背景下，毛囊漏斗部也扩大并充满板层角蛋白[68]。

参考文献

1. Plewig G, Kligman AM. Acne and rosacea, 3rd completely revised and enlarged edition. Wurzburg: Springer; 2000. p. 295–342.
2. Reinholz M, Ruzicka T, Schauber J. Cathelicidin LL-37: an antimicrobial peptide with a role in inflammatory skin disease. Ann Dermatol. 2012;24(2):126–35.
3. Holmes AD, Steinhoff M. Integrative concepts of rosacea pathophysiology, clinical presentation and new therapeutics. Exp Dermatol. 2017;26(8): 659–67.
4. Powell F. Rosacea: diagnosis and management. New York: CRC Press; 2008.
5. Sobye P. Aetiology and pathogenesis of rosacea. Acta Derm Venereol. 1950;30(2):137–58.
6. Wilkin JK. Rosacea. A review. Int J Dermatol. 1983;22:393–400.
7. Wilkin JK. Rosacea: pathophysiology and treatment. Arch Dermatol. 1994;130(3):359–62.
8. Wilkin J, Dahl M, Detmar M, Drake L, Feinstein A, Odom R, Powell F. Standard classification of rosacea: report of the National Rosacea Society Expert Committee on the classification and staging of rosacea. J Am Acad Dermatol. 2002;46(4):584–7.
9. Helfrich YR, Maier LE, Cui Y, Fisher GJ, Chubb H, Fligiel S, Sachs D, Varani J, Voorhees J. Clinical, histologic, and molecular analysis of differences between erythematotelangiectatic rosacea and telangiectatic photoaging. JAMA Dermatol. 2015;151(8):825–36.
10. Wilkin JK. Erythematotelangiectatic rosacea and telangiectatic photoaging: same, separate, and/or sequential? JAMA Dermatol. 2015;151(8):821–3.
11. Tan J, Blume-Peytavi U, Ortonne JP, Wilhelm K, Marticou L, Baltas E, Rivier M, Petit L, Martel P. An observational cross-sectional survey of rosacea: clinical associations and progression between subtypes. Br J Dermatol. 2013;169(3):555–62.
12. Berg MATS, Liden STURE. An epidemiological study of rosacea. Acta Derm Venereol. 1989;69(5):419–23.
13. Sulk M, Seeliger S, Aubert J, Schwab VD, Cevikbas F, Rivier M, Nowak P, Voegel JJ, Buddenkott J, Steinhoff M. Distribution and expression of non-neuronal transient receptor potential (TRPV) ion channels in rosacea. J Investig Dermatol. 2012;132(4):1253–62.
14. Steinhoff M, Schmelz M, Schauber J. Facial erythema of rosacea–aetiology, different pathophysiologies and treatment options. Acta Derm Venereol. 2016;96(5):579–89.
15. Lee WJ, Jung JM, Lee YJ, Won CH, Chang SE, Choi JH, Moon KC, Lee MW. Histopathological analysis of 226 patients with rosacea according to rosacea subtype and severity. Am J Dermatopathol. 2016;38(5):347–52.
16. Powell FC. Rosacea. N Engl J Med. 2005;352(8):793–803.
17. Current FDA approved labeling for ORACEA accessed on August 8, 2018. https://www.accessdata.fda.gov/drugsatfda_docs/label/2013/050805s008lbl.pdf
18. Danby FW. Rosacea, acne rosacea, and actinic telangiectasia. J Am Acad Dermatol. 2005; 52(3):539–40.
19. Gallo RL, Granstein RD, Kang S, Mannis M, Steinhoff M, Tan J, Thiboutot D. Standard classification and pathophysiology of rosacea: the 2017 update by the National Rosacea Society Expert Committee. J Am Acad Dermatol. 2018;78(1):148–55.

20. Wilkin J, Dahl M, Detmar M, et al. Standard grading system for rosacea: report of the National Rosacea Society Expert Committee on the classification and staging of rosacea. J Am Acad Dermatol. 2004;50:907–12.

21. Wilkin JK. Use of topical products for maintaining remission in rosacea. Arch Dermatol. 1999;135(1):79–80.

22. Wollina U. Classical clinical presentations of rosacea. In: Pathogenesis and treatment of acne and rosacea. Berlin, Heidelberg: Springer; 2014. p. 653–9.

23. Marks R. Rosacea. Hopeless hypothesis, marvelous myths and dermal disorganization. In: Acne and related disorders. London: Dunitz; 1989. p. 293–9.

24. Tan J, Almeida LMC, Bewley A, Cribier B, Dlova NC, Gallo R, Kautz G, Mannis M, Oon HH, Rajagopalan M, Thiboutot D, Troielli P, Webster G, Wu Y, van Zuuren EJ, Schaller M, Steinhoff M. Updating the diagnosis, classification and assessment of rosacea: recommendations from the global ROSacea COnsensus (ROSCO) panel. Br J Dermatol. 2017;176(2):431–8.

25. Wilkin J. Updating the diagnosis, classification and assessment of rosacea by effacement of subtypes. Br J Dermatol. 2017;177(2):597–8.

26. Schaller M, Almeida LMC, Bewley A, Cribier B, Dlova NC, Kautz G, Mannis M, Oon HH, Rajagopalan M, Steinhoff M, Troielli P, Webster G, Wu Y, van Zuuren E, Tan J, Thiboutot D. Rosacea treatment update: recommendations from the global ROSacea COnsensus (ROSCO) panel. Br J Dermatol. 2017;176(2):465–71.

27. Spoendlin J, Voegel JJ, Jick SS, Meier CR. A study on the epidemiology of rosacea in the UK. Br J Dermatol. 2012;167(3):598–605.

28. Chosidow O, Cribier B. Epidemiology of rosacea: updated data. In: Annales de dermatologie et de venereologie, vol. 138. Paris: Elsevier Masson; 2011. p. S179–83.

29. Tan J, Berg M. Rosacea: current state of epidemiology. J Am Acad Dermatol. 2013;69(6):S27–35.

30. Al-Dabagh A, Davis SA, McMichael AJ, Feldman SR. Rosacea in skin of color: not a rare diagnosis. Dermatol Online J. 2014;20(10):p.13.

31. Donaldson KE, Karp CL, Dunbar MT. Evaluation and treatment of children with ocular rosacea. Cornea. 2007;26(1):42–6.

32. Kellen R, Silverberg NB. Pediatric rosacea. Cutis. 2016;98(1):49–53.

33. Kroshinsky D, Glick SA. Pediatric rosacea. Dermatol Ther. 2006;19(4):196–201.

34. Bolognia JL, Jorizzo JL, Schaffer JV. Rosacea and related disorders. In: Powell FC, Raghallaigh SN, ed. Dermatology. 3rd ed. China: Elsevier Saunders; 2009:561–569.

35. Cribier B. Rosacea under the microscope: characteristic histological findings. J Eur Acad Dermatol Venereol. 2013;27(11):1336–43.

36. Ozkol HU, Calka O, Akdeniz N, Baskan E, Ozkol H. Rosacea and exposure to tandoor heat: is there an association? Int J Dermatol. 2015;54(12):1429–34.

37. Muller MD, Sauder CL, Ray CA. Mental stress elicits sustained and reproducible increases in skin sympathetic nerve activity. Physiol Rep. 2013; 1(1):e00002.

38. Rainer BM, Fischer AH, Da Silva DLF, Kang S, Chien AL. Rosacea is associated with chronic systemic diseases in a skin severity–dependent manner: results of a case-control study. J Am Acad Dermatol. 2015;73(4):604–8.

39. Chang ALS, Raber I, Xu J, Li R, Spitale R, Chen J, Kiefer AK, Tian C, Eriksson NK, Hinds DA, Tung JY. Assessment of the genetic basis of rosacea by genome-wide association study. J Investig Dermatol. 2015;135(6):1548–55.

40. Silverberg MS, Cho JH, Rioux JD, McGovern DP, Wu J, Annese V, Achkar J-P, Goyette P, Scott R, Xu W, Klei L, Daly MJ, Abraham C, Bayless TM, Bossa F, Griffiths AM, Ippoliti AF, Lahaie RG, Latiano A, Paré P, Proctor DD, Regueiro MD, Steinhart AH, Targan SR, Schumm LP, Kistner EO, Lee AT, Gregersen PK, Rotter JI, Brant SR, Taylor KD, Roeder K, Duerr RH, Barmada MM. Ulcerative colitis–risk loci on chromosomes 1p36 and 12q15 found by genome-wide association study. Nat Genet. 2009;41(2):216.

41. Weinstock LB, Steinhoff M. Rosacea and small intestinal bacterial overgrowth: prevalence and response to rifaximin. J Am Acad Dermatol. 2013;68(5): 875–6.

42. Egeberg A, Hansen PR, Gislason GH, Thyssen JP. Clustering of autoimmune diseases in patients with rosacea. J Am Acad Dermatol. 2016;74(4):667–72.

43. Egeberg A, Hansen PR, Gislason GH, Thyssen JP. Exploring the association between rosacea and Parkinson disease: a Danish nationwide cohort study. JAMA Neurol. 2016;73(5):529–34.

44. Egeberg A, Ashina M, Gaist D, Gislason GH, Thyssen JP. Prevalence and risk of migraine in patients with rosacea: a population-based cohort study. J Am Acad Dermatol. 2017;76(3):454–8.

45. Spoendlin J, Voegel JJ, Jick SS, Meier CR. Migraine, triptans, and the risk of developing rosacea: a population-based study within the United Kingdom. J Am Acad Dermatol. 2013;69(3):399–406.

46. Gupta MA, Gupta AK, Chen SJ, Johnson AM. Comorbidity of rosacea and depression: an analysis of the National Ambulatory Medical Care Survey and National Hospital Ambulatory Care Survey—outpatient department data collected by the US National Center for Health Statistics from 1995 to 2002. Br J Dermatol. 2005;153(6):1176–81.

47. Egeberg A, Hansen PR, Gislason GH, Thyssen JP. Patients with rosacea have increased risk of depression and anxiety disorders: a Danish nationwide cohort study. Dermatology. 2016;232(2):208–13.

48. Parodi A, Paolino S, Greco A, Drago F, Mansi C, Rebora A, Parodi A, Savarino V. Small intestinal bacterial overgrowth in rosacea: clinical effectiveness of its eradication. Clin Gastroenterol Hepatol. 2008;6(7):759–64.

49. Cheema D, Coomarasamy A, El-Toukhy T. Non-hormonal therapy of post-menopausal vasomotor symptoms: a structured evidence-based review. Arch Gynecol Obstet. 2007;276(5):463–9.

50. Bachmann GA. Menopausal vasomotor symptoms: a review of causes, effects and evidence-based treatment options. J Reprod Med. 2005;50(3):155–65.

51. Wilkin JK, Wilkin O, Kapp R, Donachie R, Chernosky ME, Buckner J. Aspirin blocks nicotinic acid–induced flushing. Clin Pharmacol Ther. 1982;31(4):478–82.

52. Wilkin JK, Fortner G, Reinhardt LA, Flowers OV, Kilpatrick SJ, Streeter WC. Prostaglandins and nicotinate-provoked increase in cutaneous blood flow. Clin Pharmacol Ther. 1985;38(3):273–7.

53. Wilkin JK. Vasodilator rosacea. Arch Dermatol. 1980;116(5):598.

54. Saleem MD, Wilkin JK. Evaluating and optimizing the diagnosis of erythematotelangiectatic rosacea. Dermatol Clin. 2017;36(2):127–34.

55. Wilkin JK. Flushing reactions in the cancer chemotherapy patient: the lists are longer but the strategies are the same. Arch Dermatol. 1992;128(10):1387–9.

56. Abram K, Silm H, Maaroos HI, Oona M. Risk factors associated with rosacea. J Eur Acad Dermatol Venereol. 2010;24(5):565–71.

57. Aldrich N, Gerstenblith M, Fu P, Tuttle MS, Varma P, Gotow E, Cooper KD, Mann M, Popkin DL. Genetic vs environmental factors that correlate with rosacea: a cohort-based survey of twins. JAMA Dermatol. 2015;151(11):1213–9.

58. Yazici AC, Tamer L, Ikizoglu G, Kaya TI, Api H, Yildirim H, Adiguzel A. GSTM1 and GSTT1 null genotypes as possible heritable factors of rosacea. Photodermatol Photoimmunol Photomed. 2006;22(4):208–10.

59. Breton AL, Truchetet F, Véran Y, Doumat-Batch F, Baumann C, Barbaud A, Schmutz J-L, Bursztejn AC. Prevalence analysis of smoking in rosacea. J Eur Acad Dermatol Venereol. 2011;25(9):1112–3.

60. Curnier A, Choudhary S. Rhinophyma: dispelling the myths. Plast Reconstr Surg. 2004;114(2):351–4.

61. Vieira ACC, Höfling-Lima AL, Mannis MJ. Ocular rosacea: a review. Arq Bras Oftalmol. 2012;75(5):363–9.

62. Vieira AC, Mannis MJ. Ocular rosacea: common and commonly missed. J Am Acad Dermatol. 2013;69(6):S36–41.

63. Olazagasti J, Lynch P, Fazel N. The great mimickers of rosacea. Cutis. 2014;94(1):39–45.

64. Okiyama N, Kohsaka H, Ueda N, Satoh T, Katayama I, Nishioka K, Yokozeki H. Seborrheic area erythema as a common skin manifestation in Japanese patients with dermatomyositis. Dermatology. 2008;217(4):374–7.

65. Naleway AL, Greenlee RT, Melski JW. Characteristics of diagnosed polymorphous light eruption. Photodermatol Photoimmunol Photomed. 2006;22(4):205–7.

66. Aroni K, Tsagroni E, Kavantzas N, Patsouris E, Ioannidis E. A study of the pathogenesis of rosacea: how angiogenesis and mast cells may participate in a complex multifactorial process. Arch Dermatol Res. 2008;300(3):125–31.

67. Ramelet AA, Perroulaz G. Rosacea: histopathologic study of 75 cases. In: Annales de dermatologie et de venereologie, vol. 115(8). Paris: Masson; 1988, p. 801–6.

68. Aroni K, Tsagroni E, Lazaris AC, Patsouris E, Agapitos E. Rosacea: a clinicopathological approach. Dermatology. 2004;209(3):177–82.

69. Powell FC. The histopathology of rosacea: 'where's the beef? Dermatology. 2004;209(3):173–4.

70. Cribier B. Pathophysiology of rosacea: redness, telangiectasia, and rosacea. In: Annales de dermatologie et de venereologie, vol. 138. Paris: Elsevier Masson; 2011. p. S184–91.

第 2 章 玫瑰痤疮的病理生理学

Ethan A. Lerner, Ferda Cevikbas

于均峰 译 冯燕艳 审校

概述

玫瑰痤疮是一种常见的皮肤病，在北欧某些易感人群中的患病率高达22%。据估计，美国人群的患病率较低，大约影响2%的人口。玫瑰痤疮的临床特征是面部的红斑和毛细血管扩张，症状主要表现为红肿和烧灼感、刺痛感和潮红。疾病的刺激因素复杂，存在于日常生活中，包括阳光、咖啡、酒精、辛辣食物、情绪压力、运动和热。对于许多玫瑰痤疮患者来说，这些都会带来生活质量的影响。2002年，美国国家玫瑰痤疮协会专家委员会将玫瑰痤疮的各种临床表现归纳为四个亚型：①红斑毛细血管扩张型玫瑰痤疮（erythematotelangiectatic rosacea，ETR）：患者的临床症状为因潮红和毛细血管扩张而使红斑持续性加重。②丘疹脓疱型玫瑰痤疮（papulopustular rosacea，PPR）：指的是玫瑰痤疮患者的丘疹和脓疱。③鼻赘型玫瑰痤疮（phymatous rosacea，PhR）：患者出现鼻赘。④眼型玫瑰痤疮。目前在这种分类的基础上增加了更多的细节[1]，包括灼烧或刺痛、水肿和干燥，如本书其他地方所述。临床表现的多样性和多种诱发因素导致了玫瑰痤疮病理生理上的复杂性。很明显，玫瑰痤疮是由各种刺激物触发的，这些诱发因素可以激发不同的免疫系统，如固有和适应性免疫、神经网络以及血管系统，从而激活各种受体，进而激活不同的信号通路并产生不同的生理效应。抗菌肽（antimicrobial peptide，AMP）被确定为玫瑰痤疮的可能触发因素，这是玫瑰痤疮病理机制研究的重要一步[2]。这些抗菌肽经过不同的处理，产生不同的促炎因子，影响血管系统，而不是攻击微生物。然而，目前尚不完全清楚抗菌肽的失调是玫瑰痤疮的诱因和驱动因素，还是病理生理学的生物学后果。我们讨论目前对玫瑰痤疮病理生理学的理解，目的是确定其可能的作用靶点。

病理生理学研究现状

目前对玫瑰痤疮的发病机制尚未研究清楚，尤其是与其他炎症性皮肤病（如特应性皮炎和银屑病）的进展相比。据了解，遗传易感性、免疫和神经血管功能障碍以及环境刺激等多种因素共同导致了该病的发生。抗菌肽的发现被认为是研究玫瑰痤疮病理生理机制的一个里程碑。尽管也包括其他因素，但某些抗菌肽，如cathelicidin和defensin，在玫瑰痤疮的致病阶段扮演了重要的角色，这些抗菌肽可以对抗细菌、真菌和病毒感染。从进化角度来看，Fitzpatrick I型和 II 型皮肤以及北欧和凯尔特人血统的皮肤经常受到玫瑰痤疮的影响，这表明面部潮红可能与皮肤类型有关。遗传变异、风险位点研究以及单核苷酸多态性（single nucleotide polymorphisms，SNP）研究已经明确了玫瑰痤疮发病的遗传易感性具有重要的作用。某些群体对玫瑰痤疮更易感，这表明与进化相关的原因导致了更适应外界环境的遗传变异。人们可能会认为，基因遗传和易感性会导致基因表达上的某些差异。事实上，与正常皮肤相比，一些基因在多种玫瑰痤疮亚型中的表达是上调的，一些仅在某些亚型中上调。少数上调基因参与肥大细胞的募集，进一步导致神经肽和免疫调节剂的释放。此外，组织重建基因，如基质金属蛋白酶（matrix metalloproteinases，MMP）及 Ⅰ 型和Ⅲ型胶原在玫瑰痤疮的病变中表达是增强的。这些细胞外基质分子调节组织的血管细胞生物学，并影响玫瑰痤疮皮肤的病理机制[3]。最近，瞬时受体电位阳离子通道亚家族 V（transient receptor potential cation channel subfamily V，TRPV）的神经元家族的一个基因已成为玫瑰痤疮神经免疫和血管系统之间产生联系的重要节点[3]。TRP 通道是定位于感觉神经和非神经细胞类型的非选择性阳离子通道。激活后，TRP 通道可以诱导神经肽的释放，并在神经源性炎症、疼痛和瘙痒中充当信号转换器。TRPV4 被紫外线辐射激活，可能是玫瑰痤疮中紫外线暴露引起潮红反应的驱动因素。总之，目前玫瑰痤疮病理生理学的模式倾向于遗传因素、固有免疫系统、适应性免疫系统、神经免疫以及血管效应等多重因素之间的相互作用[4]。

玫瑰痤疮的基因研究

浅肤色人种中玫瑰痤疮的患病率较高，亚洲、拉丁美洲、美国非洲裔和非洲人种也有许多患者被诊断为玫瑰痤疮[5-7]。家族史是玫瑰痤疮发病的危险因素之一。对单卵和异卵双胞胎的相关研究表明，遗传

因素约占玫瑰痤疮患病风险的一半[8]。单卵双胞胎的玫瑰痤疮患者其临床评分和严重程度是相似的[9]。全基因组关联研究（genome-wide association study，GWAS）将欧洲患者群体中的单核苷酸多态性与玫瑰痤疮联系起来。在另一组患者中仅复制了人类白细胞抗原（HLA-DRA）和嗜乳脂蛋白样 -2（BTNL2）基因间的 SNP rs763035。这两个基因都与获得性免疫系统（主要的组织相容性复合体）有关。抗 HLA-DRA 和 BTNL2 抗体的免疫组化检测结果表明，这两个抗体的分布是不一样的，但有部分重叠。HLA 主要位于毛囊周围炎性浸润区、朗格汉斯细胞和内皮细胞，而 BTNL2 主要分布在 PPR 角质形成细胞、毛囊周围炎性浸润区和内皮细胞中[2]。此外，还报告了一例 NOD/CARD15 的多态性，然而，这项研究对玫瑰痤疮亚型的整体影响参考价值有限 。在一项 45 名患者的研究中，发现谷胱甘肽 S- 转移酶（glutathione S-transferase，GST）多态性与疾病风险增加有关。GST 是催化活性氧（reactive oxygen species，ROS）形成的酶，因此，GST 的多态性可能会导致氧化应激水平升高，并导致疾病的发生[10-12]。在患者样本的转录组分析中发现与不同系统的相互作用一致，固有免疫系统的基因在 ETR、PPR 和 PhR 中均有表达。值得注意的是，转录组学分析显示了基因重叠，这表明一些患者可能从早期炎症阶段进展到增生肥大阶段都有这些基因的表达[13]。在 PPR 和 PhR 亚型中，大多数患者均检测到适应性免疫相关的基因表达，表明在这些阶段占有一定的优势。在 ETR 亚型玫瑰痤疮中，神经肽、基质重塑基因（如 MMP 和胶原）、固有免疫基因和炎症标记分子［如肿瘤坏死因子 α（tumor necrosis factor- α，TNF- α）］表达上调。另一项研究比较了合并有红斑狼疮的不同玫瑰痤疮亚型患者的神经免疫和

神经血管标记物的表达[13]，发现所有亚型都有 TRPA1 的过度表达，TRPA1 是 TRP 通道、血管活性肠肽（vasoactive intestinal peptide，VIP）、CAMP 和垂体腺苷酸环化酶激活肽 -1（pituitary adenylate cyclase-activating peptide-1，PACAP）的不同家族成员。PACAP 和 VIP 都是血管活性神经肽，可以调节血管舒张、血浆外渗和神经源性炎症[14]。此外，这两种神经肽都可以募集肥大细胞，从而与免疫系统进行通信[15]。

固有免疫和适应性免疫

固有免疫系统被认为与玫瑰痤疮的发病有关。固有免疫通过 Toll 样受体（Toll-like receptor，TLR）激活，TLR 是一个识别各种环境因素模式的受体组。TLR 对微生物成分、化学物质和其他外部刺激产生反应。TLR 也能识别内在信号，如组织损伤。在受玫瑰痤疮影响的皮肤中，蠕形螨等微生物的作用已讨论多年。毛囊蠕形螨和皮脂蠕形螨在受玫瑰痤疮影响的皮肤中分布较为密集。蠕形螨被认为会影响毛囊或皮脂腺等结构成分，导致组织损伤和 TLR 激活[16]。蠕形螨残留微生物的密集分布与疾病病理是否相关，或者残留微生物的增加是否是玫瑰痤疮的另一个副作用，还有待进一步确定。当激活时，TLR 协调细胞因子和抗菌肽（如 cathelicidin）的释放。TLR-2 在受玫瑰痤疮影响的皮肤中过度表达，其激活同时导致激肽释放酶 5（kallikrein-5，KLK5）的产生，进而增加 cAMP 水平[17-18]。KLK5 是一种主要的丝氨酸蛋白酶，可将 cathelicidin 分解为其活性肽形式 LL-37。除了在玫瑰痤疮的皮肤中过度表达外，KLK5 和 LL-37 在健康皮肤中的表达形式也不同。LL-37 的剪切可以调节白细胞趋化性、血管生成和细胞外基质重塑等过程，可以在注射后的小鼠皮肤

模拟玫瑰痤疮病理学改变[17, 19-21]。LL-37 对细菌、真菌和寄生虫具有抗菌活性，并通过诱导促炎细胞因子的表达激发免疫反应。LL-37 通过激活 mas 相关 G 蛋白偶联受体 X2（MrgprX2）使肥大细胞脱颗粒。肥大细胞被认为是玫瑰痤疮中 LL-37 驱动的炎症过程中的关键介质[22]。肥大细胞缺陷的小鼠或从脱颗粒信号中稳定肥大细胞可显著抑制 LL-37 诱导的与毛细血管扩张和红斑相关的炎症级联反应[22]。除了作为 cathelicidin 的主要来源[23-24]，肥大细胞还通过释放神经和血管活性分子积极参与发病机制[3]。此外，LL-37 在肥大细胞介导的效应中可能依赖于神经元受体 TRPV4（图 2.1），它将固有免疫系统与神经元免疫系统联系起来[25]。除了固有免疫，适应性免疫系统在受玫瑰痤疮影响的皮肤中显示出 T 细胞的富集[26]。对不同玫瑰痤疮亚型的分析揭示了玫瑰痤疮基因图谱中主要的 Th1/Th17 相关的病理生理学，包括促炎细胞因子，如干扰素 -γ 以及 IL-22 和 IL-17，这两种因子都能增加 LL-37 水平[27]。LL-37 可诱导与 Th1/Th17 免疫相关的细胞因子，如 IL-8[28]。研究结果表明，玫瑰痤疮的皮肤固有免疫和适应性免疫未及时分离。各种在血管生成和中性粒细胞吸引中起作用的趋化因子，如 CXCL1、CXCL2、CXCL5 和 CXCL6 均过度表达，表明在玫瑰痤疮皮肤的促炎症和促血管生成变化中起作用[26]。与其他自身免疫性疾病相比，玫瑰痤疮中的调节性 CD4+/CD25+T 细胞增加，表明玫瑰痤疮中浸润细胞的表型保存得更好[29]。值得注意的是，CD8+T 细胞的关键调节因子 IL-18 在玫瑰痤疮中上调。IL-18 通过激活 Th1 介导的反应来调节免疫反应，并影响红系分化调节因子 1（Erdr1）的表达，Erdr1 是不同细胞类型的生存因子[30]。Erdr1 还通过调节 ROS 水平在紫外线诱导的氧化应激中发挥功能作用。ROS

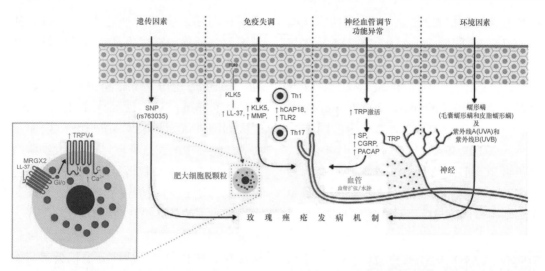

图 2.1 玫瑰痤疮的病理生理学。遗传因素、免疫和神经血管失调之间相互作用的示意图，以及环境因素对玫瑰痤疮病理生理学的影响。单核苷酸多态性与受影响患者的玫瑰痤疮易感性增加有关。固有和适应性免疫起主要作用，并导致促炎介质的释放和蛋白酶活性的增加。免疫特征主要由 Th1 和 Th17 细胞浸润物定义。人类 β-防御素 cathelicidin（简称 LL-37）被认为是玫瑰痤疮的关键驱动因素。有新的证据表明，LL-37 直接激活 GPCR MrgprX2，随后激活 TRPV4 通道，用于肥大细胞中的进一步信号传导。肥大细胞作为在玫瑰痤疮的不同阶段检测到的固有免疫细胞成分而受到关注。神经肽如 P 物质（SP）、降钙素基因相关肽（CGRP）、垂体腺苷酸环化酶激活肽（PACAP）和可能的其他神经活性肽对血管系统有影响，导致玫瑰痤疮患者潮红。此外，感觉神经上的 TRP 通道是复杂相互作用的重要组成部分，可能调节患者的疼痛、刺痛和灼热感，并可能驱动对紫外线的反应。已经讨论了诸如蠕形螨等微生物在玫瑰痤疮中的作用（Modified with permission from Ahn and Huang［31］）

可促进促炎反应，并加重玫瑰痤疮皮肤对紫外线的反应。因此，Erdr1 似乎会加剧而不是防止 ROS 过度反应。此外，小鼠研究表明，Erdr1 是 VEGF 和血管生成过程的有效抑制剂，可能具有潜在的靶部位的治疗价值[2]。

神经免疫和神经血管功能失调

皮肤过敏，潮红、刺痛和烧灼的症状，以及对刺激物的多重反应能够激活神经元受体，从而将玫瑰痤疮归入神经源性炎症性疾病的范畴。除血管活性分子外，参与血管舒张和神经源性反应的神经肽在玫瑰痤疮患者中表达均上调。在这些神经肽中，PACAP、VIP、CGRP 和 SP 与神经血管功能有关。这些肽从皮肤感觉神经释放，并

直接作用于血管、其他皮肤结构或者不同类型的细胞[14]。除了血管活性外，SP 还被认为可以调节肥大细胞降解、内皮细胞增殖和神经源性炎症过程。UVB 暴露作为玫瑰痤疮的触发因素之一，可能会导致 SP 和 CGRP 释放，进而导致肥大细胞脱颗粒[31-33]。SP 最初被确定为速激肽受体神经激肽-1（NK1R）的配体，最近被证明能激活 Mrgpr 受体家族成员 MrgprX2[34, 35]。我们之前在玫瑰痤疮相关肽 LL-37 的背景下提到了 MrgprX2[12]，这表明 MrgprX2 在固有免疫和神经源性炎症中具有多重功能活性。PACAP 上调肥大细胞蛋白酶以及 MMP-1 和 MMP-9，这些蛋白在组织重塑和将前蛋白裂解成 LL-37 中起关键作用[17]。PACAP 和 LL-37 在玫瑰痤疮症状的发展中具有协同作用和关键的调节作用[22]。玫瑰

痤疮皮肤的敏感性可能还取决于感觉神经元上 TRP 通道的表达增加，以及所有玫瑰痤疮亚型中不同的免疫细胞[36]。TRPV1 最初被发现是辣椒中的辛辣成分辣椒素的受体，参与血管调节、体温调节、热量监测、炎症、疼痛和瘙痒，因此，它满足了玫瑰痤疮的许多内在特征。根据玫瑰痤疮皮肤的标记研究，在免疫细胞（如巨噬细胞、肥大细胞和成纤维细胞）中表达的 TRPV2 可能会调节免疫反应[36]和皮肤血管扩张。功能研究进一步强调了 TRPV2 和 TRP 通道在玫瑰痤疮发病中的作用。最近的一项发现揭示了 TRPV4 作为玫瑰痤疮病理生理学中肥大细胞脱颗粒的信号转换器的作用，这一点在 LL-37 和 MrgprX2 背景下也有提到[22, 25]。此外，TRPV4 被认为通过 UVB 诱导的角质形成细胞的激活参与玫瑰痤疮发病[37]。在这种情况下，内皮素 -1（ET-1）（TRPV4 的上游神经肽）对 UVB 诱导的疼痛的热敏反应至关重要[38]，它解释了 UVB 光诱导的神经免疫 - 血管轴的功能失调。

新见解和潜在治疗靶点

　　与其他炎症性皮肤病相比，玫瑰痤疮患者的面部红斑是独特的。多种触发因素导致潮红、红斑、丘疹和脓疱的症状，并伴有腺体增生和纤维化组织的形成。目前尚不清楚触发因素是如何诱导表型的，也不清楚临床表现是否是触发因素或诱因的组合和选择性参与的结果，也不清楚随时间变化的病理生理学发展机制。由于神经元激活和血管效应而增加的血管不稳定性可能会导致损伤、炎症和持续的组织变化，以及毛细血管扩张的加重[39]。目前尚不清楚 ETR 和 PPR 中激活的相同通路如何在亚型中引起不同的临床症状。目前也尚不清楚模式识别受体（pattern recognition

receptor，PRR）活性的差异、TRP 通道增敏以及血管周围、毛囊周围和淋巴细胞浸润的增加是否会导致脓疱和丘疹的临床表现。在鼻赘型玫瑰痤疮中，纤维化过程是由慢性持续性损伤、持续性炎症、细胞外基质改变增加和血管生成而引起的。在玫瑰痤疮病情进展的不同阶段，肥大细胞数量是一直增加的。对肥大细胞特异性受体（如 MrgprX2）作用的新见解表明，MrgprX2 被公认的关键分子 LL-37 所激活，可能是治疗炎症并证实神经元轴与 TRP 通道之间关系的重要的潜在治疗靶点（图 2.1）。

未来的研究

　　玫瑰痤疮发病因素的复杂性和临床表型的多样性使得人们很难理解玫瑰痤疮发生发展的病理生理学特点，从而难以确定精确的治疗靶点。目前的大多数治疗方法都是针对炎症轴的，没有关注血管调节和神经元功能失调在其中的重要作用。尽管强调了遗传易感性，但相关基因仍有待确定。目前尚不清楚遗传易感性是否是玫瑰痤疮发生的必要因素，以及不同种族人群在多大程度上共有的遗传易感性。由于缺乏理想的小鼠模型，很难评估 LL-37 的作用。尽管转录组学和蛋白质组学分析将提供玫瑰痤疮的特征，但尚不清楚这些数据是否会影响理解。另一个需要解决的重要问题是神经元反应是否是固有和适应性免疫行为的驱动因素。在动物模型中，特定的神经元受体被切除或形成神经元耗竭的研究对于研究神经元和免疫系统之间的相互作用具有价值。然而，这将需要更好地了解神经递质、受体以及神经群体之外的贡献。因此，以神经源性炎症为靶点，阻断红斑（红斑是玫瑰痤疮的主要特征）的药物组合可能是抑制红斑的最佳方法，同时也会影响次要特征，如灼烧感和刺痛感。还有许多问题将有助于理解玫瑰痤疮的病理生理学：如果治疗成功，是否可以阻断纤维化进程？引起纤维化的分子机制是什么？与其他组织的纤维化机制是否一致？在哪个阶段，不同的免疫细胞和皮肤细胞占优势？导致玫瑰痤疮的三叉神经神经元的细胞和分子特征是什么？

结论

玫瑰痤疮是一种慢性炎症性皮肤病，具有多种临床亚型和主要及次要表现，可导致面部改变。多种刺激因素使神经元、神经血管和免疫系统相互作用，导致 ETR、PPR 和 PhR 以及眼型玫瑰痤疮患者出现以红斑为主的临床表现。同时 LL-37 作为与肥大细胞上的 MrgprX2 相互作用的关键分子，在固有免疫和神经元 TRP 通道之间提供了联系。类似的发现可能将固有免疫和适应性免疫之间的作用以及与神经元之间的作用联系起来。玫瑰痤疮的病理生理学机制还有许多问题需要解决，以提高临床诊断、识别生物标志物，并最终开发成功的治疗方法。

参考文献

1. Gallo RL, et al. Standard classification and pathophysiology of rosacea: the 2017 update by the National Rosacea Society Expert Committee. J Am Acad Dermatol. 2018;78:148–55.
2. Woo YR, Lim JH, Cho DH, Park HJ. Rosacea: molecular mechanisms and management of a chronic cutaneous inflammatory condition. Int J Mol Sci. 2016;17(9):1562.
3. Steinhoff M, Schauber J, Leyden JJ. New insights into rosacea pathophysiology: a review of recent findings. J Am Acad Dermatol. 2013;69:S15–26.
4. Buddenkotte J, Steinhoff M. Recent advances in understanding and managing rosacea. F1000Res. 2018;7.
5. Al-Dabagh A, Davis SA, McMichael AJ, Feldman SR. Rosacea in skin of color: not a rare diagnosis. Dermatol Online J. 2014;20.
6. Dlova NC, Mosam A. Rosacea in black South Africans with skin phototypes V and VI. Clin Exp Dermatol. 2017;42:670–3.
7. Bae YI, et al. Clinical evaluation of 168 Korean patients with rosacea: the sun exposure correlates with the erythematotelangiectatic subtype. Ann Dermatol. 2009;21:243–9.
8. Aldrich N, et al. Genetic vs environmental factors that correlate with rosacea: a cohort-based survey of twins. JAMA Dermatol. 2015;151:1213–9.
9. Chang ALS, et al. Assessment of the genetic basis of rosacea by genome-wide association study. J Invest Dermatol. 2015;135:1548–55.
10. Yamasaki K, Gallo RL. Rosacea as a disease of cathelicidins and skin innate immunity. J Investig Dermatol Symp Proc. 2011;15:12–5.
11. Yazici AC, et al. GSTM1 and GSTT1 null genotypes as possible heritable factors of rosacea. Photodermatol Photoimmunol Photomed. 2006;22:208–10.
12. Yu Y, et al. LL-37-induced human mast cell activation through G protein-coupled receptor MrgX2. Int Immunopharmacol. 2017;49:6–12.
13. Schwab VD, et al. Neurovascular and neuroimmune aspects in the pathophysiology of rosacea. J Investig Dermatol Symp Proc. 2011;15:53–62.
14. Madva EN, Granstein RD. Nerve-derived transmitters including peptides influence cutaneous immunology. Brain Behav Immun. 2013;34:1–10.
15. Seeliger S, et al. Pituitary adenylate cyclase activating polypeptide: an important vascular regulator in human skin in vivo. Am J Pathol. 2010;177:2563–75.
16. Moran EM, Foley R, Powell FC. Demodex and rosacea revisited. Clin Dermatol. 2017;35:195–200.
17. Yamasaki K, et al. Increased serine protease activity and cathelicidin promotes skin inflammation in rosacea. Nat Med. 2007;13:975–80.
18. Yamasaki K, et al. TLR2 expression is increased in rosacea and stimulates enhanced serine protease production by keratinocytes. J Invest Dermatol. 2011;131:688–97.
19. Koczulla R, et al. An angiogenic role for the human peptide antibiotic LL-37/hCAP-18. J Clin Invest. 2003;111:1665–72.
20. Morizane S, Gallo RL. Antimicrobial peptides in the pathogenesis of psoriasis. J Dermatol. 2012;39:225–30.
21. Morizane S, et al. Cathelicidin antimicrobial peptide LL-37 in psoriasis enables keratinocyte reactivity against TLR9 ligands. J Invest Dermatol. 2012;132:135–43.
22. Muto Y, et al. Mast cells are key mediators of cathelicidin-initiated skin inflammation in rosacea. J Invest Dermatol. 2014;134:2728–36.
23. Di Nardo A, Vitiello A, Gallo RL. Cutting edge: mast cell antimicrobial activity is mediated by expression of cathelicidin antimicrobial peptide. J Immunol. 2003;170:2274–8.
24. Di Nardo A, Yamasaki K, Dorschner RA, Lai Y, Gallo RL. Mast cell cathelicidin antimicrobial peptide prevents invasive group A Streptococcus infection of the skin. J Immunol. 2008;180:7565–73.

25. Mascarenhas NL, Wang Z, Chang Y-L, Di Nardo A. TRPV4 mediates mast cell activation in cathelicidin-induced rosacea inflammation. J Invest Dermatol. 2017;137:972–5.

26. Buhl T, et al. Molecular and morphological characterization of inflammatory infiltrate in rosacea reveals activation of Th1/Th17 pathways. J Invest Dermatol. 2015;135:2198–208.

27. Sakabe J, et al. Calcipotriol increases hCAP18 mRNA expression but inhibits extracellular LL37 peptide production in IL-17/IL-22-stimulated normal human epidermal keratinocytes. Acta Derm Venereol. 2014;94:512–6.

28. Chen X, et al. Human antimicrobial peptide LL-37 modulates proinflammatory responses induced by cytokine milieus and double-stranded RNA in human keratinocytes. Biochem Biophys Res Commun. 2013;433:532–7.

29. Brown TT, Choi E-YK, Thomas DG, Hristov AC, Chan MP. Comparative analysis of rosacea and cutaneous lupus erythematosus: histopathologic features, T-cell subsets, and plasmacytoid dendritic cells. J Am Acad Dermatol. 2014;71:100–7.

30. Kim M, et al. Recombinant erythroid differentiation regulator 1 inhibits both inflammation and angiogenesis in a mouse model of rosacea. Exp Dermatol. 2015;24:680–5.

31. Ahn CS, Huang WW. Rosacea pathogenesis. Dermatol Clin. 2018;36:81–6.

32. Niizeki H, Kurimoto I, Streilein JW. A substance p agonist acts as an adjuvant to promote hapten-specific skin immunity. J Invest Dermatol. 1999;112:437–42.

33. Streilein JW, Alard P, Niizeki H. A new concept of skin-associated lymphoid tissue (SALT): UVB light impaired cutaneous immunity reveals a prominent role for cutaneous nerves. Keio J Med. 1999;48:22–7.

34. Azimi E, et al. Dual action of neurokinin-1 antagonists on Mas-related GPCRs. JCI Insight. 2016;1:e89362.

35. Ali H. Mas-related G protein coupled receptor-X2: a potential new target for modulating mast cell-mediated allergic and inflammatory diseases. J Immunobiol. 2016;1(4):115.

36. Sulk M, et al. Distribution and expression of non-neuronal transient receptor potential (TRPV) ion channels in rosacea. J Invest Dermatol. 2012;132:1253–62.

37. Chen Y, et al. TRPV4 moves toward center-fold in rosacea pathogenesis. J Invest Dermatol. 2017;137:801–4.

38. Moore C, et al. UVB radiation generates sunburn pain and affects skin by activating epidermal TRPV4 ion channels and triggering endothelin-1 signaling. Proc Natl Acad Sci U S A. 2013;110:E3225–34.

39. Lee WJ, et al. Histopathological analysis of 226 patients with rosacea according to rosacea subtype and severity. Am J Dermatopathol. 2016;38:347–52.

第3章 玫瑰痤疮的遗传学

Anusha M.Kumar, Yi-Hsien Shih, Anne Lynn S.Chang
于均峰 译 冯燕艳 审校

背景

玫瑰痤疮是一种慢性的疾病，其特征是面部和（或）眼部炎症反应，其遗传学发病基础需要持续性的研究。根据临床特征的不同，玫瑰痤疮至少存在四种标准亚型：红斑毛细血管扩张型玫瑰痤疮（ETR）、丘疹脓疱型玫瑰痤疮（PPR）、鼻赘型玫瑰痤疮（PhR）和眼型玫瑰痤疮[1-3]。然而，这些分类并不能充分代表亚型之间有重叠症状或过渡阶段的许多患者[4-8]。因此，美国国家玫瑰痤疮协会在2017年发布了一个更新的分类系统，使用表型作为诊断的标准[5]。玫瑰痤疮的诊断表型包括面中部红斑的消长和增生性的变化，而主要表型包括潮红、丘疹和脓疱、毛细血管扩张和眼部表现。一种诊断表型或两种主要表型现足以进行诊断。烧灼、刺痛、肥厚性增生和眼睛干燥被列为常见的次要症状[5]。尽管这种基于表型的方法代表了玫瑰痤疮病理生理学的多变量成分，但遗传因素的作用仍不明确。尽管如此，越来越多的证据支持玫瑰痤疮的遗传病因学的作用[9]。流行病学研究表明，玫瑰痤疮在某些群体中更常见。几项家族和双胞胎的相关研究提出了玫瑰痤疮的遗传易感性。基因关联研究和其他体外分析也为进一步研究确定了关键的候选分子。最后，这些基因方面的研究可能成为新的临床试验的目标，以改善玫瑰痤疮的治疗。

流行病学特点

玫瑰痤疮的流行病学数据因研究人群和诊断方法而有不同[10-13]。据报道，玫瑰痤疮在人群中的患病率为0.09%～22%。欧洲和北美人群的研究得出了更高的患病率[12-15]。鉴于这种患病率以及高纬度地区白种人中红斑的突出特点（Fitzpatrick皮肤Ⅰ～Ⅱ），玫瑰痤疮被通俗地称为"凯尔特人的诅咒"。北欧人玫瑰痤疮的发病机制可能与一种突变有关，该突变允许在缺乏紫外线的冬季月份激活维生素D非依赖性cathelicidin抗菌肽（cathelicidin antimicrobial peptide，CAMP），以抵御感染[9, 16]。玫瑰痤疮虽然不太常见，但确实出现在有色皮肤中，包括但不限于亚洲、非洲和拉丁美洲人种[17-23]。南非的一项回顾性研究发现，6700名Ⅴ型或Ⅵ型的患者中有15例玫瑰痤疮[17]。哥伦比亚和韩国的横断面多中心研究报告显示，研究总体的玫瑰痤疮患病率分别为2.85%和1.21%[18-19]。除了暗红色，玫瑰痤疮临床表现的其他方面因皮肤类型和种族而异。例如，鼻赘在非裔美国人和亚洲人中似乎并不常见[15]。总之，非欧洲人群中较低的玫瑰痤疮患病率和表现形式的不同，要求诊断时有更高的支持证据。因此，目前的统计学数据可能低估了有色皮肤中玫瑰痤疮的患病率，而临床症状和体征较不明显的个体寻求医疗保健的行为减少可能会加剧这种情况。

虽然文献通常关注玫瑰痤疮在这些不同群体中的患病率差异，但数据收集中使用的诊断方法可能会对研究中观察到的患病率差异产生更大的影响[11, 13]。最近的一项系统评价估计，5.46% 的成年普通人群患有玫瑰痤疮，同时注意到不同的亚组估计值：根据自我报告，患病率为 9.71%；根据临床诊断，患病率为 5.53%；根据医疗数据库评价，患病率为 1.05%[13]。其他人口学数据显示中年女性更容易发生玫瑰痤疮[12, 24]，尽管一些学者认为这可能是由于女性患者更倾向去就诊而因为这个就诊率的差异得出这一结果[13]。更一致的是，玫瑰痤疮被描述为成年人的一种疾病，在 45 ～ 60 岁最为突出，几乎所有病例都发生在 30 岁以后。总体来说，虽然玫瑰痤疮在北欧人群中的患病率增加支持了该疾病的遗传成分，但这些流行病学研究方法的多样性限制了可以得出的结论，并强调了对玫瑰痤疮进行更有效的遗传学和分子生物学研究的必要性。

家族遗传性研究

虽然人群水平的研究表明玫瑰痤疮具有遗传易感性，但考虑到家族遗传，遗传学在玫瑰痤疮发病机制中的作用是显而易见的。病例对照研究的统计数据一致表明，相当一部分玫瑰痤疮患者报告称自己的亲属中有玫瑰痤疮病例[9, 25]。爱沙尼亚的一项此类研究进一步量化了相对于正常皮肤对照组（OR 4.31，$P < 0.0001$），有玫瑰痤疮个人史的家族中阳性的概率[26]。在一系列因素中，阳性家族史被确定为玫瑰痤疮发病的主要风险因素，这些变量包括年龄、性别、皮肤类型、吸烟史和环境暴露[26]。然而，回顾性研究本身存在回忆偏差，可能会夸大玫瑰痤疮的遗传作用。

确定的家族队列是明确玫瑰痤疮遗传作用贡献的额外且可能更为可靠的例

子。对一个 NLRP3 基因突变的多代家庭进行评估，发现 29 名受影响的家庭成员中有 8 名也患有玫瑰痤疮，该家族表现为冷球蛋白相关周期综合征（cryopyrin-associated periodic syndrome，CAPS）[27]。家族性慢性皮肤黏膜念珠菌病（chronic mucocutaneous candidiasis，CMC）的病例报告也揭示了与玫瑰痤疮相关的疾病，这种疾病已知与细胞间黏附分子 -1（intercellular adhesion molecule-1，ICAM-1）缺乏和高免疫球蛋白 E 综合征等免疫失调有关。CMC 和玫瑰痤疮的常染色体显性遗传最初是在一位新加坡母亲和她的两个异卵双胞胎儿子身上发现的，尽管发病年龄和严重程度不同[28]。另一个家庭，一位母亲和她的 3 个孩子（共 5 个孩子）在信号转导中发生了功能获得性突变和转录激活因子（signal transducer and activator of transcription，STAT1）基因的活化，与早发性玫瑰痤疮和 CMC 有关[29]。继发于 STAT1 突变的免疫抑制可能解释了同时存在的早发蠕形螨病，这可能是家族玫瑰痤疮的一个发病原因[29]。尽管确定了潜在的基因关联，但上述基于家庭的研究无法从环境因素中分离出基因，也无法质疑共同暴露或行为是否有助于观察到玫瑰痤疮跨代遗传。

孪生子的一致性研究

为了控制影响玫瑰痤疮发病的遗传和环境因素，研究人员最近通过调查和临床检查 275 对双胞胎完成了第一项大规模玫瑰痤疮双胞胎的一致性研究[30]。单卵双生子与异卵双生子在临床玫瑰痤疮严重程度评分方面的较高相关性充分证明了遗传易感性对玫瑰痤疮发病机制的贡献[30]。使用遗传学（A）、共同环境（C）、独特环境（E）（ACE）数学模型，计算出玫瑰痤疮的遗传贡献率为 46%，而环境因素占 54%[30]。其他地方的研究也强调了不容忽视的环境因素：一项对一对女性单卵双胞胎（一个在农村环境中长大，另一个在城市环境中长大）的观察研究发现，只有农村的那个患上了玫瑰痤疮[31]；一项针对玫瑰痤疮双胞胎不一致的微生物组比较研究（$n = 63$ 人，包括 16 对完整的双胞胎）发现，他们面部皮肤中 9 个细菌属的水平存在显著差异，这可能是导致他们表现不一致的原因：两个属（*Gordonia* 和 *Geobillus*）的水平额外预测了玫瑰痤疮的严重程度分数[32]；一项基于韩国人群的研究发现，在日照增加的个体中，ETR 的患病率较高。总之，这些研究强调了遗传和环境因素可能在玫瑰痤疮发病机制中发挥作用。

基因关联的病例对照研究

为了明确导致玫瑰痤疮易感性的特定基因，研究人员利用基于人群的基因关联研究。早期的基因关联研究采用假设驱动的候选基因方法。一项针对维生素 D 受体（VDR）基因 Bsm I（细胞增殖和炎症的中介物）的多态性研究发现，相对于对照组，这种多态性在玫瑰痤疮患者中更为丰富[33]。虽然这一结果在统计学上并无显著差异，但作者指出，在某些亚洲和非洲人群中，Bsm I 多态性的频率降低，与相同人群中玫瑰痤疮患病率的降低平行。尽管这表明 Bsm I 多态性的可变分布导致了玫瑰痤疮流行的地理变异，但这项单基因研究受到样本规模小和可能的遗传异质性的限制。

其他被纳入研究的候选易感基因包括玫瑰痤疮中抗氧化系统的基因，特别是编码谷胱甘肽 S- 转移酶的 *GSTM1* 和 *GSTT1* 基因，这些基因可以解毒紫外线诱导的活性氧。在匹配病例和对照的土耳其人群中，每个基因的多态性都与玫瑰痤疮的发病率增加有关，OR 分别为 2.84（95% 置信区间 1.37～5.89）和 2.68（95% 置信区间 1.27～5.67）[34]。

其他候选基因研究不仅检验了关于通常涉及玫瑰痤疮发病机制的因素的假设，还为玫瑰痤疮不同亚型之间的关系提供了分子学方面的依据。例如，速激肽受体 3（tachykinin receptor 3，TACR3）结合内源性神经肽神经激肽 B，与玫瑰痤疮共病（帕金森病）和潮热有关，并与玫瑰痤疮中过表达的 Toll 样受体 2（TLR2）的基因相对应[35-37]。在希腊皮肤科门诊玫瑰痤疮患者中对已知的 TACR3 启动子多态性 rs3733631 进行基因分型检测[35]，在 PPR 患者中 rs3733631 升高，但在 ETR 患者中没有升高，这表明它代表了丘疹 / 脓疱形成的独特途径[35]。

一项针对 ETR 与光老化的皮肤和正常未受影响部位皮肤的基因转录学研究显示，与健康皮肤相比，ETR 中有 15 个基因过度表达：神经肽，如降钙素基因相关肽［CGRP- α（CALCA），CGRP-β（CALCB）］和 P 物质（TAC1）；抗菌肽防御素 A1（DEFA1）；肥大细胞趋化因子（CXCL12 和 CXCR4）；炎症标志物 IL-12B 和肿瘤坏死因子 - α（TNFα）；结构和功能基质蛋白，包括 I 型和 III 型胶原（COL-1、COL-3）、核心蛋白聚糖（DCN）、高半胱氨酸蛋白 61（Cyr-61）（CYR61）和基质金属蛋白酶（MMP-1、MMP-3、MMP-9）[38]（表 3.1）。在这些结果中，神经诱发电位的贡献可以解释 ETR 固定红斑和潮红表型下的血管舒张和血管运动[9, 46]。

除了努力区分亚型外，面部活检的基因阵列 / 转录组分析也描述了玫瑰痤疮不同亚型之间分子图谱的重叠[56]。与 ETR 相比，PPR/PhR 中的适应性免疫元件和细胞外基质蛋白的更多参与表明，亚型要么代表从早期炎症（ETR）到过度增生纤维化阶段（PPR/PhR）的进展点，要么仅仅是一组由确定的生物学通路的不同因素组合产生的临床终点[9, 56]。

从候选基因关联分析和转录组研究中获得了所有的结果，全基因组关联分析越来越经济可行，提供了玫瑰痤疮相关基因多态性的最可靠和全面的列表。GWAS 特别适合于以无偏见的方式识别导致玫瑰痤疮等复杂多基因疾病的候选基因。GWAS 依靠独立的人群来验证候选基因与不同人群的关系。虽然通过 GWAS 发现的许多单核苷酸多态性（SNP）都位于 DNA 的非编码区，但识别非编码区功能的新兴技术未来可能会产生见解。最近的 GWAS 扩大了玫瑰痤疮发病机制的信号通路相关的基因列表，并提出了潜在的治疗靶点。

2015 年，在一个具有近乎完整欧洲血统的人群中进行的 GWAS 鉴定出一个 SNP，rs763035，与玫瑰痤疮显著相关[52]。该 SNP 位于 HLA-DRA 和 BTNL2 之间。对上述发现组和独立人群的验证研究进一步证实了三种与玫瑰痤疮显著相关的 HLA 等位基因：HLA-DRB1*03：01、HLA-DQB1*02：01 和 HLA-DQA1*05：01[52]。重要的是，HLA DRA、HLA-DRB、HLA-DQB 和 HLA-DQA 都属于 II 类主要组织相容性复合体（MHC）；因此，它们与玫瑰痤疮的关联意味着细胞外抗原呈递，包括微生物抗原，都参与玫瑰痤疮发病机制[52]。

除上述 HLA 位点外，在迄今为止唯一的另一项 GWAS 中，还有 7 个位点与玫瑰痤疮显著相关，该 GWAS 使用了更大的发现组，并纳入了玫瑰痤疮严重程度评分，以增加统计学效能[53]。在这些基因座中，黑素皮质激素 1 受体中的 HERC-OCA2（眼皮肤白化病 2）、SLC45A2（水溶载体 45 家族第 2 成员）和 rs1805007 会影响皮肤表型和色素代谢，IL-13 和 PSMB9（多功能肽酶 2）-HLA-DMA 与免疫炎症表型相关，IRF4（干扰素调节因子 4）对两者都有贡献[53]。

分子和功能数据

玫瑰痤疮的病理生理学研究涉及免疫系统和神经血管系统之间的复杂相互作用，以应对外界环境和内部压力[9]。分子和功能数据表明，继发于环境触发因素的内质网（endoplasmic reticulum，ER）应激、抗菌肽的产生、神经源性炎症以及其他固有和适应性免疫炎症介质的下游激活是玫瑰痤疮发病的关键因素。

内质网应激

作为对激素、化学物质、损伤或感染的反应，内质网介导修复和宿主防御。随后的活动和蛋白质翻译的增加会导致错误折叠的蛋白质在内质网中积累，称为内质网应激[36]。就其下游信号而言，所有玫瑰痤疮诱发因素都可能减轻内质网应激因素的作用[36]。人体对内质网应激的反应导致促炎细胞因子的产生，进而导致玫瑰痤疮症状的发作[16, 36]。

虽然内质网应激的这种结果构成了玫瑰痤疮临床上的不良反应，但关于内质网应激可能有益的一个假设是，它能够独立于紫外线（或阳光）依赖途径激活抗菌功能。如上所述，cathelicidin 抗菌肽（cathelicidin antimicrobial peptide，CAMP）有助于皮肤抵抗细菌病原体。UVB 通过维生素 D 受体依赖途径或内质网应激途径激活 CAMP 的替代转录因子促进 CAMP 表达[9]。在没有 UVB 的情况下，玫瑰痤疮中的内质网应激途径可能会补偿维生素 D 依赖的 CAMP 的减少[9, 16]。最近的一项病例对照研究显示，尽管玫瑰痤疮患者组织中的血清 25- 羟维生素 D 水平较低，但 cathelicidin 的表达仍较高，这支持了玫瑰痤疮中内质网应激通路上调的假设[57]。

Toll 样受体 2

继发于内质网应激和（或）遗传易感性，玫瑰痤疮皮肤可能对环境诱因更敏感，因为活组织检查显示 Toll 样受体 2

表 3.1　与玫瑰痤疮发病相关的基因和基因通路

基因和基因通路[39]	病理生理学功能	研究设计	引文
外部相关受体			
维生素 D 受体（VDR）基因 BsmI 多态性	炎症、增殖	假设驱动的候选基因研究	[33]
Toll 样受体 2（TLR2）	血管扩张、炎症（cathelicidin 激活途径）	分子和功能研究	[36，41]
TRPV	炎症、皮肤敏感（热和疼痛感）、皮脂腺功能障碍、肥大细胞活化	分子和功能研究	[42-45]
神经血管活性因子			
速激肽受体 3（TACR3）	神经肽信号转导、血管扩张、潮红	假设驱动的候选基因研究	[35]
神经肽：P 物质、CALCA、CALCB、PACAP、VIP	血管扩张、潮红	基因表达和分子功能的病例对照研究	[9，38-39，46]
cathelicidin 激活途径			
CAMP，KLK5，LL-37	炎症、抗菌、血管生成、肥大细胞活化	分子和功能研究	[9，16，36，41，47-51]
全身性自身免疫过程			
rs763035（HLA-DRA，BTNL2）	自身免疫过程	GWAS	[52]
HLA-DRB1*03：01 HLA-DQB1*02：01 HLA-DQA1* 05：01	Ⅱ类 MHC，细胞外抗原呈递	GWAS	[52]
PSMB9-HLA-DMA	自身炎症反应	GWAS	[53]
rs77779142	与炎性肠病相关	GWAS	[53]
促炎因子和趋化因子			
IL-13	与哮喘、特应性皮炎及 IgE 水平相关	GWAS	[53]
IRF4	色素沉着和炎症	GWAS	[53]
CXCL12，CXCR4	固有免疫趋化因子和趋化因子受体，肥大细胞趋化性	基因表达的病例对照研究	[38]
改变的适应性免疫			
Th1/Th17 基因（IFN-α 和肿瘤坏死因子 α，IL-17A，IL-22）	适应性免疫、T 细胞介导的炎症和自身免疫性疾病	分子和功能研究	[54]
胸腺基质淋巴细胞生成素（TSLP）	免疫耐受，树突状细胞功能调节	分子和功能研究	[55]
结构重塑			
Ⅰ型和Ⅲ型胶原，饰胶蛋白聚糖，Cyr-61，基质金属蛋白酶（MMP-1、MMP-3、MMP-9）	基质结构和功能、基质重塑、增生肥大性改变	基因表达的病例对照研究	[38]
其他			
谷胱甘肽 S- 转移酶（GSTM1，GSTT1）	清除活性氧	假设驱动的候选基因研究	[34]
HERC-OCA2，SLC45A2，rs1805007，IRF4	促黑素 1 受体、皮肤表型和色素沉着	GWAS	[53]
rs149851565	未知	GWAS	[53]

（TLR2）的表达增加[16, 37, 41]。TLR 与病原或损伤相关分子模式（PAMP、DAMP）可导致感染或炎症，一旦激活 TLR2，就会通过 cathelicidin 和激肽释放酶 5（kallikrein 5，KLK5）诱导血管活性炎症反应[36-37, 41]。cathelicidin 是一种抗菌肽，KLK5 是一种胰蛋白酶样丝氨酸蛋白酶（trypsin-like serine protease，TLSP），可将 cathelicidin 前体蛋白切割成促炎症和血管生成肽[47, 58]。

抗菌肽

除了观察到 TLR 明显上调外，玫瑰痤疮面部皮肤还表达更高水平的下游 cathelicidin 蛋白及其碎片[41, 48]。特别是 LL-37——一种通过 KLK5 切割 cathelicidin 前体蛋白产生的生物活性肽，在玫瑰痤疮中高度表达[9, 59]。

这些抗菌肽与玫瑰痤疮临床症状和体征的相关性已得到广泛的研究支持。一项离体和体外模型的研究发现，随着细胞内钙浓度和炎症小体激活的增加，LL-37 增强了促炎细胞因子 IL-1β 的分泌[49]。同样，将从人玫瑰痤疮样本中提取的 cathelicidin 注射到小鼠体内，结合确保渗透性和抗菌肽稳定性的因素，增加小鼠皮肤炎症反应[58]。LL-37 也被证明通过作用于表达甲酰肽受体样 1 的内皮细胞，在体外和体内诱导血管生成[58]。因此，在玫瑰痤疮中发现的面部毛细血管扩张和丘疹 / 脓疱的发展可能分别由 LL-37 介导的血管生成和炎症反应引起[9]。

其他专注于治疗机制的研究同样支持 KLK5/TLSP 及其酶产物在玫瑰痤疮发病机制中的作用。已发现常用的玫瑰痤疮治疗药物壬二酸（AzA）可直接抑制培养的人角质形成细胞中的 KLK5，以及小鼠皮肤中 KLK5、Toll 样受体 2 和 cathelicidin 的基因表达[50]。在临床病理和逻辑相关性方面，使用 AzA 凝胶治疗玫瑰痤疮的患者显示 cathelicidin 和 KLK5 信使 RNA 减少，而在基线水平较高的患者中，TLSP 活性降低[50]。同样，美国 FDA 批准的唯一系统性治疗——多西环素通过直接抑制 MMP 间接抑制 KLK，从而影响 cathelicidin 前体切割成 LL-37[60]。综上所述，这些研究表明 KLK5/TLSP 活性的下调是壬二酸和多西环素作用机制的一个组成部分，因此强调 TLSP 是更特异性的候选治疗靶点。然而，一项随机对照试验对 11 名成年 PPR 患者使用 ε - 氨基己酸（ACA）（一种 TSLP 抑制剂，类似 KLK5）进行评估，未能显示出明显的优于安慰剂的临床疗效证据，尽管这可能是由于样本量不足所致[59]。

瞬时受体电位香草酸 1（TRPV1）

内质网应激反应的另一个下游因素是鞘氨醇 -1- 磷酸（S1P）信号肽[36]。除了促进 cathelicidin 的激活和随后的炎症反应外，S1P 还使瞬时受体电位香草酸 1（transient receptor potential vanilloid 1，TRPV1）敏化，这可能导致玫瑰痤疮的潮红和皮脂腺功能障碍[9, 16, 36]。TRPV 家族的其他成员也与玫瑰痤疮相关的感觉病理学有关[42]。角质形成细胞上的 TRPV4 通过开放钙通道对 UVB 做出反应，导致晒伤相关的疼痛[43]，这一过程也可以解释阳光引发的玫瑰痤疮红斑。TRPV 的表达谱在玫瑰痤疮亚型之间似乎有所不同，可以指导靶向治疗：ETR 的特点是 TRPV2 和 TRPV3 的皮肤免疫染色增加，以及 TRPV1 的基因表达增加；PPR 的特点是 TRPV2 和 TRPV4 的皮肤免疫染色增加，以及 TRPV2 的基因表达增加；PhR 的特征是 TRPV3 和 TRPV4 的染色增加，以及 TRPV1 和 TRPV3 的基因表达增加[44]。每种亚型中 TRPV1 或 TRPV4 的上调引起了人们对其在血管周围神经元中作用的关注，通过下游神经肽 P 物质和降钙素基因相关肽（calcitonin gene-related peptide，CGRP）刺激血管舒张[61]，这可能是所有玫瑰痤疮亚型常见红斑的原因。

神经血管因素

鉴于红斑是玫瑰痤疮的主要特征，很多学者都在研究以阐明与之相关的神经血管信号通路。详细的分子研究已经确定了一系列血管活性神经肽，如P物质、CGRP、垂体腺苷酸环化酶激活肽（PACAP）和血管活性肠肽（VIP），在至少一种玫瑰痤疮亚型中升高[39, 46]。值得注意的是，这些因素对血管舒张的影响大于对血管增生的影响，这与观察的结果相一致，即血管舒张而非血管生成是玫瑰痤疮亚型的共同特征。只有PhR样本显示重塑部位存在一些血管生成[46]。虽然导致皮肤发红的确切机制尚待阐明，但由于玫瑰痤疮组织病理学中可见的神经和血管系统之间的密切联系，这些炎症性红斑也可归因于神经源性炎症引起[39, 46]。

肥大细胞

肥大细胞可能是与红斑和瘙痒症状相关的神经源性炎症的关键介质。在玫瑰痤疮样本的真皮中发现肥大细胞数量增加且过度活跃[48, 51]。已知肥大细胞通过脱颗粒对神经肽产生反应，释放血管活性物质（例如组胺），可能触发血管扩张和通透性[62]。

除神经肽外，玫瑰痤疮皮肤中的其他化合物也会引发肥大细胞脱颗粒。将LL-37注射到小鼠体内——LL-37增加是玫瑰痤疮组织的特征——可上调肥大细胞中TRPV4的表达，而TRPV4功能的丧失会抑制肥大细胞脱颗粒[42, 45]。在将LL-37皮内注射到肥大细胞缺陷小鼠模型中后，玫瑰痤疮样的皮肤特征并不像预期的那样发展，这进一步加强了肥大细胞在玫瑰痤疮

发病机制中的作用[51]。此外，用肥大细胞稳定剂治疗野生型小鼠和ETR患者可以抑制玫瑰痤疮的皮肤症状[51]。总之，这些发现表明了肥大细胞脱颗粒和TRPV4在玫瑰痤疮炎症中的作用，它们是抗微生物和神经源性炎症的重要联结。

最后，肥大细胞还会释放类胰蛋白酶，这是一种已知的成纤维细胞趋化剂[46, 63]。因此，在玫瑰痤疮组织样本中，肥大细胞数量的增加也对应于所有玫瑰痤疮亚型中成纤维细胞数量的增加，这表明早期潜在的纤维增生可能会也可能不会形成最终的增生肥大性改变[46]。

IL-17

长期以来，人们一直在研究固有免疫与玫瑰痤疮的关系，得出了上述大部分数据，但适应性免疫系统直到最近才被认为与玫瑰痤疮病理生理学有关。这种联系的细节现在正成为焦点。对19例玫瑰痤疮患者的皮肤活检研究表明，T细胞持续参与，主要是Th1/Th17型[54]。对这些玫瑰痤疮炎性浸润的转录组分析一致地揭示了Th1相关细胞因子（IFN-γ和肿瘤坏死因子-α）和Th17相关细胞因子（IL-17A和IL-22）在所有玫瑰痤疮亚型中的上调，其中PPR样本的增幅最大[54]。鉴于痤疮丙酸杆菌在寻常痤疮中驱动Th17/Th1极化反应[64-65]，玫瑰痤疮样本中类似极化的免疫反应也可能与微生物有关。然而，这是一个争论点，虽然从滤泡蠕形螨到幽门螺杆菌等多种微生物都与玫瑰痤疮有关，但尚未确定明确的作用机制来解释并支持这些关联[54, 66]。

胸腺基质淋巴细胞生成素

胸腺基质淋巴细胞生成素（thymic stromal lymphopoietin，TSLP）是固有和适应性免疫反应的调节者，已知其可以通过调节树突状细胞的功能而促进肠道菌群的

耐受性[9, 55]。在 PPR 皮肤中，与对照样本相比，TSLP 表达减少，结果观察到树突状细胞和 Th17 细胞的炎性浸润[55]。PPR 中皮脂成分的改变可以解释 TSLP 表达的降低，因为外源性应用皮脂成分亚油酸可促进角质形成细胞中 TSLP 表达的剂量依赖性增加[55, 67]。从更广泛的角度来看，在缺乏明确的微生物触发因素的情况下，继发于皮肤稳态改变的耐受性降低更好地解释了玫瑰痤疮适应性免疫的改变。

图 3.1 整合了所有在玫瑰痤疮中起作用的遗传和分子因素。

与共病的关系

上述基因和分子数据不仅有助于我们理解玫瑰痤疮疾病本身，也有助于我们理解它与系统性疾病的关系。通过 GWAS 鉴定的玫瑰痤疮相关 SNP 和等位基因与其他几种自身免疫疾病有关，包括 1 型糖尿病（HLA-DRB1*03：01、HLA-DQB1*02：01、HLA-DQA1*05：01）、结节病、溃疡性结肠炎（rs77779142）、乳糜泻（HLA-DQB1*02：01）、白癜风（rs1129038）、特应性疾病（rs1295686、rs20541）和多发性

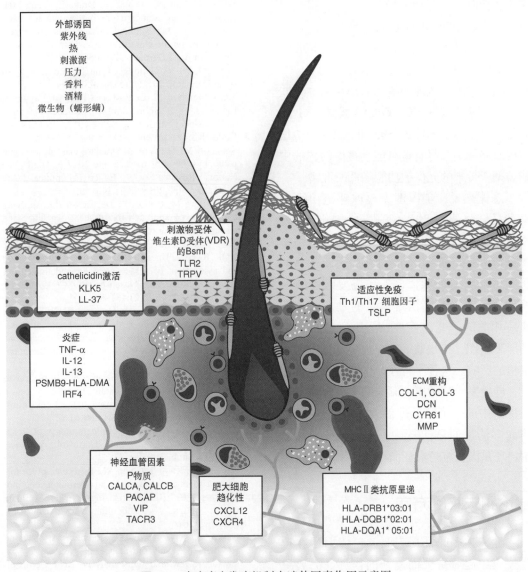

图 3.1　玫瑰痤疮发病机制中遗传因素作用示意图

硬化[52-53, 68-70]。这些基因关联在最近一项基于人群的病例对照研究中得到了证实，该研究表明玫瑰痤疮患者存在自身免疫性疾病聚集：相对于普通人群，女性玫瑰痤疮患者更容易患 1 型糖尿病、乳糜泻、多发性硬化症和类风湿关节炎，而男性玫瑰痤疮患者中只有类风湿关节炎更常见[9, 71-72]。

具有临床意义的是，这种玫瑰痤疮聚集性疾病并不局限于自身免疫性疾病。2017 年，美国国家玫瑰痤疮协会专家委员会还审查了玫瑰痤疮共病，确定了与玫瑰痤疮显著相关的几种系统性疾病。这些关联包括心血管疾病（高脂血症、高血压）[25, 73]、胃肠道疾病（胃食管反流病、炎性肠病）[25, 71, 74]、神经系统疾病（帕金森病、偏头痛）[75-77]，以及癌症（甲状腺癌、基底细胞癌、胶质瘤）[78-79]的发病率增加。玫瑰痤疮和非黑色素瘤皮肤癌之间的表型关联也与 GWAS 候选 SNP 之间的关联一致；rs12203592 和 rs1805007 均与皮肤癌相关，尽管这可能会被更白皙的皮肤类型所带来的光保护功能降低所混淆[53]。

总体来说，美国国家玫瑰痤疮协会专家委员会强调，上述关联强烈表明，玫瑰痤疮是由全身炎症引起的，需要对这种机制进行进一步研究[72]。对共病之间重叠的研究可能会发现导致玫瑰痤疮发病的新的遗传和分子途径。值得注意的是，与玫瑰痤疮相关的一些疾病涉及肠道，这是另一种屏障组织，与皮肤一样，也会受到微生物定植的影响。这种平行性产生了这样一种假设，即继发于某种遗传倾向的生态失调是此类疾病中的一个常见过程[12, 25]，然而，目前尚不清楚的是，失调是在症状发展的上游，还是潜在维持炎症循环的结果[66]。

结论和未来的方向

越来越多的证据表明，遗传因素在玫瑰痤疮中起着重要而复杂的作用。需要更多的研究来阐明玫瑰痤疮的不同亚型是否是不同遗传关联的结果。另一个未回答的问题是，玫瑰痤疮患者的特定基因型特征是否可以预测对特定治疗的反应。最后，基于对玫瑰痤疮中异常分子通路的了解，可以开发出更有效治疗玫瑰痤疮的新药。

参考文献

1. Wilkin J, Dahl M, Detmar M, Drake L, Feinstein A, Odom R, et al. Standard classification of rosacea: report of the National Rosacea Society Expert Committee on the classification and staging of rosacea. J Am Acad Dermatol. 2002;46(4):584–7.
2. Wilkin J, Dahl M, Detmar M, Drake L, Liang MH, Odom R, et al. Standard grading system for rosacea: report of the National Rosacea Society Expert Committee on the classification and staging of rosacea. J Am Acad Dermatol. 2004;50(6):907–12.
3. Two AM, Wu W, Gallo RL, Hata TR. Rosacea. J Am Acad Dermatol. 2015;72(5):749–58.
4. Tan J, Steinhoff M, Berg M, Del Rosso J, Layton A, Leyden J, et al. Shortcomings in rosacea diagnosis and classification. Br J Dermatol. 2017;176(1):197–9.
5. Gallo RL, Granstein RD, Kang S, Mannis M, Steinhoff M, Tan J, et al. Standard classification and pathophysiology of rosacea: the 2017 update by the National Rosacea Society Expert Committee. J Am Acad Dermatol. 2018;78(1):148–55.
6. Tan J, Berg M, Gallo RL, Del Rosso JQ. Applying the phenotype approach for rosacea to practice and research. Br J Dermatol. 2018;179(3):741–6.
7. Tan J, Almeida LMC, Bewley A, Cribier B, Dlova NC, Gallo R, et al. Updating the diagnosis, classification and assessment of rosacea: recommendations from the global ROSacea COnsensus (ROSCO) panel. Br J Dermatol. 2017;176(2):431–8.
8. Tan J, Blume-Peytavi U, Ortonne JP, Wilhelm K, Marticou L, Baltas E, et al. An observational cross-sectional survey of rosacea: clinical associations and progression between subtypes. Br J Dermatol. 2013;169(3):555–62.
9. Awosika O, Oussedik E. Genetic predisposition to rosacea. Dermatol Clin. 2018;36(2):87–92.
10. Tan J, Berg M. Rosacea: current state of epidemiology. J Am Acad Dermatol. 2013;69(6):S27–35.
11. Chosidow O, Cribier B. Epidemiology of rosacea: updated data. Ann Dermatol Venereol. 2011;138(Suppl 3):S179–83.
12. Rainer BM, Kang S, Chien AL. Rosacea: epidemiology, pathogenesis, and treatment. Dermatoendocrinol [Internet]. 2017 [Cited 2018 Aug 27];9(1). Available from: https://www.ncbi.nlm.nih.gov/pmc/articles/PMC5821167/
13. Gether L, Overgaard LK, Egeberg A, Thyssen JP. Incidence and prevalence of rosacea: a systematic review and meta-analysis. Br J Dermatol.

2018;179(2):282–9.

14. Tan J, Schöfer H, Araviiskaia E, Audibert F, Kerrouche N, Berg M. Prevalence of rosacea in the general population of Germany and Russia – the RISE study. J Eur Acad Dermatol Venereol. 2016;30(3):428–34.

15. Wollina U, Verma SB. Rosacea and rhinophyma: not curse of the Celts but Indo Eurasians. J Cosmet Dermatol. 2009;8(3):234–5.

16. Melnik BC. Rosacea: the blessing of the celts – an approach to pathogenesis through translational research. Acta Derm Venereol. 2016;96(2): 147–56.

17. Dlova NC, Mosam A. Rosacea in black South Africans with skin phototypes V and VI. Clin Exp Dermatol. 2017;42(6):670–3.

18. Rueda LJ, Motta A, Pabón JG, Barona MI, Meléndez E, Orozco B, et al. Epidemiology of rosacea in Colombia. Int J Dermatol. 2017;56(5):510–3.

19. Lee J-B, Moon J, Moon K-R, Yang JH, Kye YC, Kim KJ, et al. Epidemiological and clinical features of rosacea in Korea: a multicenter cross-sectional study. J Dermatol. 2018;45(5):546–53.

20. Al-Dabagh A, Davis SA, McMichael AJ, Feldman SR. Rosacea in skin of color: not a rare diagnosis. Dermatol Online J [Internet]. 2014 [Cited 2018 Sep 10];20(10). Available from: http://escholarship.org/uc/item/1mv9r0ss

21. Rosen T, Stone MS. Acne rosacea in blacks. J Am Acad Dermatol. 1987;17(1):70–3.

22. Khaled A, Hammami H, Zeglaoui F, Tounsi J, Zermani R, Kamoun MR, et al. Rosacea: 244 Tunisian cases. Tunis Med. 2010;88(8):597–601.

23. Bae YI, Yun S-J, Lee J-B, Kim S-J, Won YH, Lee S-C. Clinical evaluation of 168 Korean patients with rosacea: the sun exposure correlates with the erythematotelangiectatic subtype. Ann Dermatol. 2009;21(3):243–9.

24. Spoendlin J, Voegel JJ, Jick SS, Meier CR. A study on the epidemiology of rosacea in the U.K. Br J Dermatol. 2012;167(3):598–605.

25. Rainer BM, Fischer AH, Luz Felipe da Silva D, Kang S, Chien AL. Rosacea is associated with chronic systemic diseases in a skin severity-dependent manner: results of a case-control study. J Am Acad Dermatol. 2015;73(4):604–8.

26. Abram K, Silm H, Maaroos H-I, Oona M. Risk factors associated with rosacea. J Eur Acad Dermatol Venereol. 2010;24(5):565–71.

27. Sobolewska B, Angermair E, Deuter C, Doycheva D, Kuemmerle-Deschner J, Zierhut M. NLRP3 A439V mutation in a large family with cryopyrin-associated periodic syndrome: description of ophthalmologic symptoms in correlation with other organ symptoms. J Rheumatol. 2016;43(6):1101–6.

28. Ee HL, Tan HH, Ng SK. Autosomal dominant familial chronic mucocutaneous candidiasis associated with acne rosacea. Ann Acad Med Singap. 2005;34(9):571–4.

29. Second J, Korganow A-S, Jannier S, Puel A, Lipsker D. Rosacea and demodicidosis associated with gain-of-function mutation in STAT1. J Eur Acad Dermatol Venereol. 2017;31(12):e542–4.

30. Aldrich N, Gerstenblith M, Fu P, Tuttle MS, Varma P, Gotow E, et al. Genetic vs environmental factors that correlate with rosacea: a cohort-based survey of twins. JAMA Dermatol. 2015;151(11): 1213–9.

31. Palleschi GM, Torchia D. Rosacea in a monozygotic twin. Australas J Dermatol. 2007;48(2):132–3.

32. Zaidi AK, Spaunhurst K, Sprockett D, Thomason Y, Mann MW, Fu P, et al. Characterization of the facial microbiome in twins discordant for rosacea. Exp Dermatol. 2018;27(3):295–8.

33. Jansen T, Krug S, Kind P, Plewig G, Messer G. BsmI polymorphism of the vitamin D receptor gene in patients with the fulminant course of rosacea conglobata (rosacea fulminans). J Dermatol. 2004;31(3):244–6.

34. Yazici AC, Tamer L, Ikizoglu G, Kaya TI, Api H, Yildirim H, et al. GSTM1 and GSTT1 null genotypes as possible heritable factors of rosacea. Photodermatol Photoimmunol Photomed. 2006;22(4):208–10.

35. Karpouzis A, Avgeridis P, Tripsianis G, Gatzidou E, Kourmouli N, Veletza S. Assessment of tachykinin receptor 3′ gene polymorphism rs3733631 in rosacea. Int Sch Res Notices. 2015;2015:469402.

36. Melnik BC. Endoplasmic reticulum stress: key promoter of rosacea pathogenesis. Exp Dermatol. 2014;23(12):868–73.

37. Yamasaki K, Kanada K, Macleod DT, Borkowski AW, Morizane S, Nakatsuji T, et al. TLR2 expression is increased in rosacea and stimulates enhanced serine protease production by keratinocytes. J Invest Dermatol. 2011;131(3):688–97.

38. Helfrich YR, Maier LE, Cui Y, Fisher GJ, Chubb H, Fligiel S, et al. Clinical, histologic, and molecular analysis of differences between erythematotelangiectatic rosacea and telangiectatic photoaging. JAMA Dermatol. 2015;151(8):825–36.

39. Holmes AD, Steinhoff M. Integrative concepts of rosacea pathophysiology, clinical presentation and new therapeutics. Exp Dermatol. 2016;n/a-n/a.

40. Zondervan KT, Cardon LR. Designing candidate gene and genome-wide case-control association studies. Nat Protoc. 2007;2(10):2492–501.

41. Yamasaki K, Gallo RL. Rosacea as a disease of cathelicidins and skin innate immunity. J Investig Dermatol Symp Proc. 2011;15(1):12–5.

42. Mascarenhas NL, Wang Z, Chang Y-L, Di Nardo A. TRPV4 mediates mast cell activation in cathelicidin-induced rosacea inflammation. J Invest Dermatol. 2017;137(4):972–5.

43. Moore C, Cevikbas F, Pasolli HA, Chen Y, Kong W, Kempkes C, et al. UVB radiation generates sunburn pain and affects skin by activating epidermal TRPV4 ion channels and triggering endothelin-1 signaling. Proc Natl Acad Sci U S A. 2013;110(34):E3225–34.

44. Sulk M, Seeliger S, Aubert J, Schwab VD, Cevikbas F, Rivier M, et al. Distribution and expression of non-neuronal transient receptor potential (TRPV) ion channels in rosacea. J Invest Dermatol. 2012;132(4):1253–62.

45. Chen Y, Moore CD, Zhang JY, Hall RP, MacLeod AS, Liedtke W. TRPV4 moves toward center-

fold in rosacea pathogenesis. J Invest Dermatol. 2017;137(4):801–4.

46. Schwab VD, Sulk M, Seeliger S, Nowak P, Aubert J, Mess C, et al. Neurovascular and neuroimmune aspects in the pathophysiology of rosacea. J Investig Dermatol Symp Proc. 2011;15(1):53–62.

47. Yamasaki K, Schauber J, Coda A, Lin H, Dorschner RA, Schechter NM, et al. Kallikrein-mediated proteolysis regulates the antimicrobial effects of cathelicidins in skin. FASEB J Off Publ Fed Am Soc Exp Biol. 2006;20(12):2068–80.

48. Yamasaki K, Di Nardo A, Bardan A, Murakami M, Ohtake T, Coda A, et al. Increased serine protease activity and cathelicidin promotes skin inflammation in rosacea. Nat Med. 2007;13(8):975–80.

49. Salzer S, Kresse S, Hirai Y, Koglin S, Reinholz M, Ruzicka T, et al. Cathelicidin peptide LL-37 increases UVB-triggered inflammasome activation: possible implications for rosacea. J Dermatol Sci. 2014;76(3):173–9.

50. Coda AB, Hata T, Miller J, Audish D, Kotol P, Two A, et al. Cathelicidin, kallikrein 5, and serine protease activity is inhibited during treatment of rosacea with azelaic acid 15% gel. J Am Acad Dermatol. 2013;69(4):570–7.

51. Muto Y, Wang Z, Vanderberghe M, Two A, Gallo RL, Di Nardo A. Mast cells are key mediators of cathelicidin-initiated skin inflammation in rosacea. J Invest Dermatol. 2014;134(11):2728–36.

52. Chang ALS, Raber I, Xu J, Li R, Spitale R, Chen J, et al. Assessment of the genetic basis of rosacea by genome-wide association study. J Invest Dermatol. 2015;135(6):1548–55.

53. Aponte JL, Chiano MN, Yerges-Armstrong LM, Hinds DA, Tian C, Gupta A, et al. Assessment of rosacea symptom severity by genome-wide association study and expression analysis highlights immunoinflammatory and skin pigmentation genes. Hum Mol Genet. 2018;27(15):2762–72.

54. Buhl T, Sulk M, Nowak P, Buddenkotte J, McDonald I, Aubert J, et al. Molecular and morphological characterization of inflammatory infiltrate in rosacea reveals activation of Th1/Th17 pathways. J Invest Dermatol. 2015;135(9):2198–208.

55. Dajnoki Z, Béke G, Kapitány A, Mócsai G, Gáspár K, Rühl R, et al. Sebaceous gland-rich skin is characterized by TSLP expression and distinct immune surveillance which is disturbed in rosacea. J Invest Dermatol. 2017;137(5):1114–25.

56. Steinhoff M, Buddenkotte J, Aubert J, Sulk M, Novak P, Schwab VD, et al. Clinical, cellular, and molecular aspects in the pathophysiology of rosacea. J Investig Dermatol Symp Proc. 2011;15(1):2–11.

57. Park BW, Ha JM, Cho EB, Jin JK, Park EJ, Park HR, et al. A study on vitamin D and cathelicidin status in patients with rosacea: serum level and tissue expression. Ann Dermatol. 2018;30(2):136–42.

58. Koczulla R, von Degenfeld G, Kupatt C, Krötz F, Zahler S, Gloe T, et al. An angiogenic role for the human peptide antibiotic LL-37/hCAP-18. J Clin Invest. 2003;111(11):1665–72.

59. Two AM, Hata TR, Nakatsuji T, Coda AB, Kotol PF, Wu W, et al. Reduction in serine protease activity correlates with improved rosacea severity in a small, randomized pilot study of a topical serine protease inhibitor. J Invest Dermatol. 2014;134(4):1143–5.

60. Kanada KN, Nakatsuji T, Gallo RL. Doxycycline indirectly inhibits proteolytic activation of tryptic kallikrein-related peptidases and activation of cathe licidin. J Invest Dermatol. 2012;132(5):1435–42.

61. Baylie RL, Brayden JE. TRPV channels and vascular function. Acta Physiol Oxf. 2011;203(1):99–116.

62. Steinhoff M, Ständer S, Seeliger S, Ansel JC, Schmelz M, Luger T. Modern aspects of cutaneous neurogenic inflammation. Arch Dermatol. 2003;139(11):1479–88.

63. Gruber BL. Mast cells in the pathogenesis of fibrosis. Curr Rheumatol Rep. 2003;5(2):147–53.

64. Kistowska M, Meier B, Proust T, Feldmeyer L, Cozzio A, Kuendig T, et al. Propionibacterium acnes promotes Th17 and Th17/Th1 responses in acne patients. J Invest Dermatol. 2015;135(1):110–8.

65. Agak GW, Qin M, Nobe J, Kim M-H, Krutzik SR, Tristan GR, et al. Propionibacterium acnes induces an IL-17 response in acne vulgaris that is regulated by vitamin A and vitamin D. J Invest Dermatol. 2014;134(2):366–73.

66. Holmes AD. Potential role of microorganisms in the pathogenesis of rosacea. J Am Acad Dermatol. 2013;69(6):1025–32.

67. Raghallaigh SN, Bender K, Lacey N, Brennan L, Powell FC. The fatty acid profile of the skin surface lipid layer in papulopustular rosacea. Br J Dermatol. 2012;166(2):279–87.

68. International Multiple Sclerosis Genetics Consortium, Hafler DA, Compston A, Sawcer S, Lander ES, Daly MJ, et al. Risk alleles for multiple sclerosis identified by a genomewide study. N Engl J Med. 2007;357(9):851–62.

69. Anderson CA, Boucher G, Lees CW, Franke A, D'Amato M, Taylor KD, et al. Meta-analysis identifies 29 additional ulcerative colitis risk loci, increasing the number of confirmed associations to 47. Nat Genet. 2011;43(3):246–52.

70. Valentonyte R, Hampe J, Huse K, Rosenstiel P, Albrecht M, Stenzel A, et al. Sarcoidosis is associated with a truncating splice site mutation in BTNL2. Nat Genet. 2005;37(4):357–64.

71. Egeberg A, Hansen PR, Gislason GH, Thyssen JP. Clustering of autoimmune diseases in patients with rosacea. J Am Acad Dermatol. 2016;74(4):667–672.e1.

72. Gallo RL, Granstein RD, Kang S, Mannis M, Steinhoff M, Tan J, et al. Rosacea comorbidities and future research: the 2017 update by the National Rosacea Society Expert Committee. J Am Acad Dermatol. 2018;78(1):167–70.

73. Hua T-C, Chung P-I, Chen Y-J, Wu L-C, Chen Y-D, Hwang C-Y, et al. Cardiovascular comorbidities in patients with rosacea: a nationwide case-control study from Taiwan. J Am Acad Dermatol. 2015;73(2):249–54.

74. Kim M, Choi KH, Hwang SW, Lee YB, Park HJ, Bae JM. Inflammatory bowel disease is associated with

an increased risk of inflammatory skin diseases: a population-based cross-sectional study. J Am Acad Dermatol. 2017;76(1):40–8.

75. Lyon S, Majewski S, Guido N, Ibler E, Huynh T, Rangel S, et al. LB766 Parkinson's disease association with rosacea: a large, single center, retrospective study. J Invest Dermatol. 2016;136(8):B3.

76. Egeberg A, Ashina M, Gaist D, Gislason GH, Thyssen JP. Prevalence and risk of migraine in patients with rosacea: a population-based cohort study. J Am Acad Dermatol. 2017;76(3):454–8.

77. Spoendlin J, Voegel JJ, Jick SS, Meier CR. Migraine,

triptans, and the risk of developing rosacea: a population-based study within the United Kingdom. J Am Acad Dermatol. 2013;69(3):399–406.

78. Li W-Q, Zhang M, Danby FW, Han J, Qureshi AA. Personal history of rosacea and risk of incident cancer among women in the US. Br J Cancer. 2015;113(3):520–3.

79. Egeberg A, Hansen PR, Gislason GH, Thyssen JP. Association of rosacea with risk for glioma in a Danish nationwide cohort study. JAMA Dermatol. 2016;152(5):541–5.

第4章 循证管理

Adrian Pona, Abigail Cline, Sree S. Kolli,
Sarah L. Taylor, Steven R. Feldman
李聪慧 译 冯燕艳 审校

概述

　　玫瑰痤疮是一种慢性皮肤病，通常采用多种方法长期治疗[1]。有四种不同的临床亚型：红斑毛细血管扩张型、丘疹脓疱型、鼻赘型和眼型，但各类型之间经常发生重叠[2]。许多患者因玫瑰痤疮对其身体外观的影响而寻求治疗。由于玫瑰痤疮尚无治愈手段，治疗重点常常是控制和减轻症状，以及改善外观。治疗方式往往取决于患者的临床亚型。

　　玫瑰痤疮的治疗方法很多，包括外用药物、系统治疗以及激光治疗。疗法可以根据作用途径、玫瑰痤疮亚型或临床指南进行分类。在本章中，循证疗法将按路径进行分类，然后讨论个别药物。

环境干预

　　玫瑰痤疮管理的一般措施首先是对患者进行非药物干预的教育，以改善玫瑰痤疮的皮肤表现。这些措施包括改变生活方式，如温和的皮肤护理，认识和避免诱发因素，以及日常防晒。

　　红斑毛细血管扩张型玫瑰痤疮（ETR）和丘疹脓疱型玫瑰痤疮（PPR）患者面部皮肤经常高度敏感，特别是对化妆品、护肤品和外用药物。玫瑰痤疮患者的面部皮肤也会变得粗糙、干燥、有鳞屑和纹理。患者的皮肤敏感和干燥是由于患玫瑰痤疮之前的皮肤屏障异常，还是源于玫瑰痤疮

相关的炎症过程，目前还不清楚，但温和的皮肤护理方法可以帮助减轻皮肤敏感和干燥[3-6]。温和的洗面奶和频繁保湿可以防止角质层渗透性异常导致的皮肤失水。在一项对20名使用0.75%甲硝唑凝胶治疗的玫瑰痤疮患者进行的半脸研究中，同时使用保湿剂可明显减轻试验诱发的皮肤敏感、皮肤干燥和患者不适感[7]。患者应每天用温水和含有合成洗涤剂而非传统肥皂的非皂类清洁剂洗脸。非皂类清洁剂的pH值通常更接近皮肤的正常pH值（pH = 4.0～6.5），而传统肥皂的pH值为碱性，可能会使皮肤的pH值上升到碱性水平，损害皮肤屏障功能[8]。患者应避免使用可能刺激皮肤的产品，如酒精、薄荷醇、收敛剂、月桂硫酸钠、樟脑、甲醛和香料。患者通常可以耐受不含酒精的护肤品（如泡沫、粉剂和霜剂）[9]。

　　潮红是玫瑰痤疮的一个常见特征，通常有诱因触发。由于潮红也可能导致玫瑰痤疮的表现加重，包括丘疹、红斑和皮肤敏感，因此教育患者认识和避免诱发因素很重要[10]。常见的潮红诱因包括极端温度、阳光、辛辣食物、酒精、运动、应激刺激、药物和更年期潮热[3-5]。作为对这些诱因的反应，潮红的程度是因人而异的，患者也可能有他们自己独特的诱因。患者可能需要记下潮红发作周期和相关因素，以识别和避免潜在的触发因素。减少受刺激后潮红的策略包括冷敷和转移到较凉爽

的环境[11]。

如前所述，紫外线照射可能会导致短暂或持续的面部发红。紫外线会诱发炎症、氧化应激和抗菌肽 LL-37 产生[5, 12-13]。建议使用含有氧化锌和（或）二氧化钛、广谱（覆盖 UVA 和 UVB）、SPF 值至少为 30 的物理（矿物）防晒霜[14]。含有屏障保护性硅酮（如二甲硅油或环甲基硅氧烷）的防晒霜比含有酒精的防晒霜更好，后者可能会引起刺激[15]。还应教育患者避免正午的阳光和使用防晒衣。

虽然许多专家都同意患者教育的一般方法，但 Cochrane 的一项综述认为，支持环境控制所需的随机对照试验的数量不足，亟需进一步研究[16]。

局部治疗

通过行为干预没有改善的患者可能从药物干预中受益。局部用药是最常用的治疗方法。本节从局部使用甲硝唑、壬二酸和磺胺/硫磺钠开始，然后是超适应证的局部治疗，包括他克莫司、吡美莫司、扑灭司林、克罗米通、伊维菌素、克林霉素和维 A 酸等[17]。溴莫尼定和羟甲唑啉是有效的血管收缩剂，适用于红斑毛细血管扩张型和持续面部发红的患者。对这两种药物的深入讨论详见第 5 章"血管收缩剂的差异：羟甲唑啉与溴莫尼定"。

甲硝唑

甲硝唑对治疗出现炎症性丘疹和（或）脓疱的玫瑰痤疮特别有用。甲硝唑改善玫瑰痤疮的机制尚不明确，但它确实通过调节中性粒细胞具有抗氧化性[18-19]。使用甲硝唑治疗玫瑰痤疮已被广泛研究，一项 Cochrane 综述为甲硝唑优于安慰剂提供了中等质量的证据[16]。目前有两种剂型：

1% 甲硝唑乳膏或凝胶，每天使用一次；0.75% 甲硝唑乳膏或凝胶，每天使用两次（表 4.1）。甲硝唑可作为一种维持治疗与口服抗生素联用。外用甲硝唑的疗效与口服多西环素相似，可作为口服抗生素的替代品[30]。

一项开放的观察性研究显示，在 582 名受试者中使用 0.75% 甲硝唑凝胶，每天两次，持续 12 周，与基线相比，调查者综合评估（Investigator's Global Assessment，IGA）（$P < 0.001$）、红斑（$P < 0.001$）和炎性皮损数量的平均变化（$P < 0.001$）分别有 42%、45% 和 71% 的改善[20]。

两项随机、双盲、赋形剂对照的研究评估了甲硝唑在治疗中重度 PPR 患者中的应用，分别为期 10 周和 12 周。每天两次使用 0.75% 甲硝唑凝胶持续 10 周的试验显示，炎症皮损的平均改善率比基线高 65.1%。为期 12 周的试验（包含 2 组受试者），每天使用一次和两次甲硝唑，两组的炎性皮损数量都比基线改善了 58%。为期 10 周的 0.75% 甲硝唑凝胶（每天涂抹两次）和为期 12 周的 1% 甲硝唑乳膏（每天涂抹一次），两项研究分别报告了发红显著减少（$P = 0.0006$ 和 $P \leq 0.024$）。1% 的甲硝唑乳膏每天应用一次或两次没有差异[21-22]。

在一项为期 12 周的随机、单盲临床研究中，比较了 72 名 PPR 患者每天一次使用 0.75% 和 1% 甲硝唑的情况。两种制剂的 IGA（63% vs. 45%，$P \geq 0.45$）、红斑评分（26% vs. 30%，$P \geq 0.38$）、皮损数量（62% vs. 60%，$P \geq 0.29$）的降低百分比无显著差异。

在一项为期 16 周的随机、双盲、赋形剂对照研究中，72 名中重度玫瑰痤疮患者接受了多西环素 40 mg 和 1% 甲硝唑凝胶的联合治疗或单用 1% 甲硝唑凝胶的治疗，接受联合治疗的受试者的 IGA（$P = 0.008$）、红斑评分（$P = 0.01$）和皮损数

表 4.1 随机对照试验证实甲硝唑的疗效 [20-29]

作者	研究设计	干预措施	受试者规模	持续时间	结果	JADAD 得分
Wolf 等	OL	0.75% 甲硝唑凝胶每天两次	582	12 周	IGA 42%（$P < 0.001$） 红斑 45%（$P < 0.001$） ILC 71%（$P < 0.001$）	1
Bleicher 等	R、DB、PC	0.75% 甲硝唑凝胶和赋形剂	40	12 周	IGA 65.1% vs. 14.9% 发红 平均减少 0.8 vs. 0.3（$P = 0.0006$）	4
Jorizzo 等	R、DB、PC	1% 甲硝唑乳膏每天一次和两次 vs. 相关赋形剂	277	10 周	每日一次组的 ILC 58% vs. 30%（$P < 0.015$） 红斑减少 41% vs. 19%（$P < 0.024$） 每天两次组的 ILC 58% vs. 40%（$P = 0.036$） 红斑减少 36% vs. 28%（无统计学意义）	3
Dahl 等	R、SB	1% 与 0.75% 甲硝唑乳膏，每天一次	72	12 周	IGA 63% vs. 45%（$P \geq 0.45$） 发红 26% vs. 30%（$P \geq 0.38$） ILC 62% vs. 60%（$P \geq 0.29$）	3
Fowler 等	R、DB、PC	多西环素 40 mg 和 1% 甲硝唑凝胶 vs. 甲硝唑和安慰剂	72	16 周	IGA 改善 （$P = 0.008$） 发红改善 （$P = 0.01$） ILC 改善 （$P = 0.02$）	3

续前表

作者	研究设计	干预措施	受试者规模	持续时间	结果	JADAD 得分
Sanchez 等	R, DB, PC	多西环素 20 mg 和 0.75% 甲硝唑洗剂 vs. 甲硝唑和安慰剂	40	12 周	严重程度得分（$P = 0.46$）ILC（$P < 0.01$）	5
Dahl 等	R, DB, PC	口服四环素和 0.75% 甲硝唑凝胶每天两次 vs. 安慰剂	88	6 个月	复发率 42% vs. 23%（$P < 0.05$）平均 ILC 3.3 vs. 5.8（$P < 0.01$）发红复发 74% vs. 55% 的受试者（$P = 0.14$）	3
Elewski 等	R, DB	15% 壬二酸凝胶每天两次 vs. 0.75% 甲硝唑凝胶每天两次	251	15 周	IGA 69% vs. 55%（$P = 0.02$）红斑严重程度 56% vs. 42%（$P = 0.02$）平均 ILC -12.9 vs. -10.7（$P = 0.003$）平均 %ILC 2.7% vs. 55.8%（$P < 0.001$）	5
Maddin	R, DB	20% 壬二酸乳膏每天两次 vs. 1% 甲硝唑乳膏每天两次	40	15 周	红斑 39.5% vs. 27%（$P = 0.05$）ILC 78.5% vs. 69.4%（$P = 0.43$）	3

R，随机；DB，双盲；OL，开放；PC，安慰剂对照；AC，阳性对照；PG，平行对照；DC，剂量比较；ILC，炎性皮损数量

量（$P = 0.02$）降低得更多[24]。另一项类似的研究联合口服多西环素 20 mg 和 0.75% 甲硝唑洗剂，每天使用两次，与联合口服安慰剂和 0.75% 甲硝唑洗剂相比，在皮损数量（$P < 0.01$）和临床医生的综合严重程度评分（$P = 0.46$）方面有类似的发现[25]。

在一项随机、双盲试验中，88 名接受口服四环素和 0.75% 甲硝唑凝胶联合治疗的受试者被分层，分别接受 0.75% 甲硝唑凝胶或安慰剂的维持治疗，每天两次，为期 6 个月。尽管甲硝唑组和安慰剂组分别有 42% 和 23% 的人报告复发（$P < 0.05$），但甲硝唑组报告的丘疹脓疱较少（$P < 0.01$）[26]。

壬二酸

与甲硝唑类似，壬二酸可以改善表现为炎性丘疹和（或）脓疱的玫瑰痤疮。壬二酸是一种天然存在的二羧酸，具有抗炎和抗氧化特性。壬二酸可减少激肽释放酶 5 和抗菌肽的信使 RNA，这是玫瑰痤疮病理生理学中不可或缺的两个组分。壬二酸在治疗丘疹脓疱型玫瑰痤疮患者中比安慰剂更有效（RR 1.46，95% CI 1.30 ～ 1.63）。壬二酸有 15% 的泡沫或凝胶，或 20% 的乳霜或乳液（表 4.2）[16, 19, 27, 36]。

虽然壬二酸的说明书推荐每天使用两次，但一项对 72 名使用 15% 壬二酸凝胶的患者进行的随机试验发现，每天使用一次和每天使用两次在平均 IGA 评分、治疗有效性及治疗反应方面具有相似的效果。炎性皮损的平均数量、红斑严重程度和毛细血管扩张程度也没有显著差异（所有 $P > 0.205$）。两组之间的不良反应率也相似。因此，每天使用一次可能足以改善症状和提高治疗的依从性[37]。

两项为期 12 周的随机、双盲、赋形剂对照临床研究，共纳入 664 名丘疹脓疱型玫瑰痤疮患者，分别外用 15% 壬二酸凝胶和赋形剂，每天两次。与赋形剂相比，壬二酸能更大程度地减少平均炎性皮损的数量，研究 1 为 58% *vs.* 40%（$P = 0.0001$），研究 2 为 51% *vs.* 39%（$P = 0.0208$）。与赋形剂相比，更多使用壬二酸治疗的患者的红斑得到改善。在研究 1 中，患者红斑改善的比例分别为 44% 和 29%（$P = 0.0017$），在研究 2 中，分别为 46% 和 28%（$P = 0.0005$）。与赋形剂相比，更多使用壬二酸治疗的患者达到了 IGA 评分的清除、轻度、中度。在研究 1 中，为 61% *vs.* 40%（$P < 0.0001$），研究 2 中为 62% *vs.* 48%（$P = 0.127$）[31]。两项类似的研究对中重度 PPR 患者每天使用两次 15% 壬二酸泡沫。其中一项研究报告了 IGA 评分改善（32% *vs.* 23.5%，$P < 0.001$）及炎性皮损减少（-13.2 *vs.* -10.3；$P < 0.001$）[32-33]。

对重度 PPR 患者开展口服多西环素和外用壬二酸联合治疗研究。研究分两阶段，第一阶段为开放性观察研究 12 周，随后进入 12 周的随机、双盲、安慰剂对照研究。共 172 名受试者口服多西环素 100 mg，每天两次，并使用 15% 壬二酸凝胶，每天两次，为期 12 周，随后延长 12 周，随机进入单独使用 15% 壬二酸凝胶组或安慰剂组，均每天两次，进行维持治疗。136 名受试者进入延长期。在第一阶段，报告 IGA 清除、发红改善和皮损数量减少的比率分别为 64%、56.4% 和 82%。第二阶段报告，与安慰剂相比，IGA 改善 58%，红斑加重 17.9%，丘疹脓疱病变复发率 19.4% ～ 29%[34]。

对 207 名患有轻度至中度丘疹脓疱型玫瑰痤疮的受试者进行了一项随机、单盲比较研究，即联合 15% 壬二酸凝胶每天两次与口服 40 mg 多西环素每天一次，以及联合 1% 甲硝唑凝胶每天一次与口服 40 mg 多西环素每天一次。12 周后，在 IGA 清除

表 4.2 大量临床试验证实壬二酸的疗效[29, 31-35]

作者	研究设计	干预措施	受试者规模	持续时间	结果	JADAD得分
Thiboutot 等	R, DB, PC	15% 壬二酸凝胶每天两次 vs. 安慰剂	329	12 周	IGA 61% vs. 40% ($P < 0.0001$) ILC 58% vs. 40% ($P = 0.0001$)	4
Thiboutot 等	R, DB, PC	15% 壬二酸凝胶每天两次 vs. 安慰剂	335	12 周	IGA 62% vs. 48% ($P = 0.0127$) ILC 51% vs. 39% ($P = 0.208$)	4
Draelos 等	R, DB, PC	15% 壬二酸泡沫剂每天两次 vs. 安慰剂	401	16 周	IGA 减少 ($P = 0.017$) ILC 减少 ($P < 0.001$)	5
Draelos 等	R, DB, PC	15% 壬二酸泡沫剂每天两次 vs. 安慰剂	961	12 周	IGA 32% vs. 23.5% ($P < 0.001$) ILC － 13.2 vs. － 10.3 ($P < 0.001$)	5
Thiboutot 等	OL（第一阶段），然后是 R, DB, PC（第二阶段）	多西环素 100 mg 和 15% 壬二酸凝胶每天两次，然后是 15% 壬二酸凝胶或安慰剂每天两次	172 和 136	12 周，然后是 12 周的维持治疗	第一阶段 IGA 64% 发红 56.4% ILC 82% 第二阶段 IGA 58% 红斑加重 17.9% 复发率 19.4% vs. 29%	1
Del Rosso 等	R, SB	15% 壬二酸凝胶每天两次和多西环素 40 mg vs. 1% 甲硝唑凝胶每天一次和口服多西环素 40 mg 每天一次	207	12 周	IGA 78.3% vs. 72.3% ILC － 10.5 vs. － 9.4 ($P = 0.38$)	3

率（78.3% *vs.*72.3%，$P = 0.38$）或炎性皮损减少率（-10.5 *vs.* -9.4，$P = 0.38$）方面，壬二酸/多西环素组合和甲硝唑/多西环素组合无差异。仅壬二酸/多西环素组合在第 6 周与所有其他时间相比显示出显著差异（$P = 0.01$）[35]。

有三项研究比较了壬二酸和甲硝唑的疗效。第一项是为期 15 周的双盲试验，纳入了 251 名 PPR 受试者，比较了 15% 壬二酸凝胶和 0.75% 甲硝唑凝胶，每天两次的疗效。壬二酸与甲硝唑相比，炎性皮损数量的平均减少幅度更大（73% *vs.* 56%，$P < 0.001$），红斑的改善率（56% *vs.* 42%，$P = 0.02$）以及 IGA 清除率（69% *vs.* 55%，$P = 0.02$）更高[28]。第二项研究是在 40 名 PPR 患者中进行的为期 15 周的半脸随机试验，比较了 20% 壬二酸乳膏和 0.75% 甲硝唑乳膏，每天两次。20% 壬二酸比甲硝唑能更好地减少红斑（39.5% *vs.* 27%，$P = 0.05$），但两者的炎性皮损数量都有类似程度的减少（78.5% *vs.* 69.4%，$P = 0.43$）。虽然患者注意到使用壬二酸会有轻度的短暂刺痛感，但患者并不在意，因为他们对壬二酸比甲硝唑更满意[27]。第三项研究是一项为期 15 周的研究者盲法随机试验，纳入 160 名患者，比较了 15% 壬二酸凝胶每天两次和 1% 甲硝唑凝胶每天一次。两种治疗方法都显示出类似的炎性皮损数量的减少（壬二酸为 80%，甲硝唑为 77%），整体严重程度的改善（壬二酸为 56.4%，甲硝唑为 53.7%），以及红斑的改善（壬二酸为 42.3%，甲硝唑为 42.7%）。平均而言，每天一次的 1% 甲硝唑凝胶和每天两次的 15% 壬二酸凝胶的疗效相似[16, 38]。第一项研究倾向于使用壬二酸，而另外两项研究则没有发现差异。作者总结说，这种不一致可能是由于乳膏和凝胶的赋形剂不同造成的[39]。

磺胺醋酰钠-硫磺

磺胺醋酰钠-硫磺有外用悬浮液、乳液、清洁剂、乳膏、泡沫和清洁垫。最常见的浓度是 10% 磺胺醋酰钠和 5% 硫磺，但也有其他浓度和配方。关于磺胺醋酰钠-硫磺的疗效数据有限。在一项对 103 名患者进行的为期 8 周的赋形剂对照的双盲研究中，磺胺醋酰钠-硫磺在减少炎性皮损（78% *vs.* 36%，$P < 0.001$）和改善红斑（83% *vs.* 31%，$P < 0.001$）方面比赋形剂更有效[40]。在 152 名患者中进行的一项为期 12 周的多中心、单盲研究评估了 10% 的磺胺醋酰钠与 5% 的硫磺的混合防晒剂每天使用两次，与 0.75% 甲硝唑霜每天使用两次。磺胺醋酰钠-硫磺比甲硝唑在减少炎性皮损（80% *vs.* 72%，$P = 0.04$）、改善红斑（69% *vs.* 45%，$P = 0.0007$）和实现全面改善（79% *vs.* 59%，$P = 0.01$）方面更有成效。然而，有 7 名受试者出现了磺胺醋酰钠-硫磺乳膏的副作用，包括眼睛肿胀、发红、面部干燥、瘙痒和荨麻疹[41]。

钙调磷酸酶抑制剂

局部钙调磷酸酶抑制剂，如 0.1% 他克莫司软膏和 1% 吡美莫司乳膏是未经美国 FDA 批准的 ETR 和 PPR 亚型的治疗药物，疗效不一[42-45]。钙调磷酸酶抑制剂通过选择性地靶向作用于 T 细胞和肥大细胞，阻止细胞因子和其他炎症介质的产生和释放，起到抗炎作用（表 4.3）[48]。

在一项针对 ETR 和 PPR 患者应用 0.1% 他克莫司软膏的 12 周开放性临床试验中，皮肤科医生在 0（无）至 10（最严重）量表上评价红斑和玫瑰痤疮的严重程度，并在基线和治疗结束时评价丘疹脓疱的数量。在 12 周时，ETR 的红斑评分从 6.2 ± 0.6 下降至 4.6 ± 0.6（$P < 0.05$），PPR

表 4.3　吡美莫司和他克莫司的疗效观察试验[29, 42-43, 45-46]

作者	研究设计	干预	受试者规模	持续时间	结果	JADAD得分
Bamford 等	OL	0.1% 他克莫司软膏	24	12 周	总体红斑评分（0～10） 6.2 ± 0.6 到 4.6 ± 0.6[47] （$P < 0.05$） ILC 5.3 ± 0.7 到 2.9 ± 0.3（丘疹脓疱型） （$P < 0.05$） 无变化	1
Kim 等	OL，R	1% 吡美莫司乳膏	26	4 周	玫瑰痤疮临床评分 9.65 ± 1.79 到 7.27 ± 2.11 （$P < 0.05$） Mexameter 418.54 ± 89.56 到 382.23 ± 80.04 （$P < 0.05$）	1
Karabulut 等	R，SB，PC	1% 吡美莫司乳膏	26	4 周	玫瑰痤疮严重程度平均分 3.25 vs. 2.5（$P = 0.06$）	3
Koca 等	R，OL	1% 吡美莫司乳膏 vs. 1% 甲硝唑	49	12 周	平均 ILC 16 到 0.6 vs. 26 到 3.7（$P = 0.55$） 红斑平均分 2.00 到 1.08 vs. 1.75 到 0.83 （$P = 0.55$）	3

R，随机；DB，双盲；OL，开放；PC，安慰剂对照；AC，阳性对照；PG，平行对照；DC，剂量比较；ILC，炎性皮损数量

从 5.3 ± 0.7 改善至 2.9 ± 0.3（$P < 0.05$），但丘疹脓疱数量无下降[43]。

在一项为期 4 周的开放、随机临床试验中，对 26 名使用 1% 吡美莫司乳膏的患者进行了评估，使用标准的玫瑰痤疮分级系统和 Mexameter 摄影来衡量疗效。玫瑰痤疮临床评分从基线的 9.65 ± 1.79 下降到治疗结束时的 7.27 ± 2.11（$P < 0.05$），而 Mexameter 测量的红斑指数从基线的 418.54 ± 89.56 下降至治疗结束时的 382.23 ± 80.04（$P < 0.05$）。最大缓解发生在前 2 周，症状改善在最后 2 周趋于平稳[42]。

一项为期 4 周的单盲、半脸、安慰剂对照试验评估了 1% 吡美莫司乳膏的疗效。2 周后，红斑和玫瑰痤疮严重程度总分（$P = 0.06$）都有明显改善。此外，54.16%

的患者报告使用吡美莫司后主观症状得到了改善，而使用安慰剂的患者只有12.50%[45]。一项类似的研究设计报告了玫瑰痤疮严重程度评分的改善（$P = 0.39$）[44]。

一项为期 12 周的随机、开放研究比较了每天使用两次 1% 吡美莫司乳膏和每天使用两次 1% 甲硝唑乳膏，两者之间的红斑（$P = 0.23$）或皮损数量（$P = 0.55$）无显著变化[46]。

由于数据有限，钙调磷酸酶酶抑制剂可超适应证治疗玫瑰痤疮和其他炎症性皮肤病或其他所有治疗都无效的耐药病例。皮肤科医生应提醒患者，吡美莫司可能会造成玫瑰痤疮样的皮疹爆发[49]。需要进一步的研究来支持钙调磷酸酶抑制剂在玫瑰痤疮中的应用[17]。

克罗米通、伊维菌素和扑灭司林

克罗米通、伊维菌素和扑灭司林（氯菊酯）在理论上是针对与蠕形螨相关的假设病因。抗寄生虫治疗主要是通过针对毛囊蠕形螨和皮脂蠕形螨发挥作用[50]。在两例蠕形螨感染病例中，口服伊维菌素和外用扑灭司林同时缓解了玫瑰痤疮样面部发疹[51-52]。这两份报告显示了抗寄生虫疗法在玫瑰痤疮中的临床意义。外用伊维菌素是唯一经美国FDA批准用于治疗玫瑰痤疮的抗寄生虫药物（表4.4）。

克罗米通通常用于治疗疥疮，用于玫瑰痤疮的研究很少。一项回顾性研究报告称，90.6%的玫瑰痤疮样皮炎患者在开始使用10%的克罗米通乳膏/乳液后，其发红、脱皮和脱屑现象减少了50%或更多[58]。

表 4.4　伊维菌素和扑灭司林的随机对照试验[29, 53-57]

作者	研究设计	干预	受试者规模	持续时间	结果	JADAD得分
Taieb 等	R，PG，SB	1% 伊维菌素乳膏 vs. 0.75% 甲硝唑乳膏	962	16周	ILC 83% vs. 73.7%（$P < 0.001$） IGA 84.9% vs. 75.4%（$P < 0.001$）	4
Stein 等	R，DB，PC	1% 伊维菌素乳膏 vs. 安慰剂	683	12周	IGA 38.4% vs. 11.6%（$P < 0.001$） ILC 76% vs. 50%（$P < 0.001$）	5
Stein 等	R，DB，PC	1% 伊维菌素乳膏 vs. 安慰剂	688	12周	IGA 40.1% vs. 18.8%（$P < 0.001$） ILC 75% vs. 50%（$P < 0.001$）	5
Taieb 等	R，PC	1% 伊维菌素乳膏 vs. 0.75% 甲硝唑乳膏	399 vs. 365	36周扩展	复发率 62.7% vs.68.4%（$P = 0.0365$）	5
Raoufinejad 等	DB，PC	5% 扑灭司林凝胶 vs. 安慰剂	20	12周	发红 65% vs. 30%（$P = 0.052$） 丘疹和脓疱消失 55% vs. 25%（$P = 0.040$）	5
Kocak 等	R，DB，PC	5% 扑灭司林乳膏 vs. 0.75% 甲硝唑凝胶 vs. 安慰剂，每天两次	63	8周	从基线到第60天，丘疹的差异 4.304（$P = 0.001$）vs. 5.1（$P = 0.0004$）vs. - 0.25（$P = 0.153$） 从基线到第60天发红得分的差异 1.304（$P = 0.0001$）vs. 1.45（$P = 0.0001$）vs. 0.050（$P = 0.9945$）	4

R，随机；DB，双盲；OL，开放；PC，安慰剂对照；AC，阳性对照；PG，平行对照；DC，剂量比较；ILC，炎性皮损数量

伊维菌素通过改变细胞因子和中性粒细胞而具有抗炎作用，并通过影响毛囊蠕形螨而具有抗寄生虫特性[53, 59]。在 683 名和 688 名受试者中进行的两项为期 12 周的随机、双盲、赋形剂对照研究表明，1% 伊维菌素乳膏优于赋形剂。到第 12 周，这两项研究中，伊维菌素治疗的受试者中，达到 IGA 清除或几乎清除的比例均高于赋形剂，研究 1 中为 38.4% *vs.*11.6%（*P* < 0.001），研究 2 中为 40.1% *vs.*18.8%（*P* < 0.001）。伊维菌素在减少炎性皮损的数量方面也优于赋形剂［药物组分别为 76% 和 75%，赋形剂组为 50%（*P* < 0.001）］[53]。

一项 III 期、随机、研究者盲法的临床试验比较了 1% 伊维菌素与 0.75% 甲硝唑外用药治疗丘疹脓疱型玫瑰痤疮在 16 周内的疗效和安全性。伊维菌素在减少炎症病变方面比甲硝唑更有效（83% *vs.*73.7%，*P* < 0.001）[54]。此外，这项研究的 36 周扩展阶段显示，与甲硝唑相比，伊维菌素治疗后的缓解期更长（115 天 *vs.* 85 天，*P* = 0.0365）。两项双盲、随机对照试验在 622 和 683 名受试者的 40 周扩展试验中比较了伊维菌素和 15% 壬二酸凝胶。研究 1 报告，1% 伊维菌素乳膏和壬二酸组分别有 71.1% 和 59.4% 的受试者 IGA 评分为清除或几乎清除（*P* < 0.05），而研究 2 报告，伊维菌素和壬二酸组分别有 76% 和 57.9% 的受试者 IGA 评分为清除或几乎清除[60]。伊维菌素在维持治疗中提供了一个潜在的维持治疗选择[55]。

一项双盲、安慰剂对照、半脸临床试验评估了局部使用扑灭司林与安慰剂 12 周的情况。与安慰剂相比，扑灭司林改善了一过性和非一过性发红[56]。一项为期 8 周的随机、双盲、安慰剂对照研究比较了外用 5% 扑灭司林乳膏、0.75% 甲硝唑凝胶和安慰剂在治疗丘疹脓疱型玫瑰痤疮方面的效果。扑灭司林比安慰剂更有效，在改善红斑和减少丘疹数量方面与甲硝唑一样有效[57]。

虽然蠕形螨与玫瑰痤疮有关，但进一步的研究必须澄清克罗米通和扑灭司林的有效作用。外用 10% 克罗米通或 5% 扑灭司林已被用于减少毛囊蠕形螨的数量，但它们具有刺激性，且耐受性不佳。关于外用 1% 伊维菌素乳膏的 Cochrane 综述强烈支持其在玫瑰痤疮中的局部应用[16]。

克林霉素

分别在 20、83 和 52 例 PPR 受试者中进行了 3 项为期 12 周的随机、双盲、赋形剂对照试验，前两项试验为外用 1.2% 克林霉素凝胶联合 0.025% 维 A 酸凝胶每日一次，最后一项试验为 1% 克林霉素联合 5% 过氧苯甲酰凝胶每日一次。前两项研究报告显示，克林霉素-维 A 酸凝胶复方制剂与安慰剂组的改善发红程度没有明显差异。在最后一项研究中，克林霉素-过氧化苯甲酰复方制剂在减少丘疹性脓疱的数量方面优于赋形剂（71% *vs.* 19%，*P* < 0.0001）[61-63]。在对 43 名患者进行的为期 12 周的调查者盲法研究中，外用克林霉素洗剂在减少丘疹脓疱方面与口服四环素一样有效[64]。

维 A 酸类药物

外用维 A 酸类药物未获美国 FDA 批准用于治疗玫瑰痤疮，但已被超适应证使用。维 A 酸类药物通过刺激皮肤修复、角质分解和降低 Toll 样受体 2 的浓度来治疗玫瑰痤疮[4, 65]。

在丘疹脓疱型患者中进行了一项为期 12 周的双盲随机试验，分为使用 0.025% 维 A 酸凝胶组和 1.2% 克林霉素联合 0.025% 维 A 酸凝胶组。作者得出结论，由于具有增加毛细血管扩张和减少丘疹脓疱的作用，联合使用维 A 酸和克林霉素凝胶更有利于 ETR 而不是 PPR[62]。在一项为期 12 周的随机试验中，在 55 例患者中比较了 0.1% 阿达帕林凝胶每晚一次与 0.75% 甲硝唑凝胶每日两次，阿达帕林治疗炎性皮损有一定疗效，但治疗红斑无疗效[66]。

另一项双盲随机临床试验纳入 22 名严重玫瑰痤疮患者，分为每天口服异维 A 酸 10 mg、外用 0.025% 维 A 酸乳膏或联合使用异维 A 酸口服和维 A 酸乳膏外用，为期 16 周。每个治疗组的红斑都有所改善，丘疹和脓疱的数量也有所减少[67]。

由于结果相似，不良反应较少，而且副作用较小，所以局部治疗比系统治疗更受青睐。尽管口服异维 A 酸起效更快，但风险-收益比支持局部使用比系统使用维 A 酸类药物更有效。由于对它的研究很少，所以最有利的时间过程也未知[67]。有一些关于外用维 A 酸类药物的证据，但仍需进一步的研究。

系统治疗

如果玫瑰痤疮很严重或用外用药物不能很好地控制，通常建议使用口服药物，如抗生素、β 受体阻滞剂和系统性维 A 酸类药物[1]。口服治疗可与外用治疗相结合。如果玫瑰痤疮的临床症状得到改善，患者可以尝试停止使用系统性药物，继续进行局部治疗。本节将介绍口服抗生素，然后是降压药，最后是系统性维 A 酸类药物。

多西环素和米诺环素

亚抗菌剂量的四环素通过抑制基质金属蛋白酶而发挥抗炎作用。因此可以使用三种主要的四环素衍生物来治疗 PPR：四环素、多西环素和米诺环素[1, 29, 68]。这些药物的亚抗菌剂量全身浓度低，副作用少，

抗生素耐药性风险低[69-71]。在这三种四环素中，第二代多西环素的疗效在文献中得到了充分的证明（表 4.5）。

多西环素 40 mg 被美国 FDA 批准用于治疗 PPR[5]。两项为期 16 周的Ⅲ期、随机、双盲对照试验评估了控释多西环素 40 mg 与安慰剂的作用。疗效是用临床医生红斑评估（Clinician Erythema Assessment，CEA）评分和炎性皮损数量来衡量的。在第 16 周，两项试验中受试者的 CEA 都有改善。第一个试验的治疗组比安慰剂组明显改善（$P < 0.17$），而第二个试验没有统计学意义。两项研究都报告了炎性皮损数量在统计学上的显著下降（$P < 0.001$）[70]。一项对亚抗菌剂量的多西环素 40 mg 的系统评价证实了总体红斑和丘疹脓疱数量的减少。强烈推荐使用多西环素而非其他四环素类药物[16, 74]。

米诺环素是一种用于治疗玫瑰痤疮的超适应证抗生素。一项为期 12 周的随机、双盲临床研究评估了 60 名受试者使用米诺环素缓释剂 45 mg，每天一次，或米诺环素加外用 15% 壬二酸，每天一次。在这两个治疗组中，与基线相比，总皮损数、IGA 和 CEA 都有所减少（$P < 0.0001$），但是，这两种治疗方法在总皮损数（$P = 0.60$）、IGA（$P = 0.61$）和 CEA（$P = 0.61$）方面的减少幅度相同[72]。米诺环素为多西环素耐药或多西环素不耐受的患者提供了一种辅助手段。

在 80 名受试者中进行了 40 mg 多西环素和 100 mg 米诺环素的随机、单盲对照研究，为期 16 周。与多西环素相比，更多的米诺环素治疗患者的 IGA 得到了改善（60% vs. 18%，$P < 0.001$）。所有其他参数，包括皮损数量和生活质量，都是相似的。一个为期 12 周的随访报道了类似的结果，但米诺环素治疗的患者报告了更好的生活质量（$P = 0.005$）、患者整体评估（$P = 0.043$），以及 7% 的复发率，而多西

表 4.5　多西环素和米诺环素的随机对照试验[29, 70, 72-73]

作者	研究设计	干预	受试者规模	持续时间	结果	JADAD得分
Del Rosso 等	R，DB，PC	多西环素控释剂 40 mg vs. 安慰剂	251	16 周	平均 CEA -2.7 vs. -1.8（$P < 0.17$）ILC 的平均变化 -11.8 vs. -5.9（$P < 0.001$）	5
Del Rosso 等	R，DB，PC	多西环素控释剂 40 mg vs. 安慰剂	268	16 周	CEA -1.2 vs. -1.4（$P = 0.428$）ILC -9.5 vs. -4.3（$P < 0.001$）	5
Jackson 等	R，DB	米诺环素缓释剂 45 mg，每天一次，或米诺环素加外用 15% 壬二酸，每天一次	60	12 周	CEA 6 vs. 5（$P = 0.49$）IGA 1 vs. 1（$P = 0.61$）ILC 4 vs. 3（$P = 0.60$）	4
Van der Linden 等	R，SB	米诺环素 100 mg vs. 多西环素 40 mg	80	16 周与12 周的随访	IGA 60% vs. 18%（$P < 0.001$）随访时复发 7% vs. 48%（$P < 0.001$）	3

R，随机；DB，双盲；OL，开放；PC，安慰剂对照；AC，阳性对照；PG，平行对照；DC剂量比较；ILC，炎性皮损数量

环素治疗的患者报告了 48% 的复发率（$P < 0.001$）。总体来说，两种四环素的疗效相似，米诺环素组更不易复发[73]。

最近的一项 II 期、随机、双盲、多中心研究评估了使用米诺环素泡沫 FMX103 治疗 PPR 的情况。受试者被随机分配接受 1.5%FMX103、3%FMX103 或安慰剂，每天一次，为期 12 周，随访 4 周。1.5% FMX103 减少了 21.1% 的炎性皮损，相比之下，3% FMX103 减少了 19.1% 的皮损数量，安慰剂减少了 7.8% 的皮损数量。虽然两种浓度的 FMX103 减少的皮损数量都明显多于安慰剂（$P < 0.001$），但两种浓度之间没有差异。外用米诺环素泡沫为未来治疗 PPR 提供了一种安全有效的方法[75]。

在选择剂量时，一项研究将每天服用多西环素 40 mg 与 100 mg 进行比较，报告显示总疗效没有差异（$P = 0.83$），而 100 mg 的胃肠道不良反应的发生率比 40 mg 的高（26% vs. 5%）。由于食管炎、光毒性、肠道微生物群的改变和其他不良反应的风险降低，推荐使用多西环素和米诺环素缓释制剂[58, 72, 76-77]。

大环内酯类

第一代大环内酯类药物红霉素每天 250 ~ 1000 mg 是有效的。然而，它的胃肠道副作用大于第二代药物阿奇霉素和克拉霉素[4, 68, 78]。

一项为期 3 个月的随机、开放临床试验比较了 67 名患者分别使用阿奇霉素和多西环素。受试者接受了阿奇霉素 500 mg，每周三次，阿奇霉素 250 mg，每周三次，

阿奇霉素 250 mg，每周两次，或多西环素每天 100 mg 治疗。在研究结束时，与基线相比，阿奇霉素和多西环素都改善了临床结果（$P < 0.001$），但是，两种药物都没有显示出比另一种更有效。与接受多西环素的两名患者相比，接受阿奇霉素的四名患者报告了更多的胃肠道症状[79]。虽然不良反应更常见，但阿奇霉素为孕妇提供了一个很好的可选药物[29]。两项类似的研究支持阿奇霉素作为多西环素的有效替代品用于玫瑰痤疮[80-81]。

一项试验性研究评估了阿奇霉素在 16 名对 100 mg 多西环素和 0.75% 甲硝唑凝胶无反应的 PPR 患者中的应用。患者服用 500 mg 阿奇霉素，每周三次，持续 1 个月，然后服用 250 mg 阿奇霉素，每周三次，持续 1 个月，然后服用 500 mg 阿奇霉素，每周一次，持续 1 个月。在第 8 周，87.5% 的受试者报告发红和原发病灶完全或部分清除。其余受试者只显示发红和皮损数量明显减少[82]。

尽管一项为期 8 周的研究比较了克拉霉素和多西环素，认为前者更佳，但第二代大环内酯类药物的证据不足，需要更多的研究[16]。

降压药

β 肾上腺素拮抗剂，包括普萘洛尔、纳多洛尔和卡维地洛，都未经美国 FDA 批准用于治疗玫瑰痤疮。它们的主要作用是通过收缩动脉血管来减少发红[83-84]。

一项研究将 78 名玫瑰痤疮患者随机分为普萘洛尔、多西环素或联合治疗组。疗效是通过患者综合评估（Patient Global Assessment，PGA）、IGA 和玫瑰痤疮临床评分评估（Assessment of Rosacea Clinical Score，ARCS）来衡量的。普萘洛尔和联合治疗组在 4 周内显示出快速的初步改善，但所有治疗组在第 12 周时报告的疗效相似[84]。

另一项涉及 β 拮抗剂卡维地洛的类似研究也报告了面部短暂和持续发红情况的改善。在一个以表型为导向治疗方案中，在使用溴莫尼定或羟甲唑啉失败后，可以开始使用口服 β 受体阻滞剂治疗一过性面部红斑[85]。

尽管有研究显示 β 受体阻滞剂在玫瑰痤疮治疗中的成功，但要想获得进一步的治疗证据，必须进行良好的随机对照试验。

异维 A 酸

异维 A 酸是一种未经美国 FDA 批准的用于治疗 ETR 或 PPR 的系统性维 A 酸。异维 A 酸主要通过调节炎症、血管形成、纤维化和氧化应激来发挥作用[86]。低剂量（10 mg/d）的系统性维 A 酸可用于严重和难治的玫瑰痤疮病例[16, 87]。一项对 ETR 或 PPR 患者使用 250 mg 土霉素每天两次和 30 mg 异维 A 酸每天一次的比较研究报告显示，前者的红斑和丘疹脓疱评估略有改善[88]。另一项在德国进行的双盲比较研究，随机对 573 名受试者使用 3 种不同剂量的异维 A 酸（0.1 mg/kg、0.3 mg/kg 或 0.5 mg/kg）和每天口服 100 mg 多西环素 14 天，然后每天 50 mg 或安慰剂，持续 12 周。与安慰剂相比，0.3 mg/kg 异维 A 酸是最有效的剂量（$P = 0.005\ 23$）。多西环素和异维 A 酸 0.3 mg/kg 在减少炎性皮损和缓解方面都有类似的疗效[89]。关于异维 A 酸的 Cochrane 综述报告了使用低剂量异维 A 酸的高强度证据[16]。

如果在临床表现早期就开始使用异维 A 酸，鼻赘患者可能会受益。许多研究建议用低剂量的异维 A 酸来治疗鼻赘，但复发常见[68, 88, 90-92]。

总结

由于缺乏大规模的临床试验来比较

玫瑰痤疮的治疗方法，很难得出有关治疗的确切结论。尽管某些外用和口服治疗方法似乎对治疗玫瑰痤疮有一定的好处，但仍需要高质量、设计良好和报告严格的研究。未来还应该进行头对头试验，以比较玫瑰痤疮治疗方法的效果、不良反应和耐受性。

总之，Cochrane 的一项系统综述和荟萃分析明确支持在 PPR 的主要治疗中外用甲硝唑、壬二酸、伊维菌素和口服多西环素[16]。PPR 的治疗阶梯开始于外用壬二酸、伊维菌素和甲硝唑，然后是口服多西环素。如果一线治疗失败，可以同时或单独开始二线治疗[85]。更全面的玫瑰痤疮治疗方法参见第 5 章。

参考文献

1. Elewski BE, Draelos Z, Dreno B, Jansen T, Layton A, Picardo M. Rosacea – global diversity and optimized outcome: proposed international consensus from the Rosacea International Expert Group. J Eur Acad Dermatol Venereol. 2011;25(2):188–200.

2. Wilkin J, Dahl M, Detmar M, Drake L, Liang MH, Odom R, et al. Standard grading system for rosacea: report of the National Rosacea Society Expert Committee on the classification and staging of rosacea. J Am Acad Dermatol. 2004;50(6):907–12.

3. Del Rosso JQ, Thiboutot D, Gallo R, Webster G, Tanghetti E, Eichenfield L, et al. Consensus recommendations from the American Acne & Rosacea Society on the management of rosacea, part 1: a status report on the disease state, general measures, and adjunctive skin care. Cutis. 2013;92(5):234–40.

4. Reinholz M, Tietze JK, Kilian K, Schaller M, Schofer H, Lehmann P, et al. Rosacea – S1 guideline. J Dtsch Dermatol Ges. 2013;11(8):768–80; –79.

5. Two AM, Wu W, Gallo RL, Hata TR. Rosacea: part II. Topical and systemic therapies in the treatment of rosacea. J Am Acad Dermatol. 2015;72(5):761–70; quiz 71-2

6. Lautenschlager H. Korneotherapeutische Hautpflege bei Rosacea. Aesthetische Dermatologie. 2010;3:16–20.

7. Laquieze S, Czernielewski J, Baltas E. Beneficial use of Cetaphil moisturizing cream as part of a daily skin care regimen for individuals with rosacea. J Dermatolog Treat. 2007;18(3):158–62.

8. Draelos ZD. Facial hygiene and comprehensive management of rosacea. Cutis. 2004;73(3):183–7.

9. Draelos ZD. Cosmetics in acne and rosacea. Semin Cutan Med Surg. 2001;20(3):209–14.

10. Odom R, Dahl M, Dover J, Draelos Z, Drake L, Macsai M, et al. Standard management options for rosacea, part 2: options according to subtype. Cutis. 2009;84(2):97–104.

11. Abokwidir M, Feldman SR. Rosacea management. Skin Appendage Disord. 2016;2(1–2):26–34.

12. Jones DA. Rosacea, reactive oxygen species, and azelaic acid. J Clin Aesthet Dermatol. 2009;2(1):26–30.

13. Weinkle AP, Doktor V, Emer J. Update on the management of rosacea. Clin Cosmet Investig Dermatol. 2015;8:159–77.

14. Schaller M, Schofer H, Homey B, Hofmann M, Gieler U, Lehmann P, et al. Rosacea management: update on general measures and topical treatment options. J Dtsch Dermatol Ges. 2016;14(Suppl 6):17–27.

15. Nichols K, Desai N, Lebwohl MG. Effective sunscreen ingredients and cutaneous irritation in patients with rosacea. Cutis. 1998;61(6):344–6.

16. van Zuuren EJ, Fedorowicz Z. Interventions for rosacea: abridged updated Cochrane systematic review including GRADE assessments. Br J Dermatol. 2015;173(3):651–62.

17. Cline A, McGregor SP, Feldman SR. Medical management of facial redness in rosacea. Dermatol Clin. 2018;36(2):151–9.

18. Narayanan S, Hunerbein A, Getie M, Jackel A, Neubert RH. Scavenging properties of metronidazole on free oxygen radicals in a skin lipid model system. J Pharm Pharmacol. 2007;59(8):1125–30.

19. Del Rosso JQ, Thiboutot D, Gallo R, Webster G, Tanghetti E, Eichenfield L, et al. Consensus recommendations from the American Acne & Rosacea Society on the management of rosacea, part 2: a status report on topical agents. Cutis. 2013;92(6):277–84.

20. Wolf JE Jr, Del Rosso JQ. The CLEAR trial: results of a large community-based study of metronidazole gel in rosacea. Cutis. 2007;79(1):73–80.

21. Jorizzo JL, Lebwohl M, Tobey RE. The efficacy of metronidazole 1% cream once daily compared with metronidazole 1% cream twice daily and their vehicles in rosacea: a double-blind clinical trial. J Am Acad Dermatol. 1998;39(3):502–4.

22. Bleicher PA, Charles JH, Sober AJ. Topical metronidazole therapy for rosacea. Arch Dermatol. 1987;123(5):609–14.

23. Dahl MV, Jarratt M, Kaplan D, Tuley MR, Baker MD. Once-daily topical metronidazole cream formulations in the treatment of the papules and pustules of rosacea. J Am Acad Dermatol. 2001;45(5):723–30.

24. Fowler JF Jr. Combined effect of anti-inflammatory dose doxycycline (40-mg doxycycline, usp monohydrate controlled-release capsules) and metronidazole topical gel 1% in the treatment of rosacea. J Drugs Dermatol. 2007;6(6):641–5.

25. Sanchez J, Somolinos AL, Almodovar PI, Webster G, Bradshaw M, Powala C. A randomized, double-blind, placebo-controlled trial of the combined effect of doxycycline hyclate 20-mg tablets and metronidazole 0.75% topical lotion in the treatment of rosacea. J Am Acad Dermatol. 2005;53(5):791–7.

26. Dahl MV, Katz HI, Krueger GG, Millikan LE,

Odom RB, Parker F, et al. Topical metronidazole maintains remissions of rosacea. Arch Dermatol. 1998;134(6):679–83.

27. Maddin S. A comparison of topical azelaic acid 20% cream and topical metronidazole 0.75% cream in the treatment of patients with papulopustular rosacea. J Am Acad Dermatol. 1999;40(6 Pt 1):961–5.

28. Elewski BE, Fleischer AB Jr, Pariser DM. A comparison of 15% azelaic acid gel and 0.75% metronidazole gel in the topical treatment of papulopustular rosacea: results of a randomized trial. Arch Dermatol. 2003;139(11):1444–50.

29. McGregor SP, Alinia H, Snyder A, Tuchayi SM, Fleischer A Jr, Feldman SR. A review of the current modalities for the treatment of papulopustular rosacea. Dermatol Clin. 2018;36(2):135–50.

30. Del Rosso JQ, Thiboutot D, Gallo R, Webster G, Tanghetti E, Eichenfield LF, et al. Consensus recommendations from the American Acne & Rosacea Society on the management of rosacea, part 5: a guide on the management of rosacea. Cutis. 2014;93(3):134–8.

31. Thiboutot D, Thieroff-Ekerdt R, Graupe K. Efficacy and safety of azelaic acid (15%) gel as a new treatment for papulopustular rosacea: results from two vehicle-controlled, randomized phase III studies. J Am Acad Dermatol. 2003;48(6):836–45.

32. Draelos ZD, Elewski B, Staedtler G, Havlickova B. Azelaic acid foam 15% in the treatment of papulopustular rosacea: a randomized, double-blind, vehicle-controlled study. Cutis. 2013;92(6):306–17.

33. Draelos ZD, Elewski BE, Harper JC, Sand M, Staedtler G, Nkulikiyinka R, et al. A phase 3 randomized, double-blind, vehicle-controlled trial of azelaic acid foam 15% in the treatment of papulopustular rosacea. Cutis. 2015;96(1):54–61.

34. Thiboutot DM, Fleischer AB, Del Rosso JQ, Rich P. A multicenter study of topical azelaic acid 15% gel in combination with oral doxycycline as initial therapy and azelaic acid 15% gel as maintenance monotherapy. J Drugs Dermatol. 2009;8(7):639–48.

35. Del Rosso JQ, Bruce S, Jarratt M, Menter A, Staedtler G. Efficacy of topical azelaic acid (AzA) gel 15% plus oral doxycycline 40 mg versus metronidazole gel 1% plus oral doxycycline 40 mg in mild-to-moderate papulopustular rosacea. J Drugs Dermatol. 2010;9(6):607–13.

36. Coda AB, Hata T, Miller J, Audish D, Kotol P, Two A, et al. Cathelicidin, kallikrein 5, and serine protease activity is inhibited during treatment of rosacea with azelaic acid 15% gel. J Am Acad Dermatol. 2013;69(4):570–7.

37. Thiboutot DM, Fleischer AB Jr, Del Rosso JQ, Graupe K. Azelaic acid 15% gel once daily versus twice daily in papulopustular rosacea. J Drugs Dermatol. 2008;7(6):541–6.

38. Wolf JE Jr, Kerrouche N, Arsonnaud S. Efficacy and safety of once-daily metronidazole 1% gel compared with twice-daily azelaic acid 15% gel in the treatment of rosacea. Cutis. 2006;77(4 Suppl):3–11.

39. Draelos ZD. The rationale for advancing the formulation of azelaic acid vehicles. Cutis. 2006;77(2 Suppl):7–11.

40. Sauder D, Miller R, Gratton D, Danby W, Griffiths C, Phillips S. The treatment of rosacea: the safety and efficacy of sodium sulfacetamide 10% and sulfur 5% lotion (Novacet) is demonstrated in a double-blind study. J Dermatol Treat. 1997;8:79–85.

41. Torok HM, Webster G, Dunlap FE, Egan N, Jarratt M, Stewart D. Combination sodium sulfacetamide 10% and sulfur 5% cream with sunscreens versus metronidazole 0.75% cream for rosacea. Cutis. 2005;75(6):357–63.

42. Kim MB, Kim GW, Park HJ, Kim HS, Chin HW, Kim SH, et al. Pimecrolimus 1% cream for the treatment of rosacea. J Dermatol. 2011;38(12):1135–9.

43. Bamford JT, Elliott BA, Haller IV. Tacrolimus effect on rosacea. J Am Acad Dermatol. 2004;50(1):107–8.

44. Weissenbacher S, Merkl J, Hildebrandt B, Wollenberg A, Braeutigam M, Ring J, et al. Pimecrolimus cream 1% for papulopustular rosacea: a randomized vehicle-controlled double-blind trial. Br J Dermatol. 2007;156(4):728–32.

45. Karabulut AA, Izol Serel B, Eksioglu HM. A randomized, single-blind, placebo-controlled, split-face study with pimecrolimus cream 1% for papulopustular rosacea. J Eur Acad Dermatol Venereol. 2008;22(6):729–34.

46. Koca R, Altinyazar HC, Ankarali H, Muhtar S, Tekin NS, Cinar S. A comparison of metronidazole 1% cream and pimecrolimus 1% cream in the treatment of patients with papulopustular rosacea: a randomized open-label clinical trial. Clin Exp Dermatol. 2010;35(3):251–6.

47. Rompel R, Petres J. Long-term results of wide surgical excision in 106 patients with hidradenitis suppurativa. Dermatol Surg. 2000;26(7):638–43.

48. Gupta AK, Chow M. Pimecrolimus: a review. J Eur Acad Dermatol Venereol. 2003;17(5):493–503.

49. El-Heis S, Buckley DA. Rosacea-like eruption due to topical pimecrolimus. Dermatol Online J. 2015;21(5).

50. Layton A, Thiboutot D. Emerging therapies in rosacea. J Am Acad Dermatol. 2013;69(6 Suppl 1):S57–65.

51. Aquilina C, Viraben R, Sire S. Ivermectin-responsive Demodex infestation during human immunodeficiency virus infection. A case report and literature review. Dermatology. 2002;205(4):394–7.

52. Forstinger C, Kittler H, Binder M. Treatment of rosacea-like demodicidosis with oral ivermectin and topical permethrin cream. J Am Acad Dermatol. 1999;41(5 Pt 1):775–7.

53. Stein L, Kircik L, Fowler J, Tan J, Draelos Z, Fleischer A, et al. Efficacy and safety of ivermectin 1% cream in treatment of papulopustular rosacea: results of two randomized, double-blind, vehicle-controlled pivotal studies. J Drugs Dermatol. 2014;13(3):316–23.

54. Taieb A, Ortonne JP, Ruzicka T, Roszkiewicz J, Berth-Jones J, Peirone MH, et al. Superiority of ivermectin 1% cream over metronidazole 0.75% cream in treating inflammatory lesions of rosacea: a randomized, investigator-blinded trial. Br J Dermatol. 2015;172(4):1103–10.

55. Taieb A, Khemis A, Ruzicka T, Baranska-Rybak

W, Berth-Jones J, Schauber J, et al. Maintenance of remission following successful treatment of papulo-pustular rosacea with ivermectin 1% cream vs. metronidazole 0.75% cream: 36-week extension of the ATTRACT randomized study. J Eur Acad Dermatol Venereol. 2016;30(5):829–36.

56. Raoufinejad K, Mansouri P, Rajabi M, Naraghi Z, Jebraeili R. Efficacy and safety of permethrin 5% topical gel vs. placebo for rosacea: a double-blind ran-domized controlled clinical trial. J Eur Acad Dermatol Venereol. 2016;30(12):2105–17.

57. Kocak M, Yagli S, Vahapoglu G, Eksioglu M. Permethrin 5% cream versus metronidazole 0.75% gel for the treatment of papulopustular rosacea. A randomized double-blind placebo-controlled study. Dermatology. 2002;205(3):265–70.

58. Bikowski JB, Del Rosso JQ. Demodex dermatitis: a retrospective analysis of clinical diagnosis and suc-cessful treatment with topical crotamiton. J Clin Aesthet Dermatol. 2009;2(1):20–5.

59. Abokwidir M, Fleischer AB. An emerging treat-ment: topical ivermectin for papulopustular rosacea. J Dermatolog Treat. 2015;26(4):379–80.

60. Stein Gold L, Kircik L, Fowler J, Jackson JM, Tan J, Draelos Z, et al. Long-term safety of ivermectin 1% cream vs azelaic acid 15% gel in treating inflamma-tory lesions of rosacea: results of two 40-week con-trolled, investigator-blinded trials. J Drugs Dermatol. 2014;13(11):1380–6.

61. Breneman D, Savin R, VandePol C, Vamvakias G, Levy S, Leyden J. Double-blind, randomized, vehicle-controlled clinical trial of once-daily benzoyl peroxide/clindamycin topical gel in the treatment of patients with moderate to severe rosacea. Int J Dermatol. 2004;43(5):381–7.

62. Chang AL, Alora-Palli M, Lima XT, Chang TC, Cheng C, Chung CM, et al. A randomized, double-blind, placebo-controlled, pilot study to assess the efficacy and safety of clindamycin 1.2% and tretinoin 0.025% combination gel for the treatment of acne rosacea over 12 weeks. J Drugs Dermatol. 2012;11(3):333–9.

63. Freeman SA, Moon SD, Spencer JM. Clindamycin phosphate 1.2% and tretinoin 0.025% gel for rosacea: summary of a placebo-controlled, double-blind trial. J Drugs Dermatol. 2012;11(12):1410–4.

64. Wilkin JK, DeWitt S. Treatment of rosacea: topical clindamycin versus oral tetracycline. Int J Dermatol. 1993;32(1):65–7.

65. Steinhoff M, Buddenkotte J, Aubert J, Sulk M, Novak P, Schwab VD, et al. Clinical, cellular, and molecular aspects in the pathophysiology of rosacea. J Investig Dermatol Symp Proc. 2011;15(1):2–11.

66. Altinyazar HC, Koca R, Tekin NS, Esturk E. Adapalene vs. metronidazole gel for the treatment of rosacea. Int J Dermatol. 2005;44(3):252–5.

67. Ertl GA, Levine N, Kligman AM. A compari-son of the efficacy of topical tretinoin and low-dose oral isotretinoin in rosacea. Arch Dermatol. 1994;130(3):319–24.

68. Del Rosso JQ, Thiboutot D, Gallo R, Webster G, Tanghetti E, Eichenfield LF, et al. Consensus recommendations from the American Acne & Rosacea Society on the management of rosacea, part 3: a status report on systemic therapies. Cutis. 2014;93(1):18–28.

69. Bikowski JB. Subantimicrobial dose doxycycline for acne and rosacea. Skinmed. 2003;2(4):234–45.

70. Del Rosso JQ, Webster GF, Jackson M, Rendon M, Rich P, Torok H, et al. Two randomized phase III clinical trials evaluating anti-inflammatory dose dox-ycycline (40-mg doxycycline, USP capsules) admin-istered once daily for treatment of rosacea. J Am Acad Dermatol. 2007;56(5):791–802.

71. Sneddon IB. A clinical trial of tetracycline in rosacea. Br J Dermatol. 1966;78(12):649–52.

72. Jackson JM, Kircik LH, Lorenz DJ. Efficacy of extended-release 45 mg oral minocycline and extended-release 45 mg oral minocycline plus 15% azelaic acid in the treatment of acne rosacea. J Drugs Dermatol. 2013;12(3):292–8.

73. van der Linden MMD, van Ratingen AR, van Rappard DC, Nieuwenburg SA, Spuls PI. DOMINO, doxycy-cline 40 mg vs. minocycline 100 mg in the treatment of rosacea: a randomized, single-blinded, noninferi-ority trial, comparing efficacy and safety. Br J Dermatol. 2017;176(6):1465–74.

74. van Zuuren EJ, Kramer SF, Carter BR, Graber MA, Fedorowicz Z. Effective and evidence-based management strategies for rosacea: summary of a Cochrane systematic review. Br J Dermatol. 2011;165(4):760–81.

75. Mrowietz U, Kedem TH, Keynan R, Eini M, Tamarkin D, Rom D, et al. A phase II, randomized, double-blind clinical study evaluating the safety, tolerability, and efficacy of a topical minocycline foam, FMX103, for the treatment of facial papulopustular rosacea. Am J Clin Dermatol. 2018;19(3):427–36.

76. Del Rosso JQ, Schlessinger J, Werschler P. Comparison of anti-inflammatory dose doxycycline versus doxycycline 100 mg in the treatment of rosa-cea. J Drugs Dermatol. 2008;7(6):573–6.

77. Del Rosso JQ. Anti-inflammatory dose doxycy-cline in the treatment of rosacea. J Drugs Dermatol. 2009;8(7):664–8.

78. Baldwin HE. Systemic therapy for rosacea. Skin Therapy Lett. 2007;12(2):1–5, 9

79. Akhyani M, Ehsani AH, Ghiasi M, Jafari AK. Comparison of efficacy of azithromycin vs. dox-ycycline in the treatment of rosacea: a randomized open clinical trial. Int J Dermatol. 2008;47(3):284–8.

80. Bakar O, Demircay Z, Gurbuz O. Therapeutic poten-tial of azithromycin in rosacea. Int J Dermatol. 2004;43(2):151–4.

81. Elewski BE. A novel treatment for acne vul-garis and rosacea. J Eur Acad Dermatol Venereol. 2000;14(5):423–4.

82. Lova Navarro M, Sanchez-Pedreno Guillen P, Victoria Martinez AM, Martinez Menchon T, Corbalan Velez R, Frias IJ. Papulopustular rosacea: response to treat-ment with oral azithromycin. Actas Dermosifiliogr. 2018;109(6):529–35.

83. Hsu CC, Lee JY. Pronounced facial flushing and persistent erythema of rosacea effectively treated by carvedilol, a nonselective beta-adrenergic blocker. J

Am Acad Dermatol. 2012;67(3):491–3.

84. Park JM, Mun JH, Song M, Kim HS, Kim BS, Kim MB, et al. Propranolol, doxycycline and combination therapy for the treatment of rosacea. J Dermatol. 2015;42(1):64–9.

85. Schaller M, Almeida LM, Bewley A, Cribier B, Dlova NC, Kautz G, et al. Rosacea treatment update: recommendations from the global ROSacea COnsensus (ROSCO) panel. Br J Dermatol. 2017;176(2):465–71.

86. Rallis E, Korfitis C. Isotretinoin for the treatment of granulomatous rosacea: case report and review of the literature. J Cutan Med Surg. 2012;16(6):438–41.

87. Park H, Del Rosso JQ. Use of oral isotretinoin in the management of rosacea. J Clin Aesthet Dermatol. 2011;4(9):54–61.

88. Irvine CKP, Marks R. Isotretinoin in the treatment of rosacea and rhinophyma. London: Martin Dunitz.

89. Gollnick H, Blume-Peytavi U, Szabo EL, Meyer KG, Hauptmann P, Popp G, et al. Systemic isotretinoin in the treatment of rosacea – doxycycline- and placebo-controlled, randomized clinical study. J Dtsch Dermatol Ges. 2010;8(7):505–15.

90. Bostanci O, Borelli C, Schaller M. Treatment of extra-facial rosacea with low-dose isotretinoin. Acta Derm Venereol. 2010;90(4):409–10.

91. Jansen T, Plewig G. Clinical and histological variants of rhinophyma, including nonsurgical treatment modalities. Facial Plast Surg. 1998;14(4):241–53.

92. Hoting E, Paul E, Plewig G. Treatment of rosacea with isotretinoin. Int J Dermatol. 1986;25(10):660–3.

第 5 章 血管收缩剂的差异：羟甲唑啉与溴莫尼定

Adrian Pona, Abigail Cline, Steven R. Feldman

冯燕艳　译　冯燕艳　审校

概述

面部红斑是玫瑰痤疮的标志，也是其诊断的必要标准[1]。与玫瑰痤疮有关的红斑影响到全世界 4000 多万人。面中部红斑在红斑毛细血管扩张型玫瑰痤疮（ETR）和丘疹脓疱型玫瑰痤疮（PPR）亚型中占主导地位。ETR 的特点是面部潮红和持续的面中部红斑，而 PPR 的特点是持续的面中部红斑伴有短暂的丘疹 / 脓疱[2]。

玫瑰痤疮相关的红斑可能是短暂的或持续的。与 PPR 相比，暂时性红斑或潮红在 ETR 中更为常见。一过性红斑的发生可能是由于表皮屏障功能障碍或血管舒张性导致[3]。持续的面中部红斑与复发无关，因为患者常常表现为皮肤血管的直径和密度增加。ETR 和 PPR 有明显的重叠，因为两者都有面中部持续红斑的共同特征。红斑的治疗曾经很困难，然而，对玫瑰痤疮的病理生理学的深入了解推动了玫瑰痤疮相关红斑治疗的进展。现在，针对导致玫瑰痤疮面部红斑的特定致病因素已有治疗药物。

目前有两种药物可以治疗玫瑰痤疮的血管扩张：溴莫尼定和羟甲唑啉。以下将进一步描述溴莫尼定和羟甲唑啉在治疗玫瑰痤疮相关红斑方面的应用，旨在促进临床实践中的治疗决策[3-5]。

血管解剖学

玫瑰痤疮是一种复杂的炎症性疾病，涉及神经血管调节功能异常、固有免疫系统的异常识别以及皮肤浅层血管系统的慢性改变[6-7]。真皮内血管丛分为两层，浅层血管丛位于乳头状和网状真皮之间。该血管丛包含毛细血管后静脉、末端动脉血管和供应真皮乳头的毛细血管。第二个血管网，即深层血管丛，位于深层网状真皮和皮下组织之间。这个更深的血管丛包含更大口径的血管，如远端阻力血管。这些血管通过交感神经系统的肾上腺素能神经支配进行调节（图 5.1）。

浅层和深层血管通过供应血流的垂直血管相互连接[4]。交感神经系统是皮肤血管系统的主要调节器[8]。α 肾上腺素受体位于平滑肌鞘，包围皮肤浅层血管的血管壁，调节浅丛和深丛的血管张力。然而，更小的毛细血管和毛细血管扩张不包含平滑肌层，因此这些血管对 α 肾上腺素受体的刺激没有反应。与玫瑰痤疮相关的血管变化对交感神经支配有反应。因此，皮肤应用 α 肾上腺受体激动剂可以减少弥漫性面部红斑[4, 9]。

溴莫尼定

0.33% 酒石酸溴莫尼定（Mirvaso）凝胶于2013年8月首次获得美国FDA批准[10]。溴莫尼定最初用于治疗开角型青光眼[11-12]。由于溴莫尼定上市的时间比羟甲唑啉早，因此有更多关于其疗效和安全性的证据。

药效学和药代动力学

溴莫尼定是一种血管收缩性 α_2 肾上腺素受体激动剂，对 α_2 肾上腺素受体的选择性比 α_1 肾上腺素受体高1000倍[13]。根据受体分布的不同，α_2 受体的刺激可能导致血管收缩或血管舒张。位于突触后的 α_2 肾上腺素受体的激活可引起小动脉和静脉的血管收缩，改善由于血管异常扩张导致的面部红斑。血管扩张是由位于突触前或血管内皮上的 α_2 肾上腺素受体的刺激引起的[14-15]。溴莫尼定具有一定的抗炎和减轻水肿的特性[16]。

在中度和重度玫瑰痤疮患者中，每天使用0.5%溴莫尼定凝胶，连续29天，评估溴莫尼定的药代动力学特性。第29天，

最大血浆浓度为 25 ± 24 pg/ml。在整个研究期间，溴莫尼定保持了恒定的血浆水平，这表明没有蓄积的征象和其稳态的性质。0.5%溴莫尼定凝胶的相对生物利用度为 5 ± 3%。本研究中无法确定半衰期[17]。大部分溴莫尼定由肝代谢并由肾排出[18]。

用法用量和药物相互作用

溴莫尼定被制成30 g、0.33%的凝胶。每克凝胶含5 mg酒石酸溴莫尼定，相当于3.3 mg溴莫尼定游离碱[19-20]。医生应指导患者在手指上涂抹豌豆大小的凝胶，点在额头、下巴、鼻子和双侧脸颊上，并均匀涂抹，形成一个薄层，避开眼睛和嘴唇[21]。

溴莫尼定的临床试验排除了有以下情况的患者：静止性低血压、严重的心血管疾病、硬皮病、Sjogren综合征、血栓闭塞性血管炎、肝肾功能损害、雷诺现象/综合征、抑郁症和冠状动脉或脑血管功能不全。尚未对同时接受单胺氧化酶抑制剂、抗抑郁药、全身麻醉药、阿片类药物、镇静剂、巴比妥类药物、循环胺类药

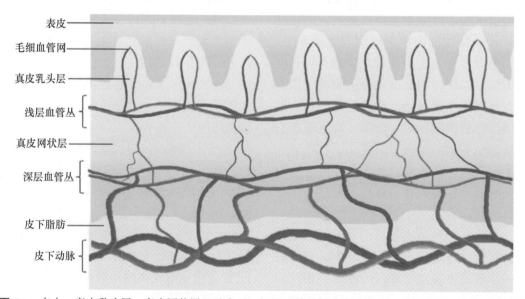

图5.1 表皮、真皮乳头层、真皮网状层以及皮下组织的血管结构。真皮乳头层的最浅层血管结构是毛细血管网。毛细血管网的深处是浅层和深层血管丛。皮下动脉是最深的血管[4, 6-9]

物（如哌甲酯）、强心剂、α 激动剂、β 受体阻滞剂或其他降压药的患者进行安全性研究[21-24]。

外用溴莫尼定凝胶在孕妇中属于 B 类药物。母乳中外用溴莫尼定的排泄还没有得到充分的研究，因此，在更多的数据证明其安全性之前应避免使用[24]。

适应证和临床管理

专家小组和指南已经公布了对中度至重度 ETR 患者使用溴莫尼定凝胶的治疗建议[25]。第一，根据表型特征诊断特定的玫瑰痤疮亚型，并排除所有鉴别诊断[26-27]。第二，建议患者避免任何诱发因素，日常使用防晒及保湿产品[3, 22, 26-28]。第三，治疗原发性皮损，包括丘疹和脓疱，使用抗微生物药物，如甲硝唑、壬二酸、四环素、米诺环素和多西环素[12, 22, 26-27]。最后，教育患者使用溴莫尼定。应当告诉患者其作用机制、作用持续时间、可能的不良反应、期望、应用说明和皮肤护理。指导面部发红的患者每天涂抹一层薄的溴莫尼定凝胶，每日一次[26]。

持续的面部发红可能伴有或不伴有毛细血管扩张。虽然溴莫尼定凝胶可以治疗红斑，但它不应作为毛细血管扩张的首选治疗[29]。然而，随着红斑的治疗，毛细血管扩张可能会变得更加明显，更令人困扰。0.33% 溴莫尼定凝胶和 1064 nm Nd：YAG 激光的联合治疗成功地减少了红斑和毛细血管扩张。两个疗程后即可看到疗效，并可维持 4 个月[30]。

有效性

临床试验已表明 0.33% 溴莫尼定凝胶治疗中重度面部红斑玫瑰痤疮患者的有效性和安全性。在这些研究中，红斑的严重程度是用临床医生红斑评估（CEA）和患者自我评估（PSA）量表来衡量的（表5.1）。

一项 ⅡA 期研究确定了溴莫尼定与赋形剂的药效学和安全性。该研究将 122 名患有中重度红斑的受试者随机分配到溴莫尼定 0.5%、0.18%、0.07% 剂量组或赋形剂组，每天一次。根据 CEA 和 PSA，与赋形剂相比，溴莫尼定以剂量依赖的方式减少了面部红斑（分别为 $P < 0.001$ 和 $P < 0.001$）。0.5% 溴莫尼定在 12 h 内所有时间点的红斑减少幅度最大，CEA 和 PSA 评分较基线改善了两级。红斑的减少发生在 30 min 内，峰值效应持续 4～6 h。峰值效应减弱后，红斑直到应用溴莫尼定 12 h 后才恢复到基线水平。

一项 ⅡB 期研究确定了溴莫尼定的有效性和安全性，260 名受试者每天使用一次溴莫尼定（0.5%、0.18%、赋形剂）或每天使用两次（0.18%、赋形剂），为期 4 周，随后进行 4 周的治疗后观察。研究主要结果显示第 29 天 CEA 和 PSA 评分改善了两级。0.5% 溴莫尼定凝胶组显示出优于所有浓度和单独使用赋形剂的疗效（$P < 0.001$）。每天使用 0.5% 溴莫尼定 28 天后，红斑改善与治疗第 1 天疗效相同或更好。在治疗后 4 周的停药观察阶段，临床上没有发现反弹[12, 29]。

两项 Ⅲ 期多中心、平行、随机、双盲临床试验共招募了中重度玫瑰痤疮相关红斑的患者 537 名。两项关键研究都将患者随机分为 0.5% 溴莫尼定凝胶组或赋形剂组，共 4 周，随后进行 4 周的随访。在所有有效性终点方面，每日一次的溴莫尼定比赋形剂疗效更优，起效更快，安全性和耐受性良好。有效性的定义是 CEA 和 PSA 在 12 h 内有两级的改善，溴莫尼定组的有效性比赋形剂优。在研究结束时，31% 和 25% 的溴莫尼定治疗患者在应用溴莫尼定凝胶 3 h 后 CEA 和 PSA 都实现了至少两级的下降。相比之下，赋形剂治疗

表 5.1 II、III 期、开放标签、随机临床试验验证溴莫尼定的有效性研究 [12, 22, 28, 31-33]

作者	研究设计	研究方案	受试者人数	时间	主要终点	结果
Fowler 等	IIA 期开放标签 R, DB, PG	溴莫尼定 0.5%、0.18%、0.07% 或赋形剂凝胶每天一次	122	8 周	CEA 和 PSA 改善一级和两级	剂量依赖性改善一级和两级（均为 P < 0.001）。
Fowler 等	IIB 期开放标签	0.5% 溴莫尼定凝胶每天一次、0.18% 每天两次、0.18% 赋形剂凝胶每天两次	260	8 周	CEA 和 PSA 改善两级	0.5% 溴莫尼定凝胶最有效（P < 0.001）
Fowler 等	IIIA 期开放标签平行、随机、双盲	0.5% 溴莫尼定凝胶或赋形剂凝胶随机 1∶1	254	8 周	主要和次要终点为 CEA 和 PSA 在 12 h 和 30 min 内分别下降两级和一级	溴莫尼定的主要和次要结果统计学上优于赋形剂（分别为 P < 0.05 和 P < 0.001）
Fowler 等	IIIB 期开放标签	0.5% 溴莫尼定凝胶或赋形剂凝胶随机 1∶1	283	8 周	与研究 A 相同	与研究 A 相同
Moore 等	开放标签的安全性临床试验	0.5% 溴莫尼定凝胶	279	1 年	12 个月后 CEA 和 PSA 评分有所改善	结果持续下降
Layton 等	平行、随机、双盲赋形剂对照研究	0.33% 溴莫尼定凝胶或赋形剂凝胶	88	8 天	使用 CEA 和 PSA 改善一级的患者满意度和有效性	使用溴莫尼定的患者满意度明显更高。溴莫尼定的有效性具有统计学意义（P < 0.005）
Gold 等	平行、随机、双盲对照研究	1∶1∶2 随机分配 1% 伊维菌素乳膏联合 0.33% 溴莫尼定凝胶 12 周，或溴莫尼定凝胶 4 周，然后伊维菌素乳膏联合溴莫尼定 8 周或赋形剂凝胶 12 周	171	12 周	在第 12 周，IGA 的总体测量结果为清除至几乎清除	溴莫尼定和伊维菌素用于 12 周的有效性优于另外两组。炎性皮损的清除率差异具有统计学意义
van Zuuren 等	III 期试验的系统综述	0.5% 溴莫尼定凝胶或赋形剂	553	8 周	第 3 h CEA 和 PSA 有两级改善	研究 A：CEA RR 2.82（95% CI 1.85 ~ 4.30）PSA RR 2.21（95% CI 1.52 ~ 3.22）研究 B：CEA RR 1.78（95% CI 1.25 ~ 2.55）PSA RR 2.00（95% CI 1.33 ~ 3.01）

R，随机；DB，双盲；OL，开放标签；PC，安慰剂对照；AC，主动对照；PG，平行组；DC，剂量比较

患者组只有 11% 和 9%。超过 50% 的接受溴莫尼定凝胶治疗患者的 CEA 和 PSA 评分在 12 h 内改善一级[28, 34]。在所有时间点上，患者满意度与 CEA 和 PSA 成正相关（$P < 0.001$）[35]。

一项开放标签的临床试验评估了 449 名中重度玫瑰痤疮患者在 12 个月内每天使用 0.5% 溴莫尼定凝胶的安全性和有效性。只有 279 名患者完成了这项研究。131 名受试者同时使用了甲硝唑、壬二酸、四环素、米诺环素和多西环素。与 Ⅲ 期试验类似，随访 1 年的研究报告显示，12 个月后 CEA 和 PSA 评分下降且严重程度持续较低。最大的改善发生在使用后 3 h。没有关于快速抗药反应的报道[22, 28]。

一项平行、随机、双盲试验评估了患者对 0.33% 溴莫尼定凝胶的满意度、有效性和安全性。由于玫瑰痤疮对患者生活的情感影响，这项临床试验侧重于以患者为中心的方法，了解他们在使用溴莫尼定时的感受。通过每日日记、面部发红和受试者满意度调查表来衡量患者的满意度。88 名 PSA 评分为 4 分、CEA 评分为 3 分和 4 分的受试者被随机安排使用 1 g 溴莫尼定或赋形剂凝胶，为期 8 天。与赋形剂组相比，溴莫尼定组的患者满意度明显更高。在 8 天后 CEA 和 PSA 评分改善一级方面，溴莫尼定组的有效性优于赋形剂组（$P < 0.005$）。炎症病灶的数量没有变化[31, 36]。

一项平行、随机、双盲对照研究评估了 1% 伊维菌素乳膏和 0.33% 溴莫尼定凝胶联合治疗中度至重度红斑伴炎性丘疹和脓疱患者 12 周的有效性和安全性。通过 1∶1∶2 的随机分配，三组受试者分别接受溴莫尼定联合伊维菌素治疗 12 周；或溴莫尼定每天一次治疗 4 周，然后再接受溴莫尼定和伊维菌素治疗 8 周；或单纯使用赋形剂 12 周。主要结果用第 12 周时用药后 3 h 的 IGA 评分达完全或几乎完全清除来

评判。171 名受试者完成了研究，溴莫尼定联合伊维菌素 12 周组的有效性优于溴莫尼定联合伊维菌素 8 周组及对照组。12 周溴莫尼定和伊维菌素组的炎症病灶完全清除率在统计学上明显最高[32]。

不良反应

使用溴莫尼定的受试者中，有 31% 发生了与治疗有关的不良反应。最常见的不良反应是局部刺激反应、反跳性红斑、烧灼感、瘙痒、潮红、丘疹和脓疱的恶化以及接触性皮炎[12, 22, 28, 31-32]。约 42% 的不良事件发生在治疗的前 90 天，但到 12 个月时发生率下降到 19.5%。同时使用其他药物治疗丘疹和脓疱并不增加不良反应的发生率（表 5.2）[22]。

一般来说，副作用会在第 1 天出现，并在停用溴莫尼定后或经过简单的治疗后缓解[37]。如果出现烧灼感和面部发红，患者应口服阿司匹林、布洛芬、萘普生。如果出现瘙痒或水肿，患者应服用抗组胺药。如果出现面部发热，建议患者用凉毛巾或外用皮质类固醇[26]。为了尽量减少溴莫尼定可能的副作用，应采取相应措施，如患者教育、适当的皮肤护理并优化溴莫尼定的应用。

据报道，10% ～ 20% 的患者使用溴莫尼定凝胶后面部红斑加重，以前被称为

表 5.2　溴莫尼定长期临床试验后发生的不良反应频率[22]

不良反应	频率（%）
面部潮红	9.1
红斑加重	6.5
玫瑰痤疮加重	3.6
皮肤烧灼感	3.3
皮肤刺激	3.1
接触性皮炎	2.2
瘙痒	2.0

"反弹性红斑"[26]。溴莫尼定应用后红斑加重分为反弹性红斑（定义为应用后 10 ～ 12 h 内红斑比基线严重）和非预期（反常性）红斑（定义为应用后 3 ～ 6 h 内出现红斑）。大多数病例在治疗开始后出现[26, 38-40]。可能的原因包括局部炎症引发突触前终端和内皮中肾上腺素受体浓度增加，皮肤屏障功能障碍导致作用于肾上腺素受体的溴莫尼定水平升高，溴莫尼定与 α_2 肾上腺素受体结合抑制去甲肾上腺素的释放，以及基因多态性导致对肾上腺素受体的亲和力增加[41]。幸运的是，停止使用溴莫尼定凝胶后 6 ～ 12 h 内可迅速改善[26, 38-39]。

0.33% 溴莫尼定凝胶可引起接触性皮炎。症状包括瘙痒和与凝胶接触部位出现红斑[22, 28, 32, 42-44]。接触性皮炎通常在使用后 3 ～ 4 个月出现[26]。一项Ⅲ期临床试验报告了两名过敏性接触性皮炎患者，他们对溴莫尼定和苯氧乙醇（赋形剂成分）斑贴试验阳性[28]。三个病例报告了对溴莫尼定的斑贴试验呈阳性[42, 44]。1 年的开放标签临床试验报告接触性皮炎的发生率为2.2%[22]。处理方法包括局部使用皮质类固醇和停用溴莫尼定[42, 44]。如果使用溴莫尼定的患者在最初或治疗后 3 ～ 4 个月面部出现湿疹斑块，应考虑接触性皮炎并进行斑贴试验[26]。

羟甲唑啉

1% 羟甲唑啉乳膏（Rhofade®）是一种 α 肾上腺素受体激动剂，2017 年美国 FDA 批准用于治疗顽固性玫瑰痤疮相关红斑。羟甲唑啉最早用于治疗鼻塞、青光眼和眼睛发红[45]。

药效学和药代动力学

羟甲唑啉是赛洛唑啉的一种结构衍生物。两者都对 α_1 肾上腺素受体有高度选择性，对 α_2 肾上腺素受体具有部分选择性。α_1 肾上腺素受体位于突触后的血管平滑肌细胞上，而 α_2 肾上腺素受体位于血管平滑肌、突触后的内皮细胞和突触前的交感神经上，这取决于特定的血管类型[14]。羟甲唑啉与 α_1 受体结合，导致血管收缩和红斑减少[9]。羟甲唑啉还表现出一些抗炎特性[16, 36, 46]。

在使用的第 1 天和第 28 天，羟甲唑啉乳膏的最大全身吸收量分别为 895±798 pg h/ml 和 1050±992 pg h/ml[47]。羟甲唑啉全身有一半与蛋白质结合，在肝中的代谢量很小，尚未有诱导或抑制细胞色素 P450 的报道[45]。

用法用量和药物相互作用

1% 盐酸羟甲唑啉乳膏可为 30 g 管装或泵装，每天使用 1 次。应将豌豆大小量的药膏涂在手指上，点在额头、鼻子、双侧脸颊和下巴上；然后轻轻揉搓，直至完全渗透吸收。一旦完成，患者应洗手，以避免不必要的吸收。避开嘴唇或眼睛部位[45]。

由于羟甲唑啉对 α_1 受体的影响，对于接受有血管影响的药物的患者和有心脑血管疾病、低血压、Sjogren 病、硬皮病、雷诺病、未受控制的高血压和直立性低血压的患者应慎重使用。在这些情况下，所有医生都强烈建议披露可能的风险和监测患者[28, 45]。单胺氧化酶抑制剂抑制去甲肾上腺素和肾上腺素的代谢，因此增加其突触浓度。加入交感神经药，如溴莫尼定或羟甲唑啉，可能会使高血压急症得到缓解。即使没有明确的证据，羟甲唑啉也可能影响服用单胺氧化酶抑制剂的患者，因此，为了患者安全，建议避免同时使用这两种药物[47]。

还没有关于特殊人群，包括儿童、哺乳期妇女和孕妇的安全性研究。因此，羟甲唑啉乳膏不应该用于这些人群[45]。肝和肾受累的患者不需要改变剂量[47]。

适应证和临床管理

羟甲唑啉适用于玫瑰痤疮患者的暂时和持续的面部红斑，特别是 ETR。羟甲唑啉也可用于 PPR 相关的面部红斑，特别是用不同治疗方法丘疹脓疱已改善，仍然遗留的红斑[45]。羟甲唑啉不针对毛细血管扩张，因为这些血管不受交感神经的影响[4, 9, 12]。

有效性

病例研究首次报道了每日一次局部应用 0.05% 羟甲唑啉可以减少以前对局部治疗和口服抗生素无反应的 ETR 患者的弥漫性面部红斑。在 1 ～ 3 h 内观察到面部红斑的改善，而且这种改善可持续一整天，并在 8 ～ 17 个月内保持有效[9]。

两项平行、随机、双盲对照Ⅲ期临床试验评估了 1.0% 羟甲唑啉乳膏治疗中至重度面部红斑患者的安全性和有效性。试验的设计包括 1 : 1 的随机分配，每天一次局部涂抹赋形剂或 1.0% 羟甲唑啉乳膏，为期 29 天。在治疗期的第 1、15、29 天和治疗终止后的第 28 天进行随访。主要有效性终点是在第 29 天应用后 3 h、6 h、9 h 和 12 h，CEA 和受试者自我评估（SSA）量表上的红斑较基线减少了两级或以上。在第一项试验结束时，14.8% 接受羟甲唑啉治疗的患者在应用 12 h 后达到了主要有效性终点，而接受赋形剂治疗的患者为 6.0%（$P < 0.001$）[48]。在第二项试验中，羟甲唑啉在每组（$P < 0.02$）和所有时间点（$P = 0.001$）上的有效性均优于对照组[49]。

两项Ⅲ期试验的事后分析评估了第 1 天使用 1% 羟甲唑啉乳膏后第 1 h、3 h、6 h、9 h 和 12 h 的疗效。与 8%、19.7%、23.3%、23.7% 和 19.1% 的赋形剂组相比，22.6%、54.4%、58.8%、52.9% 和 40.3% 的羟甲唑啉治疗患者在使用后 3 h、6 h、9 h 和 12 h，CEA 和 SSA 都下降了至少一级

（$P < 0.001$）。3 h 后，治疗组中 81.9% 的患者 CEA 评分有一级的改善，而安慰剂组只有 48.9%（表 5.3）[50]。

不良反应

羟甲唑啉乳膏最常见的不良反应是皮炎、瘙痒、红斑、疼痛和玫瑰痤疮恶化[12, 28, 51]。第一项Ⅲ期研究报告称，在羟甲唑啉和安慰剂对照组中，不良反应分别为 17.1% 和 10.6%。在入选的 440 名受试者中，有 4 人因局部皮炎、红斑、头痛和超敏反应而停止使用羟甲唑啉。23.4% 的羟甲唑啉受试者报告了瘙痒，而安慰剂组中只有 15.6%。羟甲唑啉组与治疗相关的治疗不良事件（TEAE）发生率为 6.3%，安慰剂组为 5.1%。在这项研究中，反弹效应（定义为停止治疗后 CEA 和 SSA 评分上升一级）在羟甲唑啉和赋形剂中分别为 2.2% 和 1.1%[48]。

第二项Ⅲ期研究报告了羟甲唑啉组 8.5% 的受试者发生不良反应，安慰剂组是 5.0%。据报道，应用部位的皮炎是一种严重的治疗相关不良反应。6 名患者停止使用羟甲唑啉，其中 4 名是由于局部皮炎，2 名是由于应用部位瘙痒和红斑。与安慰剂相比，羟甲唑啉治疗组涂抹部位出现皮肤干燥的比例更高。在 2 名受试者中发生了停用羟甲唑啉后的反弹效应[49]。两项Ⅲ期试验中，羟甲唑啉组的总反弹效应发生率为 1.7%，而安慰剂组为 0.6%[48-49]。

在Ⅲ期开放标签临床试验中，365 名患者中共有 192 人报告了轻度至中度不良反应。最常见的不良反应是用药部位的局部反应，共有 70 名受试者受到影响。8% 的患者出现了与治疗有关的不良反应，包括接触部位皮炎和红斑、疼痛、瘙痒、光敏性和麻痹。只有 2 名患者出现了反弹效应。在 52 周的时间里，羟甲唑的不良反应发生率低，停药率低[51]。

表 5.3　三项 III 期临床试验和一项事后分析显示的羟甲唑啉有效性 [48-51]

作者	研究设计	研究方案	受试者人数	时间	有效性结局	结果
Kirck 等	III 期平行、随机、双盲、赋形剂对照研究	1 : 1 随机选择赋形剂或 1% 羟甲唑啉乳膏	423	29 天和治疗后 28 天	第 29 天 CEA 和 SSA 下降两级或以上	羟甲唑啉在统计学上明显优于安慰剂（$P < 0.001$）
Baumann 等	III 期平行、随机、双盲对照试验	与第一项关键性 REVEAL 试验相同	429	与第一项关键性 REVEAL 试验相同	与第一项关键性 REVEAL 试验相同	羟甲唑啉在所有时间点都优于安慰剂（$P = 0.001$）
Tanghetti 等	III 期试验的事后分析	与上述两项关键性 REVEAL 试验相同	885	与上述两项关键性的 REVEAL 试验相同	第 1 天后 CEA 和 SSA 改善一级	羟甲唑啉在第 1 天的统计学上明显优于安慰剂（$P < 0.001$）
Draelos 等	III 期开放标签临床试验	1% 羟甲唑啉乳膏	365	52 周	CEA 和 SSA 两级或两级以上的改善	与之前的关键性 REVEAL 试验类似

羟甲唑啉与溴莫尼定的比较

羟甲唑啉和溴莫尼定都有一些抗炎特性，但它们的主要作用是血管收缩 [16, 36, 46]。虽然羟甲唑啉和溴莫尼定都具有血管收缩特性，但它们的受体部位不同，这可能具有临床意义 [9, 16]。皮肤温度对 α_2 肾上腺素受体的影响支持使用羟甲唑啉而不是溴莫尼定。玫瑰痤疮患者表现出皮肤温度升高 [52]。由于羟甲唑啉与 α_1 受体结合，温度升高会下调血管平滑肌上的 α_2 肾上腺素受体，降低突触中的去甲肾上腺素浓度，从而增加 α_1 和 α_2 的比值 [15, 53-56]。另一方面，溴蒙尼定对小血管（$< 200\ \mu m$）表现出比羟甲唑啉强 5 倍的血管收缩性。随着血管管径的增加，溴莫尼定的血管收缩能力减弱 [16]。基于这些发现，溴莫尼定比羟甲唑啉更受青睐，因为玫瑰痤疮患者的动脉直径一般 $< 200\ \mu m$。一种药物优于另一种药物的生理学信息是相互矛盾的，优势随机对照试验可能为未来的治疗提供启示 [5, 16]。

当比较羟甲唑啉和溴莫尼定的 III 期研究数据时，后者的受试者 CEA 和 SSA/PSA 评分的改善比例略高于前者（表 5.4）。然而，溴莫尼定和羟甲唑啉 III 期研究设计的不同可能影响了临床结果。与羟甲唑啉的 III 期试验相比（受试者人数分别为 423 人和 429 人，治疗时间为 29 天），溴莫尼定的 III 期试验受试者较少（IIIA 期，254 人；IIIB 期，283 人），治疗时间较长（8 周）。当比较溴莫尼定和羟甲唑啉的 III 期赋形剂组时，溴莫尼定的赋形剂组也显示有较高比例的受试者获得了两级的改善。这可能是由于这两项研究中 CEA 和 PSA/SSA 两级改善的标志阈值较低 [28, 48-49]。只有溴莫尼定有一项临床试验联合使用伊维菌素治疗面部持续发红同时合并有丘疹和脓疱的患者 [32]。

溴莫尼定和羟甲唑啉都有相似的副作用。据报道，两者都会引起反弹性红斑，即矛盾性红斑和复发红斑及接触性皮炎。两项长期研究的治疗相关不良反应率分别为 31% 和 8%。两项关键性研究的 III 期治疗相关不良反应发生率分别为 9.5% ～ 11.6% 和

$6.3\% \sim 8.5\%$ [12, 22, 28, 31-32, 48-49, 51]。由于玫瑰痤疮是一种慢性疾病,所有的研究都有助于确定强效血管收缩剂的长期影响的安全性。

比较溴莫尼定和羟甲唑啉的有效性和安全性的前瞻性、随机、双盲研究还未见报道[51]。在未来几年里,可能会发表更多关于羟甲唑啉、溴莫尼丁以及两者比较的研究。

有些患者可能对羟甲唑啉、溴莫尼定或两者都没有反应。在临床上可以采用一种实际的解决方案,以避免患者在经济和心理上的挫折。当患者在房间里时,应将少量溴莫尼定凝胶涂抹在一侧脸颊上,另

表 5.4　羟甲唑啉和溴莫尼定的异同总结 [9-12, 16-17, 22, 25-26, 28-29, 31-32, 47-48, 51, 57]

	溴莫尼定	羟甲唑啉
美国 FDA 批准	2013 年 8 月	2017 年 1 月
作用机制	α_2 激动剂	α_1 激动剂
第 29 天的血浆浓度	25 ± 24 pg/ml	1050 ± 992 pg h/ml
赋形剂	凝胶	乳膏
临床指征	持续的面部发红,伴 / 不伴有炎症性丘疹或脓疱和红斑毛细血管扩张型玫瑰痤疮	持续的面部发红,伴 / 不伴有炎症性丘疹或脓疱和红斑毛细血管扩张型玫瑰痤疮
ⅢA 期研究	8 周, 254 名受试者;第 29 天第 3 h、6 h、9 h、12 h CEA 和 PSA 的两级下降率为 31.5%、30.7%、26% 和 28%($P < 0.05$)	8 周, 423 名受试者;第 29 天第 3 h、6 h、9 h、12 h CEA 和 SSA 的两级下降率为 11.9%、15.5%、17.7% 和 14.8%($P < 0.001$)
ⅢB 期研究	8 周, 283 名受试者;第 29 天第 3 h、6 h、9 h、12 h CEA 和 PSA 的两级下降率为 25.4%、25.4%、17.6%、21.1%($P < 0.05$)	8 周, 429 名受试者;第 29 天第 3 h、6 h、9 h、12 h CEA 和 SSA 的两级下降率为 14.3%、13.4%、15.5% 和 12.3%(所有时间 $P = 0.001$,每个时间点 $P < 0.02$)
长期开放标签临床试验	1 年, 279 名受试者;有效性结果与Ⅲ期试验相同,揭示了与研究 A 和 B 类似的结果	52 周, 365 名受试者;有效性结果与Ⅲ期试验相同,揭示了与两个关键性 REVEAL 试验相似的结果
其他临床试验	是	否
玫瑰痤疮中丘疹和脓疱双重治疗的临床试验	是	否
不良反应	刺激、烧灼感、瘙痒、皮炎、潮红、矛盾性红斑、红斑严重复发、丘疹和脓疱恶化	皮炎、光敏性、干燥症、瘙痒、反弹性红斑、疼痛、麻痹、玫瑰痤疮恶化
治疗相关不良反应发生率	研究 A: 11.6% 研究 B: 9.5	第一个关键性试验: 6.3% 第二个关键性试验: 8.5%
在Ⅲ期研究中存在反弹效应的证据	未显示	存在 [1.7% *vs.* 0.6%(安慰剂)]
开放标签临床试验中治疗相关不良反应率(持续时间)	31%(12 个月)	8%(52 周)

一侧涂抹羟甲唑啉乳膏，经过 15 ～ 30 min 的潜伏期，检查两个部位的红斑是否消失。医生可以确定患者面部红斑的最佳治疗方案。这项技术旨在识别血管收缩剂可能的反应[58]。

总结

玫瑰痤疮相关的红斑的治疗仍然是一个重大的临床挑战。暂时或持续性红斑是玫瑰痤疮最常见的症状，也是许多患者一直未得到满足的治疗需求。值得高兴的是，外用溴莫尼定和羟甲唑啉的出现为改善玫瑰痤疮相关红斑的治疗提供了更多方法。玫瑰痤疮患者使用这些药物后，红斑迅速改善，也可能提高长期依从性，这可能产生更好的临床结果[11, 26, 59-60]。尽管溴莫尼定和羟甲唑啉都能成功地减少红斑，仍需要对玫瑰痤疮的治疗方法进行高质量、精心设计和严密观察的临床研究。

参考文献

1. Crawford GH, Pelle MT, James WD. Rosacea: I. Etiology, pathogenesis, and subtype classification. J Am Acad Dermatol. 2004;51(3):327–41; quiz 42-4
2. Tan J, Blume-Peytavi U, Ortonne JP, Wilhelm K, Marticou L, Baltas E, et al. An observational cross-sectional survey of rosacea: clinical associations and progression between subtypes. Br J Dermatol. 2013;169(3):555–62.
3. Del Rosso JQ, Thiboutot D, Gallo R, Webster G, Tanghetti E, Eichenfield L, et al. Consensus recommendations from the American Acne & Rosacea Society on the management of rosacea, part 1: a status report on the disease state, general measures, and adjunctive skin care. Cutis. 2013;92(5):234–40.
4. Del Rosso JQ. Management of facial erythema of rosacea: what is the role of topical alpha-adrenergic receptor agonist therapy? J Am Acad Dermatol. 2013;69(6 Suppl 1):S44–56.
5. Rosina P, Zamperetti MR, Giovannini A, Chieregato C, Girolomoni G. Videocapillaroscopic alterations in erythematotelangiectatic rosacea. J Am Acad Dermatol. 2006;54(1):100–4.
6. Del Rosso JQ, Gallo RL, Kircik L, Thiboutot D, Baldwin HE, Cohen D. Why is rosacea considered to be an inflammatory disorder? The primary role, clini-cal relevance, and therapeutic correlations of abnormal innate immune response in rosacea-prone skin. J Drugs Dermatol. 2012;11(6):694–700.
7. Baldwin HE. Diagnosis and treatment of rosacea: state of the art. J Drugs Dermatol. 2012;11(6):725–30.
8. Rowell LB. Reflex control of the cutaneous vasculature. J Invest Dermatol. 1977;69(1):154–66.
9. Shanler SD, Ondo AL. Successful treatment of the erythema and flushing of rosacea using a topically applied selective alpha1-adrenergic receptor agonist, oxymetazoline. Arch Dermatol. 2007;143(11):1369–71.
10. Mirvaso (brimonidine) [product information]. Fort Worth: Galderma Laboratories; 2016.
11. Del Rosso JQ, Thiboutot D, Gallo R, Webster G, Tanghetti E, Eichenfield L, et al. Consensus recommendations from the American Acne & Rosacea Society on the management of rosacea, part 2: a status report on topical agents. Cutis. 2013;92(6):277–84.
12. Fowler J, Jarratt M, Moore A, Meadows K, Pollack A, Steinhoff M, et al. Once-daily topical brimonidine tartrate gel 0.5% is a novel treatment for moderate to severe facial erythema of rosacea: results of two multicentre, randomized and vehicle-controlled studies. Br J Dermatol. 2012;166(3):633–41.
13. Tong LX, Moore AY. Brimonidine tartrate for the treatment of facial flushing and erythema in rosacea. Expert Rev Clin Pharmacol. 2014;7(5):567–77.
14. Guimaraes S, Moura D. Vascular adrenoceptors: an update. Pharmacol Rev. 2001;53(2):319–56.
15. Johnson JM, Kellogg DL Jr. Thermoregulatory and thermal control in the human cutaneous circulation. Front Bioscience (Schol Ed). 2010;2:825–53.
16. Piwnica D, Rosignoli C, de Menonville ST, Alvarez T, Schuppli Nollet M, Roye O, et al. Vasoconstriction and anti-inflammatory properties of the selective alpha-adrenergic receptor agonist brimonidine. J Dermatol Sci. 2014;75(1):49–54.
17. Benkali K, Leoni M, Rony F, Bouer R, Fernando A, Graeber M, et al. Comparative pharmacokinetics and bioavailability of brimonidine following ocular and dermal administration of brimonidine tartrate ophthalmic solution and gel in patients with moderate-to-severe facial erythema associated with rosacea. Br J Dermatol. 2014;171(1):162–9.
18. Wilkin J, Dahl M, Detmar M, Drake L, Feinstein A, Odom R, et al. Standard classification of rosacea: report of the National Rosacea Society Expert Committee on the classification and staging of rosacea. J Am Acad Dermatol. 2002;46(4):584–7.
19. Naming of drug product containing salt substances. In: Administration USFaD, editor. Silver Spring: Center for Drug Evaluation and Research Policies and Procedures; 2013.
20. Dana Galloway JK, Rebecca Riley Brothers. Brimonidine Topical Gel (MIRVASO) National Drug Monograph. VA Pharmacy Benefits Management Services, Medical Advisory Panel, and VISN Pharmacist Executives; March 2015.
21. Johnson AW, Johnson SM. The role of topical brimonidine tartrate gel as a novel therapeutic option for persistent facial erythema associated with rosacea. Dermatol Ther. 2015;5(3):171–81.

22. Moore A, Kempers S, Murakawa G, Weiss J, Tauscher A, Swinyer L, et al. Long-term safety and efficacy of once-daily topical brimonidine tartrate gel 0.5% for the treatment of moderate to severe facial erythema of rosacea: results of a 1-year open-label study. J Drugs Dermatol. 2014;13(1):56–61.

23. Mirvaso 3mg/g Gel. Summary of product characteristics, EU. Galderma International; 2014.

24. Galderma Laboratories LP. Mirvaso (brimonidine) 0.33% topical gel product information 2013. Available from: www.accessdata.fda.gov/drugsatfda_docs/label/2013204708lbl.pdf.

25. Anzengruber F, Czernielewski J, Conrad C, Feldmeyer L, Yawalkar N, Hausermann P, et al. Swiss S1 guideline for the treatment of rosacea. J Eur Acad Dermatol Venereol. 2017;31(11):1775–91.

26. Tanghetti EA, Jackson JM, Belasco KT, Friedrichs A, Hougier F, Johnson SM, et al. Optimizing the use of topical brimonidine in rosacea management: panel recommendations. J Drugs Dermatol. 2015;14(1):33–40.

27. Del Rosso JQ, Thiboutot D, Gallo R, Webster G, Tanghetti E, Eichenfield LF, et al. Consensus recommendations from the American Acne & Rosacea Society on the management of rosacea, part 5: a guide on the management of rosacea. Cutis. 2014;93(3):134–8.

28. Fowler J Jr, Jackson M, Moore A, Jarratt M, Jones T, Meadows K, et al. Efficacy and safety of once-daily topical brimonidine tartrate gel 0.5% for the treatment of moderate to severe facial erythema of rosacea: results of two randomized, double-blind, and vehicle-controlled pivotal studies. J Drugs Dermatol. 2013;12(6):650–6.

29. Moustafa FA, Sandoval LF, Feldman SR. Rosacea: new and emerging treatments. Drugs. 2014;74(13):1457–65.

30. Micali G, Dall'Oglio F, Verzi AE, Luppino I, Bhatt K, Lacarrubba F. Treatment of erythemato-telangiectatic rosacea with brimonidine alone or combined with vascular laser based on preliminary instrumental evaluation of the vascular component. Lasers Med Sci. 2018;33(6):1397–400.

31. Layton AM, Schaller M, Homey B, Hofmann MA, Bewley AP, Lehmann P, et al. Brimonidine gel 0.33% rapidly improves patient-reported outcomes by controlling facial erythema of rosacea: a randomized, double-blind, vehicle-controlled study. J Eur Acad Dermatol Venereol. 2015;29(12):2405–10.

32. Gold LS, Papp K, Lynde C, Lain E, Gooderham M, Johnson S, et al. Treatment of rosacea with concomitant use of topical ivermectin 1% cream and brimonidine 0.33% gel: a randomized, vehicle-controlled study. J Drugs Dermatol. 2017;16(9):909–16.

33. van Zuuren EJ, Fedorowicz Z. Interventions for rosacea: abridged updated Cochrane systematic review including GRADE assessments. Br J Dermatol. 2015;173(3):651–62.

34. Jackson JM, Fowler J, Moore A, Jarratt M, Jones T, Meadows K, et al. Improvement in facial erythema within 30 minutes of initial application of brimonidine tartrate in patients with rosacea. J Drugs Dermatol. 2014;13(6):699–704.

35. Fowler J, Tan J, Jackson JM, Meadows K, Jones T, Jarratt M, et al. Treatment of facial erythema in patients with rosacea with topical brimonidine tartrate: correlation of patient satisfaction with standard clinical endpoints of improvement of facial erythema. J Eur Acad Dermatol Venereol. 2015;29(3):474–81.

36. Moustafa F, Lewallen RS, Feldman SR. The psychological impact of rosacea and the influence of current management options. J Am Acad Dermatol. 2014;71(5):973–80.

37. Anderson MS, Nadkarni A, Cardwell LA, Alinia H, Feldman SR. Spotlight on brimonidine topical gel 0.33% for facial erythema of rosacea: safety, efficacy, and patient acceptability. Patient Prefer Adherence. 2017;11:1143–50.

38. Ilkovitch D, Pomerantz RG. Brimonidine effective but may lead to significant rebound erythema. J Am Acad Dermatol. 2014;70(5):e109–10.

39. Routt ET, Levitt JO. Rebound erythema and burning sensation from a new topical brimonidine tartrate gel 0.33%. J Am Acad Dermatol. 2014;70(2):e37–8.

40. Lowe E, Lim S. Paradoxical erythema reaction of long-term topical brimonidine gel for the treatment of facial erythema of rosacea. J Drugs Dermatol. 2016;15(6):763–5.

41. Docherty JR, Steinhoff M, Lorton D, Detmar M, Schafer G, Holmes A, et al. Multidisciplinary consideration of potential pathophysiologic mechanisms of paradoxical erythema with topical brimonidine therapy. Adv Ther. 2016;33(11):1885–95.

42. Cookson H, McFadden J, White J, White IR. Allergic contact dermatitis caused by Mirvaso(R), brimonidine tartrate gel 0.33%, a new topical treatment for rosaceal erythema. Contact Dermatitis. 2015;73(6):366–7.

43. Swanson LA, Warshaw EM. Allergic contact dermatitis to topical brimonidine tartrate gel 0.33% for treatment of rosacea. J Am Acad Dermatol. 2014;71(4):832–3.

44. Bangsgaard N, Fischer LA, Zachariae C. Sensitization to and allergic contact dermatitis caused by Mirvaso((R)) (brimonidine tartrate) for treatment of rosacea – 2 cases. Contact Dermatitis. 2016;74(6):378–9.

45. Hoover RM, Erramouspe J. Role of topical oxymetazoline for management of erythematotelangiectatic rosacea. Ann Pharmacother. 2018;52(3):263–7.

46. Bjerknes R, Steinsvag SK. Inhibition of human neutrophil actin polymerization, phagocytosis and oxidative burst by components of decongestive nosedrops. Pharmacol Toxicol. 1993;73(1):41–5.

47. Rhofade (oxymetazoline) [product information]. Parisipanny: Allergan, PLC; 2017.

48. Kircik LH, DuBois J, Draelos ZD, Werschler P, Grande K, Cook-Bolden FE, et al. Pivotal trial of the efficacy and safety of oxymetazoline cream 1.0% for the treatment of persistent facial erythema associated with rosacea: findings from the first REVEAL trial. J Drugs Dermatol. 2018;17(1):97–105.

49. Baumann L, Goldberg DJ, Stein Gold L, Tanghetti EA, Lain E, Kaufman J, et al. Pivotal trial of the effi-

cacy and safety of oxymetazoline cream 1.0% for the treatment of persistent facial erythema associated with rosacea: findings from the second REVEAL trial. J Drugs Dermatol. 2018;17(3):290–8.

50. Tanghetti EA, Dover JS, Goldberg DJ, Dhawan SS, Luo L, Berk DR, et al. Clinically relevant reduction in persistent facial erythema of rosacea on the first day of treatment with oxymetazoline cream 1.0. J Drugs Dermatol. 2018;17(6):621–6.

51. Draelos ZD, Gold MH, Weiss RA, Baumann L, Grekin SK, Robinson DM, et al. Efficacy and safety of oxymetazoline cream 1.0% for treatment of persistent facial erythema associated with rosacea: findings from the 52-week open label REVEAL trial. J Am Acad Dermatol. 2018;78(6):1156–63.

52. Dahl MV, Ross AJ, Schlievert PM. Temperature regulates bacterial protein production: possible role in rosacea. J Am Acad Dermatol. 2004;50(2):266–72.

53. Freedman RR, Sabharwal SC, Moten M, Migaly P. Local temperature modulates alpha 1- and alpha 2-adrenergic vasoconstriction in men. Am J Phys. 1992;263(4 Pt 2):H1197–200.

54. Bailey SR, Eid AH, Mitra S, Flavahan S, Flavahan NA. Rho kinase mediates cold-induced constriction of cutaneous arteries: role of alpha2C-adrenoceptor translocation. Circ Res. 2004;94(10):1367–74.

55. Wilson TE, Cui J, Crandall CG. Effect of whole-body and local heating on cutaneous vasoconstrictor responses in humans. Auton Neurosci. 2002;97(2):122–8.

56. Hsia E, Tian M, Gil D. Reduction in ultraviolet B light-induced erythema by oxymetazoline and brimonidine is mediated by different alpha-adrenoceptors. Exp Dermatol. 2018;27(7):763–8.

57. Safety and tolerability of oxymetazoline and energy-based therapy in participants with rosacea. https://ClinicalTrials.gov/show/NCT03380390.

58. Darwin E, Cervantes J, Lev-Tov H. Fifteen minute test may save 15% or more on rosacea treatment. J Drugs Dermatol. 2018;17(6):692–3.

59. Lee WJ, Lee YJ, Lee MH, Won CH, Chang SE, Choi JH, et al. Prognosis of 234 rosacea patients according to clinical subtype: the significance of central facial erythema in the prognosis of rosacea. J Dermatol. 2016;43(5):526–31.

60. Huynh TT. Burden of disease: the psychosocial impact of rosacea on a patient's quality of life. Am Health Drug Benefits. 2013;6(6):348–54.

第6章　眼型玫瑰痤疮的治疗

Christopher R. Fortenbach, Omar Jamal Tayl,
Howard I. Maibach, Bobeck Modjtahedi
张　俪　译　冯燕艳　审校

概述

玫瑰痤疮是一种慢性皮肤疾病，最常累及鼻、前额、面颊和颏部。主要影响40～59岁皮肤白皙人群，女性更常见[1]。根据玫瑰痤疮的各种体征和症状，美国国家玫瑰痤疮协会将其分为四种亚型：红斑毛细血管扩张型、丘疹脓疱型、鼻赘型和眼型玫瑰痤疮。58%～72%的皮肤玫瑰痤疮患者最终发展为眼型玫瑰痤疮[2]，多达20%的患者在注意到皮肤变化之前就出现了眼部损害[3]。眼部损害的症状包括异物感、干燥、灼烧或刺痛、视物模糊、流泪、瘙痒和光敏感[4]。

由于缺乏客观的诊断试验，眼型玫瑰痤疮的诊断可能很困难。检查常常发现眼睑功能障碍、眼睑或结膜毛细血管扩张、眼睛发红、眼睑和眼周红斑、眼睑炎症或角膜受累[4]。鉴于这些体征和症状与许多眼科疾病有共同特征，而且眼部症状可能先于皮肤受累[3]，诊断眼型玫瑰痤疮具有挑战性。

眼型玫瑰痤疮被归类为炎症性疾病，但其确切的病理生理机制仍有待了解。已经注意到几个因素在起作用，包括蠕形螨、细菌和与免疫系统复杂的相互作用[5-7]。蠕形螨通常存在于老年患者的睫毛毛囊中，已证实在玫瑰痤疮患者中，蠕形螨计数更高[8-9]。类似于在表皮葡萄球菌感染中观察到的，对这些微生物的强烈免疫反应被认为是导致眼型玫瑰痤疮炎症的原因之一[10-13]。鉴于玫瑰痤疮和胃肠道疾病之间的广泛联系，幽门螺杆菌也与眼型玫瑰痤疮的发病有关[14-15]。目前的研究主要集中在眼型玫瑰痤疮患者的免疫应答上。多种免疫介质参与其中，包括白介素-1α（IL-1α），已被证明其可增加泪膜中金属基质蛋白-9（MMP-9）的浓度[16]，并导致组织破坏和纤维化。影响患者免疫应答的遗传易感性也在研究中，并可能产生新的治疗靶点（综述见[5]）。

眼型玫瑰痤疮最常见的表现为非特异性炎症和刺激症状，在检查中也有类似的非特异性表现。临床症状可能包括睑缘毛细血管扩张、后睑缘炎、结膜充血和角膜受累。后睑缘炎是由睑板腺功能障碍引起的，导致睑板腺分泌物变厚和混浊，如果不治疗，可能会导致结膜瘢痕形成[17]。角膜受累包括点状上皮糜烂、周围血管形成和边缘性角膜炎，严重时可引起角膜变薄和穿孔，导致视力丧失[18]。较少见的体征包括虹膜炎、巩膜外层炎和巩膜炎。眼型玫瑰痤疮的临床症状通常出现在双眼，但在检查时上述症状可能只累及一眼，这使诊断更加复杂。

眼型玫瑰痤疮的治疗重点是治疗观察到的眼表炎症，目的是改善症状和限制进一步的并发症。尽管缺乏明确的治疗方法，但已有几种治疗方式被证明可以减轻严重程度，并改善检查结果。在这一章中，我们将回顾眼型玫瑰痤疮的治疗现状，包括非药物治疗或保守治疗、局部药物治疗、系统治疗，并讨论未来潜在的治疗方法。

保守治疗

保守治疗旨在降低眼型玫瑰痤疮患者急性加重的频率和症状的严重程度，以便减少药物需求。这些干预措施中伤害性最小的是改变生活方式，这依赖于避免诱因，以减少发作频率。这些诱因包括酒精[19-20]、咖啡因、辛辣食物[21]、热饮料、巧克力、肉桂醛、乳制品以及体温的显著变化[22]。一些药物也被证明与症状加重有关，包括胺碘酮[23]、大剂量维生素 B6 和 B12[24-25]，以及一些外用和鼻用类固醇[26-27]。因此，临床医生在给活动性疾病患者开这些药物和其他药物时必须考虑到这一点。

虽然热刺激能直接导致血管舒张[17]，但确定这些触发因素的影响机制或影响程度仍然是一个挑战。迄今为止，研究最多的是饮酒和玫瑰痤疮急性加重之间的潜在联系，但未能显示出明确的相关性。这在一定程度上是由于患者依从性、医疗保健的可及性、控制不充分以及无法准确测量既往消耗情况等因素混淆了这些流行病学研究结果[20, 28]。尽管缺乏明确的证据，这些生活方式的改变仍然是对患者的普遍建议，尽管长期坚持仍然是一个挑战。

眼部和眼周受累的患者也应仔细选择护肤品和化妆品。为限制病情恶化，避免日晒是理想的选择，经常使用防晒霜是有必要的[29]。防晒活性成分种类繁多，但针对不同成分对玫瑰痤疮患者潜在影响的研究尚未得出有统计学意义的结果[30]。以防止症状进一步加重，患者应使用温和的无脂皮肤清洁剂[31-32]。化妆品中的成分也可能是潜在的刺激物，

玫瑰痤疮患者对乳酸等化合物更敏感，尽管有报道称患者的反应存在差异[33]。因此，应根据患者的耐受性选择化妆品，并注意其成分。

眼型玫瑰痤疮患者保守治疗的主要目标之一是改善睑板腺功能障碍。睑板腺嵌入睑板内，产生一种复杂的脂质类混合物，构成泪膜的一部分，有助于维持泪膜的稳定性（例如，限制泪液的蒸发流失）。这些腺体在睑缘分泌一种称为睑脂（meibum）的油混合物，这些腺体堵塞会导致泪膜迅速破裂，并导致眼部刺激和干眼症状。每天进行两次热敷和眼睑按摩有助于从睑板腺中释放浓缩的油脂和鳞屑，并提高睑板腺脂质类混合物的产量[34-36]。利用婴儿洗发水和 50% 茶树油擦洗眼睑也被提倡用来帮助改善睑板腺功能[37]，但必须注意确保所选的清洁剂不会加重眼部症状（见上文讨论）。

除了常规的热敷、眼睑按摩和眼睑擦洗之外，睑板腺功能障碍（以及眼型玫瑰痤疮的其他症状）经常需要使用人工润滑剂。不同黏度的人造润滑剂耐受性良好，提倡用于有症状的玫瑰痤疮患者[38]。治疗通常随着滴剂的频繁滴注而升级。对于持续干燥的患者，可以使用更黏稠的制剂，尽管这会导致暂时的视物模糊，从而影响患者的依从性。无防腐剂配方适用于需要每天滴注超过 4 次或对防腐润滑剂有明显刺激反应的患者。较新的配方还含有脂质成分，试图模拟睑脂，并提供更稳定的泪膜，尽管评估其对症状影响的临床数据仍然有限。

还提倡补充 ω-3 脂肪酸以改善睑板腺功能[38]。已有研究表明，增加 ω-3 脂肪酸摄入量可使睑板腺上皮细胞中甘油三酯含量增加[39]。长期摄入 ω-3 脂肪酸后观察到睑板腺功能障碍体征和症状的一些客观和主观改善，尽管文献报道中干

眼症与睑板腺功能障碍的影响程度和相对改善仍不一致[40-44]。

局部治疗

外用药物因易于使用和对全身的影响小而被普遍用于治疗眼型玫瑰痤疮。其中许多药物针对的是炎症反应，人们认为炎症反应是疾病体征和症状的基础。

眼型玫瑰痤疮患者的泪膜中促炎性细胞因子水平升高[7]，这使其成为一个有吸引力的治疗靶点。因此，免疫调节药物被用来减少炎症反应，目的是缓解疾病的体征和症状。最常用的药物之一是局部用环孢素。它阻断钙调磷酸酶的活性，钙调磷酸酶是一种已知的激活 T 细胞的酶，导致炎性细胞因子的产生减少。这一点已在多项人和动物研究中得到证实，这些研究表明，持续使用该药物，眼表的炎性细胞因子水平会降低[45-46]。除了单独用于治疗干眼症[46]，环孢素也被证实可缓解眼型玫瑰痤疮的体征和症状[47-48]。2015 年一项系统评价评估了几种玫瑰痤疮治疗的疗效，也证实了环孢素是治疗玫瑰痤疮的有效方法，鉴于当时研究数量有限，证据质量较低[49]。

外用抗生素也在眼型玫瑰痤疮治疗中发挥作用。这些药物被认为具有抗炎作用，而不仅仅是因为它们的抗菌特性。大环内酯类化合物已被证明可以通过减少中性粒细胞趋化和限制促炎性细胞因子（例如，白细胞介素 -6 和 TNF-α）的释放来减轻炎症反应[50]。阿奇霉素是一种大环内酯类药物，它能迅速渗透眼部组织，并能长期存留，因此可以减少给药频率[51]。由于阿奇霉素在治疗睑板腺功能障碍中的已知功效[52]，其已被证明可改善眼型玫瑰痤疮患者的泪膜稳定性并减轻眼部症状。大环内酯类或四环素类药物的全身治疗有胃肠道

不良反应，而局部应用通常只会表现出轻微的烧灼感[53]。在儿童中，全身使用抗生素会带来额外的风险，外用阿奇霉素也证实有效，且没有明显的全身副作用[48]。其中几种药物也有软膏剂型，可以减少给药频率或可在睡前滴注以限制视力损伤。

眼型玫瑰痤疮的药物治疗中，局部治疗不仅系统副作用小，还可能比口服更有效。Arman 等的一项研究中，眼型玫瑰痤疮患者被分为两组：一组每天局部使用环孢素 2 次，持续 3 个月，另一组口服 100 mg 多西环素每天 2 次，1 个月后逐渐减量至每天 1 次。3 个月后，对患者的眼部和眼睑症状以及泪膜进行评估。与多西环素治疗组相比，环孢素治疗组患者眼睑症状改善更大，泪膜质量更好。这种差异可能是由于局部滴注药物产生的眼表浓度比系统用药更高。此外，通过限制系统用药，减少了全身并发症，包括胃肠道不适和紫外线敏感度增加的风险[54]。

甲硝唑除了具有抗菌特性外，还具有抗炎和免疫调节作用[55]。鉴于甲硝唑在治疗皮肤玫瑰痤疮中的用途，已对其进行了治疗评估并且发现其可改善眼型玫瑰痤疮患者的体征和主观症状，而没有显著的副作用[56]，但迄今为止仅进行了有限的研究。

针对睑板腺功能障碍的多种疗法使眼型玫瑰痤疮显著改善，临床医生已经寻求开发针对眼睑功能障碍的其他疗法。一项研究用含 0.5% 聚维酮碘的二甲基亚砜凝胶治疗眼睑和睑缘，每天 1 次，持续 1 个月。Capriotti 等发现，眼睑红斑随着患者症状改善而改善[57]。与多次滴注的治疗相比，这种每天 1 次的治疗方案好处是提高了患者的依从性，然而，还需要进一步的研究来验证这种疗法的有效性。

对于患有持续性炎症（包括巩膜外层炎、巩膜炎、角膜炎或虹膜炎）的患者，

可以使用局部类固醇[6, 17, 47]。然而，长期使用可能会出现严重的副作用，包括青光眼、感染风险和早期白内障。如果患者在减少局部类固醇给药后出现症状复发，可局部使用环孢素来帮助激素减量[58]。

系统治疗

系统治疗通常与局部药物一起使用，以达到最佳疗效。这些药物的共同作用靶点是基质金属蛋白酶（MMP），这是一组负责降解细胞外基质蛋白的重塑酶。IL-1是一种促炎性细胞因子，在眼型玫瑰痤疮患者的泪液中含量升高[7]，它刺激MMP的产生[59]，导致眼部炎症和损伤。

四环素是治疗眼型玫瑰痤疮最常见的系统药物，可抑制多种MMP[60]，减轻眼部炎症和症状。达到这些抗炎效果所需的剂量比它发挥抗菌作用所需的剂量低。多西环素[61]和米诺环素[62]的缓释制剂已经证明了这一点，在这两项研究中，眼部症状均得到改善，且不良反应的发生率明显低于完全抗菌剂量下观察到的不良反应发生率。

口服四环素类药物除了抗炎作用外，也用于治疗睑板腺功能障碍，这在眼型玫瑰痤疮的发病机制中发挥了作用。多项研究表明，低剂量多西环素和米诺环素治疗可导致睑板成分发生变化[63]，与睑板腺功能障碍患者的体征和症状改善相关[61, 63]。即使在低剂量下，也观察到了眼表菌群的改变，这可能进一步影响睑脂的产生和眼表炎症[64]。

多西环素和米诺环素是两种最常用的四环素。这两种药物都有潜在不良反应，包括腹泻、呕吐、恶心和紫外线敏感性增加。由于米诺环素不良反应更大[65]，多西环素比米诺环素更常用。虽然低剂量可减轻不良反应的风险，但这两种药物USDA

妊娠分类均为D级，表明在人体研究中观察到了不良反应。其包括但不限于子宫内骨骼发育受损和牙齿变色，这使得在大多数情况下孕妇无法使用这些药物[66]。鉴于四环素类药物禁用，口服甲硝唑被建议作为儿童的替代药物[67]。

口服阿奇霉素也用于系统治疗。阿奇霉素每天500 mg，每周连续3天，持续至少4周，已显示可改善眼型玫瑰痤疮的症状[68-69]。在一项随机研究中，比较口服阿奇霉素与多西环素的疗效，两种药物均可改善症状，且无统计学差异。阿奇霉素通常优于红霉素和克拉霉素（其他大环内酯类），因为该药物对大多数患者具有良好的耐受性。

异维A酸是一种维生素A衍生物，用于治疗皮肤玫瑰痤疮[71-72]。虽然眼部受累尚无明确的临床检查，但已有病例报告表明该药物可改善眼部症状[72-73]，但由于其潜在的致畸作用，通常只用于难治性患者。还存在潜在的并发症，即异维A酸的眼部不良反应（包括干眼症和睑缘炎）与眼型玫瑰痤疮的症状相当相似[74]。当使用较低剂量的药物时，这些不良反应的严重程度会减轻，但需要进一步的研究来评估剂量是否有效[72]。

操作和手术治疗

泪点闭塞是一种可用于改善眼型玫瑰痤疮干眼症状的手术。泪液中的水成分大部分是在泪腺中产生的，然后流过眼表到泪点，在那里，通过泪小管系统排到鼻腔。泪点闭塞包括插入临时或永久性塞子（或烧灼）以减缓泪液引流，这可以减轻干眼症症状[75-77]。这具有额外的好处，即在泪点冲洗之前，增加了局部滴注的药物的接触时间。虽然理论上这可以改善眼型玫瑰痤疮的症状，但尚无评估其有效性的临床试验。

为了应对常见的睑板腺功能障碍（不仅仅是患有眼型玫瑰痤疮的患者[38]），开发了几种新的临床治疗方法，试图改善睑板腺功能（如 LipiFlow®）。这些设备通常包括带有眼睑按摩的热脉冲，以促进睑脂流动。小规模的研究表明单次治疗后症状明显改善，持续时间长达 1 年[78-79]。一些研究已证实与眼睑擦洗和热敷观察到的结果相似[80-81]，尽管这些研究未设置对照研究。这些眼睑治疗通常不在保险范围内，需要患者自付费用，这极大地限制了接受治疗的患者数量。

在长期未诊断出眼型玫瑰痤疮的患者中，或者在没有充分获得眼科保健服务的患者中，慢性炎症最终会导致失代偿，包括角膜变薄或穿孔[18]。这些后遗症的处理可能包括缝合缺损、结膜瓣[82]和羊膜移植。在最严重的情况下，可能需要进行部分或全层角膜移植[6]。

未来方向

眼型玫瑰痤疮目前还没有明确的治疗方法，但一些有前景的研究为该疾病的病理生理学提供了新的见解，这可能为潜在的治疗创造新的靶点。一些研究通过评估泪膜的变化，在分子水平上探索了眼型玫瑰痤疮的病理变化。早期研究表明，白介素 -1α 水平升高，肿瘤坏死因子 -α（TNF-α）水平降低，从而得出结论：固有免疫系统在疾病的病理生理学中发挥了作用[7]。

随后的研究指出了一种潜在的遗传易感性，它具有导致活动性疾病发展的特定触发因素。除了固有免疫系统外，现在认为还涉及感觉和（或）自主神经系统及血管异常功能（综述见［5］）。一项研究对眼型玫瑰痤疮患者的皮肤进行活检，发现与正常皮肤活检相比，Toll 样受体显著升高。

也发现这些患者的小动脉中细胞内黏附分子 1（ICAM-1）和 CD105 的水平增加[83]。ICAM-1 是一种细胞表面糖蛋白，存在于内皮细胞和免疫系统的细胞中，CD105 是血管生成的标志。许多其他研究表明，这两种蛋白质与其他疾病有关，最显著的是与肿瘤相关的血管变化[84]。已经设计了一些治疗方法，以针对其他疾病过程中的血管异常和 Toll 样受体变化，最终可能有助于开发新的眼型玫瑰痤疮的治疗方法[85]。

结论

大量累及皮肤的玫瑰痤疮患者会出现眼型玫瑰痤疮。由于大多数患者的非特异性症状，眼部受累可能长时间未被发现，最终可能导致残疾。保守治疗仍然是治疗的基础，根据需要逐步升级到局部治疗和系统治疗，以控制体征和症状（治疗总结见表 6.1）。

表 6.1　眼型玫瑰痤疮治疗总结

保守治疗
人工泪液
润肤膏
热敷
眼睑按摩
眼睑擦洗
补充 ω-3
避免诱因
局部药物治疗
环孢素
大环内酯类
甲硝唑类
类固醇
系统治疗
四环素
大环内酯
甲硝唑
手术治疗
泪点闭塞
改善睑板腺功能（例如 LipiFlow®）

为了防止视力受损和后遗症，必须尽早治疗，并由眼科护理专业人员进行随访。因此，当担心可能的眼部受累时，临床医生必须保持较低的转诊门槛，以便将患有玫瑰痤疮或其他眼部体征和症状的患者转诊给眼科医生。

参考文献

1. Spoendlin J, Voegel J, Jick S, Meier C. A study on the epidemiology of rosacea in the UK. Br J Dermatol. 2012;167(3):598–605.
2. Starr PA, MacDonald A. Oculocutaneous aspects of rosacea. Proc R Soc Med. 1969;62(1):9–11.
3. Ghanem VC, Mehra N, Wong S, Mannis MJ. The prevalence of ocular signs in acne rosacea: comparing patients from ophthalmology and dermatology clinics. Cornea. 2003;22(3):230–3.
4. Wilkin J, Dahl M, Detmar M, Drake L, Feinstein A, Odom R, et al. Standard classification of rosacea: report of the National Rosacea Society Expert Committee on the classification and staging of rosacea. J Am Acad Dermatol. 2002;46(4):584–7.
5. Steinhoff M, Schauber J, Leyden JJ. New insights into rosacea pathophysiology: a review of recent findings. J Am Acad Dermatol. 2013;69(6):S15–26.
6. Vieira AC, Mannis MJ. Ocular rosacea: common and commonly missed. J Am Acad Dermatol. 2013;69(6):S36–41.
7. Barton K, Monroy DC, Nava A, Pflugfelder SC. Inflammatory cytokines in the tears of patients with ocular rosacea. Ophthalmology. 1997;104(11):1868–74.
8. Lacey N, Delaney S, Kavanagh K, Powell F. Mite-related bacterial antigens stimulate inflammatory cells in rosacea. Br J Dermatol. 2007;157(3):474–81.
9. Bonnar E, Eustace P, Powell F. The Demodex mite population in rosacea. J Am Acad Dermatol. 1993;28(3):443–8.
10. Yamasaki K, Kanada K, Macleod DT, Borkowski AW, Morizane S, Nakatsuji T, et al. TLR2 expression is increased in rosacea and stimulates enhanced serine protease production by keratinocytes. J Investig Dermatol. 2011;131(3):688–97.
11. Jarmuda S, O'Reilly N, Żaba R, Jakubowicz O, Szkaradkiewicz A, Kavanagh K. Potential role of Demodex mites and bacteria in the induction of rosacea. J Med Microbiol. 2012;61(11):1504–10.
12. Kheirkhah A, Casas V, Li W, Raju VK, Tseng SC. Corneal manifestations of ocular demodex infestation. Am J Ophthalmol. 2007;143(5):743–9. e1.
13. O'reilly N, Bergin D, Reeves E, McElvaney N, Kavanagh K. Demodex-associated bacterial proteins induce neutrophil activation. Br J Dermatol. 2012;166(4):753–60.
14. Marks R. Concepts in the pathogenesis of rosacea. Br J Dermatol. 1968;80(3):170–7.
15. Abram K, Silm H, Maaroos HI, Oona M. Risk factors associated with rosacea. J Eur Acad Dermatol Venereol. 2010;24(5):565–71.
16. Sobrin L, Liu Z, Monroy DC, Solomon A, Selzer MG, Lokeshwar BL, et al. Regulation of MMP-9 activity in human tear fluid and corneal epithelial culture supernatant. Invest Ophthalmol Vis Sci. 2000;41(7):1703–9.
17. Oltz M, Check J. Rosacea and its ocular manifestations. Optometry J Am Optometric Assoc. 2011;82(2):92–103.
18. Al Arfaj K, Al ZW. Spontaneous corneal perforation in ocular rosacea. Middle East Afr J Ophthalmol. 2010;17(2):186.
19. Doggart J. The ocular complications of acne rosacea. Br J Ophthalmol. 1931;15(8):446.
20. Higgins E, du Vivier A. Alcohol intake and other skin disorders. Clin Dermatol. 1999;17(4):437–41.
21. Greaves M, Burova E. Flushing: causes, investigation and clinical consequences. J Eur Acad Dermatol Venereol. 1997;8(2):91–100.
22. Brinnel H, Friedel J, Caputa M, Cabanac M, Grosshans E. Rosacea: disturbed defense against brain overheating. Arch Dermatol Res. 1989;281(1):66–72.
23. Reifler DM, Verdier DD, Davy CL, Mostow ND, Wendt VE. Multiple chalazia and rosacea in a patient treated with amiodarone. Am J Ophthalmol. 1987;103(4):594–5.
24. Sherertz E. Acneiform eruption due to "megadose" vitamins B6 and B12. Cutis. 1991;48(2):119–20.
25. Jansen T, Romiti R, Kreuter A, Altmeyer P. Rosacea fulminans triggered by high-dose vitamins B6 and B12. J Eur Acad Dermatol Venereol. 2001;15(5):484–5.
26. Egan CA, Rallis TM, Meadows KP, Krueger GG. Low-dose oral methotrexate treatment for recalcitrant palmoplantar pompholyx. J Am Acad Dermatol. 1999;40(4):612–4.
27. Levin J, Miller R. A guide to the ingredients and potential benefits of over-the-counter cleansers and moisturizers for rosacea patients. J Clin Aesthet Dermatol. 2011;4(8):31.
28. Rosset M, Oki G. Skin diseases in alcoholics. Q J Stud Alcohol. 1971;32(4):1017–24.
29. Powell FC. Rosacea. N Engl J Med. 2005;352(8):793–803.
30. Nichols K, Desai N, Lebwohl M. Effective sunscreen ingredients and cutaneous irritation in patients with rosacea. Cutis. 1998;61(6):344–6.
31. Wilkin JK. Use of topical products for maintaining remission in rosacea. Arch Dermatol. 1999;135(1):79–80.
32. Draelos ZD. Special considerations in eye cosmetics. Clin Dermatol. 2001;19(4):424–30.
33. Lonne-Rahm S-B, Fischer T, Berg M. Stinging and rosacea. Acta Derm Venereol. 1999;79(6):460–1.
34. Mitra M, Menon G, Casini A, Hamada S, Adams D, Ricketts C, et al. Tear film lipid layer thickness and ocular comfort after meibomian therapy via latent heat with a novel device in normal subjects. Eye. 2005;19(6):657.
35. Alvarenga LS, Mannis MJ. Ocular rosacea. Ocul Surf. 2005;3(1):41–58.

36. Jackson WB. Blepharitis: current strategies for diagnosis and management. Can J Ophthalmol. 2008;43(2):170–9.

37. Gao Y, Zhuang M, Fan C, Ye K, Hu J, Hong Y. Abnormal property of meibomian secretion and dry eye syndrome. Yan Ke Xue Bao. 2007;23(2):121–5.

38. Nichols KK, Foulks GN, Bron AJ, Glasgow BJ, Dogru M, Tsubota K, et al. The international workshop on meibomian gland dysfunction: executive summary. Invest Ophthalmol Vis Sci. 2011;52(4):1922–9.

39. Liu Y, Kam WR, Sullivan DA. Influence of omega 3 and 6 fatty acids on human meibomian gland epithelial cells. Cornea. 2016;35(8):1122.

40. Oleñik A, Jiménez-Alfaro I, Alejandre-Alba N, Mahillo-Fernández I. A randomized, double-masked study to evaluate the effect of omega-3 fatty acids supplementation in meibomian gland dysfunction. Clin Interv Aging. 2013;8:1133.

41. Malhotra C, Singh S, Chakma P, Jain AK. Effect of oral omega-3 fatty acid supplementation on contrast sensitivity in patients with moderate meibomian gland dysfunction: a prospective placebo-controlled study. Cornea. 2015;34(6):637–43.

42. Bhargava R, Kumar P. Oral omega-3 fatty acid treatment for dry eye in contact lens wearers. Cornea. 2015;34(4):413–20.

43. Deinema LA, Vingrys AJ, Wong CY, Jackson DC, Chinnery HR, Downie LE. A randomized, double-masked, placebo-controlled clinical trial of two forms of omega-3 supplements for treating dry eye disease. Ophthalmology. 2017;124(1):43–52.

44. Ziemanski JF, Wolters LR, Jones-Jordan L, Nichols JJ, Nichols KK. Relation between dietary essential fatty acid intake and dry eye disease and meibomian gland dysfunction in postmenopausal women. Am J Ophthalmol. 2018;189:29–40.

45. Turner K, Pflugfelder SC, Ji Z, Feuer WJ, Stern M, Reis BL. Interleukin-6 levels in the conjunctival epithelium of patients with dry eye disease treated with cyclosporine ophthalmic emulsion. Cornea. 2000;19(4):492–6.

46. Kunert KS, Tisdale AS, Stern ME, Smith J, Gipson IK. Analysis of topical cyclosporine treatment of patients with dry eye syndrome: effect on conjunctival lymphocytes. Arch Ophthalmol. 2000;118(11):1489–96.

47. Schechter BA, Katz RS, Friedman LS. Efficacy of topical cyclosporine for the treatment of ocular rosacea. Adv Ther. 2009;26(6):651–9.

48. Doan S, Gabison E, Chiambaretta F, Touati M, Cochereau I. Efficacy of azithromycin 1.5% eye drops in childhood ocular rosacea with phlyctenular blepharokeratoconjunctivitis. J Ophthalmic Inflamm Infect. 2013;3(1):38.

49. Van Zuuren EJ, Fedorowicz Z, Carter B, van der Linden MM, Charland L. Interventions for rosacea. Cochrane Database Syst Rev. 2015;(4):CD003262.

50. Tamaoki J, Kadota J, Takizawa H. Clinical implications of the immunomodulatory effects of macrolides. Am J Med Suppl. 2004;117(9):5–11.

51. Blumer JL. Evolution of a new drug formulation: the rationale for high-dose, short-course therapy with azithromycin. Int J Antimicrob Agents. 2005;26:S143–S7.

52. Luchs J. Efficacy of topical azithromycin ophthalmic solution 1% in the treatment of posterior blepharitis. Adv Ther. 2008;25(9):858.

53. Mantelli F, Di Zazzo A, Sacchetti M, Dianzani C, Lambiase A, Bonini S. Topical azithromycin as a novel treatment for ocular rosacea. Ocul Immunol Inflamm. 2013;21(5):371–7.

54. Arman A, Demirseren DD, Takmaz T. Treatment of ocular rosacea: comparative study of topical cyclosporine and oral doxycycline. Int J Ophthalmol. 2015;8(3):544.

55. Schmadel L, McEvoy G. Topical metronidazole: a new therapy for rosacea. Clin Pharm. 1990;9(2):94–101.

56. Barnhorst DA Jr, Foster JA, Chern KC, Meisler DM. The efficacy of topical metronidazole in the treatment of ocular rosacea. Ophthalmology. 1996;103(11):1880–3.

57. Capriotti K, Pelletier J, Stewart K, Barone S, Capriotti J, editors. A paradigm shift in the treatment of ocular rosacea: a transdermal approach. J Am Acad Dermatol. 2018: Mosby-Elsevier 360 Park Avenue South, New York, NY 10010-1710 USA.

58. Vieira ACC, Höfling-Lima AL, Mannis MJ. Ocular rosacea: a review. Arq Bras Oftalmol. 2012;75(5):363–9.

59. Librach CL, Feigenbaum SL, Bass KE, Cui T, Verastas N, Sadovsky Y, et al. Interleukin-1 beta regulates human cytotrophoblast metalloproteinase activity and invasion in vitro. J Biol Chem. 1994;269(25):17125–31.

60. Sapadin AN, Fleischmajer R. Tetracyclines: nonantibiotic properties and their clinical implications. J Am Acad Dermatol. 2006;54(2):258–65.

61. Yoo S-E, Lee D-C, Chang M-H. The effect of low-dose doxycycline therapy in chronic meibomian gland dysfunction. Korean J Ophthalmol. 2005;19(4):258–63.

62. Del JR. Anti-inflammatory dose doxycycline in the treatment of rosacea. J Drugs Dermatol. 2009;8(7):664–8.

63. Joffre C, Souchier M, Gregoire S, Viau S, Bretillon L, Acar N, et al. Differences in meibomian fatty acid composition in patients with meibomian gland dysfunction and aqueous-deficient dry eye. Br J Ophthalmol. 2008;92(1):116–9.

64. Ta CN, Shine WE, McCulley JP, Pandya A, Trattler W, Norbury JW. Effects of minocycline on the ocular flora of patients with acne rosacea or seborrheic blepharitis. Cornea. 2003;22(6):545–8.

65. Tavares J, Leung WW. Discoloration of nail beds and skin from minocycline. Can Med Assoc J. 2011;183(2):224.

66. Mylonas I. Antibiotic chemotherapy during pregnancy and lactation period: aspects for consideration. Arch Gynecol Obstet. 2011;283(1):7–18.

67. Léoni S, Mesplié N, Aitali F, Chamaillard M, Boralevi F, da Costa MC, et al. Metronidazole: alternative treatment for ocular and cutaneous rosacea in the pediatric population. J Fr Ophthalmol. 2011;34(10):703–10.

68. Bakar Ö, Demircay Z, Toker E, Cakır S. Ocular signs, symptoms and tear function tests of papulopustular

rosacea patients receiving azithromycin. J Eur Acad Dermatol Venereol. 2009;23(5):544–9.

69. Fernandez-Obregon A. Oral use of azithromycin for the treatment of acne rosacea. Arch Dermatol. 2004;140(4):489–90.

70. Akhyani M, Ehsani AH, Ghiasi M, Jafari AK. Comparison of efficacy of azithromycin vs. doxycycline in the treatment of rosacea: a randomized open clinical trial. Int J Dermatol. 2008;47(3):284–8.

71. Park H, Del Rosso JQ. Use of oral isotretinoin in the management of rosacea. J Clin Aesthet Dermatol. 2011;4(9):54.

72. Rademaker M. Very low-dose isotretinoin in mild to moderate papulopustular rosacea; a retrospective review of 52 patients. Australas J Dermatol. 2018;59(1):26–30.

73. Kligman AM. Ocular rosacea: current concepts and therapy. Arch Dermatol. 1997;133(1):89–90.

74. Neudorfer M, Goldshtein I, Shamai-Lubovitz O, Chodick G, Dadon Y, Shalev V. Ocular adverse effects of systemic treatment with isotretinoin. Arch Dermatol. 2012;148(7):803–8.

75. Ervin AM, Law A, Pucker AD. Punctal occlusion for dry eye syndrome. Cochrane Libr. 2017;6(6):CD006775.

76. Yen MT, Pflugfelder SC, Feuer WJ. The effect of punctal occlusion on tear production, tear clearance, and ocular surface sensation in normal subjects. Am J Ophthalmol. 2001;131(3):314–23.

77. Knapp ME, Frueh BR, Nelson CC, Musch DC. A comparison of two methods of punctal occlusion. Am J Ophthalmol. 1989;108(3):315–8.

78. Lane SS, DuBiner HB, Epstein RJ, Ernest PH, Greiner JV, Hardten DR, et al. A new system, the LipiFlow, for the treatment of meibomian gland dysfunction. Cornea. 2012;31(4):396–404.

79. Greiner JV. Long-term (12-month) improvement in meibomian gland function and reduced dry eye symptoms with a single thermal pulsation treatment. Clin Exp Ophthalmol. 2013;41(6):524–30.

80. Blackie CA, Coleman CA, Holland EJ. The sustained effect (12 months) of a single-dose vectored thermal pulsation procedure for meibomian gland dysfunction and evaporative dry eye. Clin Ophthalmol. 2016;10:1385.

81. Finis D, Hayajneh J, König C, Borrelli M, Schrader S, Geerling G. Evaluation of an automated thermodynamic treatment (LipiFlow®) system for meibomian gland dysfunction: a prospective, randomized, observer-masked trial. Ocul Surf. 2014;12(2):146–54.

82. Sandinha T, Zaher S, Roberts F, Devlin H, Dhillon B, Ramaesh K. Superior forniceal conjunctival advancement pedicles (SFCAP) in the management of acute and impending corneal perforations. Eye. 2006;20(1):84.

83. Wladis EJ, Carlson JA, Wang MS, Bhoiwala DP, Adam AP. Toll-like receptors and vascular markers in ocular rosacea. Ophthalmic Plast Reconstr Surg. 2013;29(4):290–3.

84. Fonsatti E, Nicolay HJ, Altomonte M, Covre A, Maio M. Targeting cancer vasculature via endoglin/CD105: a novel antibody-based diagnostic and therapeutic strategy in solid tumours. Cardiovasc Res. 2009;86(1):12–9.

85. Connolly DJ, O'neill LA. New developments in Toll-like receptor targeted therapeutics. Curr Opin Pharmacol. 2012;12(4):510–8.

第7章 玫瑰痤疮物理治疗

Maja A. Hofmann, Percy Lehmann

孙景英 译 冯燕艳 审校

概述

玫瑰痤疮是基于多因素的炎症性病理生理现象，因此需要采取多学科的方法，包括疾病管理与患者教育、局部和（或）系统治疗以及物理治疗，以便有针对性地治疗不同的症状[1-2]。

与炎症性病变相反，玫瑰痤疮的其他表现，如毛细血管扩张和增生性病变，对局部或全身用药的反应较差，但可以通过物理方法治疗。在本章中，我们将概述作为玫瑰痤疮治疗的一个重要组成部分的物理性治疗方法。

光和激光在血管病变中的应用

持续性红斑和毛细血管扩张是玫瑰痤疮的常见表现。它们可单独表现为红斑毛细血管扩张亚型，或作为所有其他亚型玫瑰痤疮的伴随症状。脸颊和鼻子最常受累，其次是下巴和额头。此外，特征性阵发性潮红是大多数玫瑰痤疮患者经常出现的症状。值得注意的是，正如一些研究显示的那样，当血管病变得到充分治疗时，丘疹脓疱的表现也会得到改善，这可能是由于玫瑰痤疮毛细血管扩张中已经出现了组织学上的免疫反应[3-4]。

多种光和激光设备可用于治疗红斑和毛细血管扩张（表7.1）。可选择的激光设备包括532 nm磷酸钛氧钾激光（KTP）、1064 nm掺钕钇铝石榴石激光（Nd：YAG）和脉冲染料激光（pulse dye laser, PDL；585～595 nm）。这些激光设备发出的光被血红蛋白吸收，可导致血管的破坏。

也可以选择强脉冲光（intense pulsed light, IPL；500～1200 nm），其可应用特殊滤光片增强血红蛋白的吸收。

老一代的激光（如氩激光）不再使用，因为新的激光设备副作用较少（如色素障碍），停机时间也更短[5-6]。

根据Ester van Zuren最近发表的Cochrane综述[7]，IPL和PDL疗法在红斑和毛细血管扩张方面的研究设计和详细数据显示出中低证据水平。分析研究表明，与Nd：YAG激光器相比，PDL激光系统有更好的治疗效果。在这些研究中，IPL系统显示出与PDL激光器相同的结果。

由于缺乏随机对照研究，其他物理治疗疗效无法进行评估。

因为玫瑰痤疮患者非常关注面部红斑和毛细血管扩张，因此迫切需要更多设计良好的物理治疗研究提供循证医学证据。

脉冲染料激光

PDL的发射光谱为585～595 nm，位于氧合血红蛋白的吸收最大值，因此旨在破坏浅表血管。

PDL已被证明能有效地治疗玫瑰痤疮的血管改变，其效果良好，可使浅层血管减少达85%[8-9]。

表 7.1 玫瑰痤疮治疗的物理模式总结

激光 / 光	症状	评估
PDL	红斑、毛细血管扩张	对血管的选择性比 Nd：YAG 更高。短脉宽可能出现紫癜
KTP	红斑、毛细血管扩张	愈合过程短，耐受性良好；发生瘢痕风险低
Nd：YAG	红斑、毛细血管扩张	比 PDL 疼痛少，联合 PDL（双波长），有萎缩性瘢痕形成的风险
IPL	红斑、毛细血管扩张、丘疹脓疱	耐受性好，节省时间
手术方式		
外科手术（手术刀）	增生肥大	有出血和深层组织破坏的风险
皮肤磨削术	增生肥大	有出血风险
电外科	增生肥大	快速手术，软骨坏死的风险，愈合时间较长，萎缩性瘢痕
铒激光： YAG- 二氧化碳激光器	增生肥大	二氧化碳激光出血风险低。铒：YAG 激光瘢痕风险低，可使用铒：YAG 激光联合治疗

PDL 治疗的主要缺点是在使用 0.45 ～ 0.1 ms 的极短脉宽进行治疗时，会诱发紫癜。紫癜可能在治疗后 14 天内可见。由于影响到面部，这种副作用可能非常令人不安，也不为患者所接受。需要更长的脉宽以避免血管破裂。新一代的 PDL 系统使用 40 ～ 50 ms 的长脉宽，可以达到良好的治疗效果，同时也避免了诱发紫癜[10]。

一些研究表明，治疗毛细血管扩张和红斑可以改善炎症性丘疹脓疱和潮红[11-12]，然而，改善潮红的证据强度较弱。

此外，使用 PDL 治疗后，继发性症状如刺痛、烧灼感、瘙痒和水肿可能会明显减少[13]。

在 PDL 治疗后，色素紊乱（如色素沉着）的发生率高达 15% ～ 40%，特别是在 Ⅳ 型和 Ⅴ 型皮肤中，此外，在 PDL 治疗后可能出现色素减退[12]。

与 IPL 系统相比，PDL 的优势在于它发射的光谱更精确地位于血红蛋白的吸收高峰，因此具有高度选择性。

最近的研究发表了有趣的激光治疗病理生理学结果，可以证明，激光治疗后，真皮乳头中的 P 物质减少了，这也证实了 P 物质可能在血管变化的病理生理学中发挥核心作用的假设。这一现象在 PDL 和 Nd：YAG 激光中都得到了证明[14-15]。

Kim SJ 和 Lee Y 等在 2017 年的研究报告比较了 30 名患者 PDL 联合射频与单独 PDL 治疗的疗效。虽然在改善红斑和毛细血管扩张方面没有发现显著性差异，但与 PDL 治疗相比，射频治疗导致丘疹脓疱型玫瑰痤疮的丘疹脓疱病变数量和玫瑰痤疮严重程度评分明显下降。因此，作者认为射频是一个很好的替代治疗方案，特别是在丘疹脓疱型玫瑰痤疮患者中[16]。

KTP 激光器

KTP 激光器属于 Nd：YAG 激光系统家族。输出波长为 1064 nm 的 Nd：YAG 激光器，经过倍频 KTP 晶体后可产生波长为 532 nm 的激光。与 Nd：YAG 相比，可以针对更多的表层血管，这在玫瑰痤疮毛细血管扩张中是最常见的。

早期的研究表明，KTP 激光和 PDL 激光都能改善玫瑰痤疮的毛细血管扩张。虽然

PDL 激光被证明更有效，但它引起了更多的疼痛和更长的愈合过程，结痂和紫癜风险更高。相比之下，KTP 激光器没有显示出这种副作用，因此，它的耐受性更好[17]。在该研究中，KTP 激光显示了对红斑和毛细血管扩张的改善，以及对皮肤总体外观的全面改善。

也有研究发现，KTP 和 PDL 激光器在治疗毛细血管扩张时效果相仿，KTP 激光器在治疗红斑时略胜一筹[18]。

KTP 的一个特殊优点是有较好的耐受性，只表现出治疗后的红斑，持续时间最长为 3 h。当使用较高剂量时，在接下来的几天里可能会出现结痂。而且，KTP 显示出较低的瘢痕形成风险。总体来说，KTP 激光对毛细血管扩张比对红斑更有效。

长脉宽 Nd：YAG 激光器

据报道，波长为 1064 nm 的 Nd：YAG 激光也能成功治疗红斑和毛细血管扩张。

在一项包括 66 名丘疹脓疱型和红斑毛细血管扩张型玫瑰痤疮患者的研究中，观察到两组患者都有高达 50% 的改善。然而，有 2 名患者出现了萎缩性瘢痕[19]。非预期的瘢痕成为了使用 Nd：YAG 激光治疗需要尽量避免的问题[20]。

此外，595 nm 的 PDL 和 1064 nm 的 Nd：YAG 的组合可以成功治疗毛细血管扩张。总体来说，双波长模式比单独治疗更有效[21]。然而，这种组合应该只用于对治疗有抵抗的病例，并且要非常谨慎地选择 Nd：YAG 激光器，以避免产生瘢痕。

另一项研究表明，PDL 激光对皮肤白皙的患者更有效，但 Nd：YAG 激光的疼痛感较弱[22]。

8 名红斑毛细血管扩张型玫瑰痤疮（ETR）患者接受高能量、长脉宽 595 nm 脉冲染料激光，间隔 2 周，共 10 次的治疗后，6 名受试者的病情有中度到明显的改善。

令人惊讶的是，没有紫癜的报道，而这往往是短脉宽激光常见的不良反应[23]。

对 50 名 ETR 患者接受周期性脉冲染料激光治疗进行疗效评估，作者报告了良好的效果，但是，他们强调"慢性"，即反复治疗对这种慢性疾病是必要的。然而，该研究没有与其他治疗周期进行比较[24]。

Ko HS 等研究了米诺环素对 107 例患者玫瑰痤疮复发时间的影响。无复发生存期分析显示，使用米诺环素加 PDL 组疗效明显优于单独使用米诺环素治疗组[25]。

在最近的一项研究中，在 PDL 中使用直径为 15 mm 的新型治疗光束来治疗 20 名玫瑰痤疮患者。19 名完成研究的患者中，17 名的病情改善超过 40%，平均改善率为 53.9%。观察到的副作用只有轻中度红斑、水肿和紫癜[26]。

在一项半脸对照研究中，对 20 名患者进行 Nd：YAG 和 PDL 治疗比较，间隔 4 周，共 3 次治疗。两组都显示出良好至优秀的效果，在改善玫瑰痤疮方面没有明显差异。两种治疗方法的耐受性都很好，没有副作用的差异。

强脉冲光

强脉冲光（IPL）通过滤光片选择更易被靶色基吸收的波长，根据所选择的滤光片，可以治疗各种皮肤问题。对于血管病变，使用滤光片筛选出 510 ～ 590 nm 波长的光谱。IPL 的特点是光斑直径大，因此与传统的激光设备相比，可以更快地进行治疗。为了避免并发症，正确的操作是必需的。

一些研究已经证明了 IPL 对玫瑰痤疮患者的疗效。在一项针对 32 名玫瑰痤疮患者的研究中，83% 的患者红斑减少，75% 的患者潮红得到改善，64% 的患者丘疹脓疱减少[27]。副作用很少，包括 1 名患者出现紫癜，1 名患者出现水疱，以及 1 名患者出现炎症后色素沉着。

这些结果在一项更大的研究中得到了验证，显示红斑减少 80%，潮红减少 78%，痤疮样病变减少 72%[28]。

对 47 名患者 6 个月的长期效果研究显示，经过 4 次 IPL 治疗后，毛细血管扩张和红斑没有复发[29]。

在另一项随机研究中，我们评估了 IPL（560 nm）和 PDL（6 ms）对毛细血管扩张和红斑的治疗，两种方法均显示了对两种适应证的有效性[30]。

进一步的研究证实了这两种激光系统的有效性，但 PDL 治疗毛细血管扩张的有效性明显高于 IPL（46% vs. 28%）[31]。

在最近发表的一项研究中，Tsunoda K 等使用一种特殊的方法提供 IPL 来治疗玫瑰痤疮。IPL 通过两步治疗，共治疗 3 次，在使用传统的 IPL 对整个面部进行大面积治疗后，对明显扩张的毛细血管进行局部 IPL 治疗。图像分析和 10 位皮肤科医生的评估表明，这种创新的程序比使用单一仪器的治疗要有效得多[32]。

总结：血管病变的治疗

综合来看，现有各种激光和光系统可以有效地治疗玫瑰痤疮的血管病变。

PDL 可以安全有效地使用，然而，PDL 疗法在应用短脉宽时有诱发紫癜的风险。KTP 激光非常安全，副作用最小，是治疗毛细血管瘤的最佳选择。Nd：YAG 激光是有效的，但研究证明会诱发瘢痕，这可能是不可预防的。

最后，IPL 治疗毛细血管扩张和红斑效果良好。

增生肥大型玫瑰痤疮的物理治疗选择

玫瑰痤疮患者面部的不同位置都会出现增生性损害。鼻赘是最明显和最常见的一种，其他变体包括下颌赘（下巴）、额赘（额头）、耳赘（耳朵）和眼赘（眼睑）。

增生性病变是玫瑰痤疮患者皮脂腺肥大和结缔组织增生的结果。这些是良性增生性疾病，然而，这类疾病在外观上有损形象，而且偶尔也会改变患者的功能状态（例如，通过阻塞鼻孔妨碍鼻腔呼吸）。

鼻赘型玫瑰痤疮可进一步分为腺体型、纤维瘤型和纤维血管瘤型。腺体型的特点是皮脂腺增生，纤维型的特点是结缔组织增生，而纤维血管瘤型的特点是血管的额外增生。

多种方法可用于消融鼻赘中的增生组织，包括皮肤磨削术、皮肤切割术、电外科，以及用消融性激光（即 CO_2 或铒激光）进行治疗[33-34]。

皮肤切割术（手术刀）

外科医生仍在用手术刀进行皮肤刮治。增生组织用手术刀或剃须刀切掉。这种手术的主要风险是在手术过程中由于治疗组织的血管过度膨胀而导致出血。当手术切割过深时，可能会发生进一步的风险[33]。

皮肤磨削术

磨削术是用一个高速钻头进行的。通过这种方法对结缔组织的上层进行消融。

结果取决于消融的深度，在非常广泛的病例中，可以在剥离最上层的增生组织块后进行磨削术。与切割术类似，磨削术也可能发生过度出血[34]。

电外科（图 7.1a ~ c）

电外科是一种有价值的手段，可以去除鼻翼中的多余组织。由于电外科采用的热效应，出血量明显减少。

在电外科手术中，使用的是电热套，这在很早的出版物中就已经描述过了[35]。

在最近进行的一项为期 4 年的大样本量患者（$n = 65$）的研究中，作者强调了良好的效果，而且副作用很小（只有 2 名患者留下了瘢痕）。因而认为电外科是治疗鼻赘最简单、最经济的技术之一[36]。

然而，电外科手术中产生的高温可能潜在地损害软骨。此外，萎缩性瘢痕也有报道，许多患者也经历了非常长的愈合期。

虽然 CO_2 激光消融也有热损伤的风险，但电外科手术中产生的热量风险更大。

2018 年的一项综合综述回顾了所有描述的治疗鼻赘的手术技术，结论是，没有前瞻、对照、随机的研究来评估管理鼻赘的不同方法。因此，没有一个金标准可以被突出显示。需要进一步的研究来评估风险和替代的预防模式[37]。

激光手术（图 7.2a，b）

激光手术最近成为鼻赘的一种治疗选择。所使用的消融激光系统包括 CO_2 激光器和铒激光器，而氩激光器不合适，因为它可能在 0.5 mm 以内造成不可避免的皮肤坏死[33]。

CO_2 激光波长为 10 600 nm，对水具有较高的亲和力。因此，皮肤或黏膜几乎完全吸收，导致组织碳化。

一项包括 124 例鼻赘患者的大型研究显示，118 例患者的治疗效果为良好至优秀[30]。报告的副作用是瘢痕化和色素减退（124 例患者中有 4 例）以及毛孔扩张（124 例患者中有 2 例）。总体来说，这种治疗据报道是非常有效的，患者满意度高，效果持久。

消融治疗后可联合 PDL 进行维持治疗。虽然只有个案报道，但对血管瘤型增生性患者，这可能是一个很好的维持治疗的选择[38]。

铒：YAG 和 CO_2 激光的组合也已成功用于治疗鼻赘改变。铒激光波长 2940 nm，

是水的吸收高峰，在深层只有很小的热效应，因此，避免了大量组织的破坏。然而，由于缺乏凝固作用，出血可能会更加突出。而 CO_2 激光以良好的凝固效果发挥其作用，防止了过度出血。因此，可以实现卓越的美容效果，而且瘢痕风险非常低[39]。

总结：玫瑰痤疮增生性病变的治疗方案

多种物理方法可以治疗玫瑰痤疮增生性病变。传统的手术消融是一种很好的、快速的方法，但是，它有大量出血的风险。电外科手术可以最大限度地减少这种风险，但由于热效应，可能出现深层组织坏死。

皮肤磨削术可以成功地用于轻度和重度患者。

用 CO_2 激光系统消融也可以成功治疗增生性病变，由于其热效应，很少导致大出血。

考虑因素

在治疗玫瑰痤疮的过程中，光和激光疗法等物理方式以及介入性手术方法构成了对临床症状导向疗法的宝贵补充措施。

由于玫瑰痤疮患者的各种症状并不是独立存在的，考虑到系统和局部治疗的可能性，以及物理模式，有必要采取联合的治疗方法，将各种医疗手段纳入其中。

玫瑰痤疮红斑毛细血管扩张可以通过局部药物治疗红斑，用光和激光疗法治疗毛细血管扩张。此外，通过治疗红斑，毛细血管扩张可能被暴露，并容易成为治疗的新目标。

需要考虑到主要症状、患者的治疗愿望、受益风险比、有效性和耐受性。针对这些因素，最近发表了一种公认的被接受的治疗算法[1]。

由于玫瑰痤疮是一种慢性疾病，反复出现的症状可以根据特定的症状和患者的

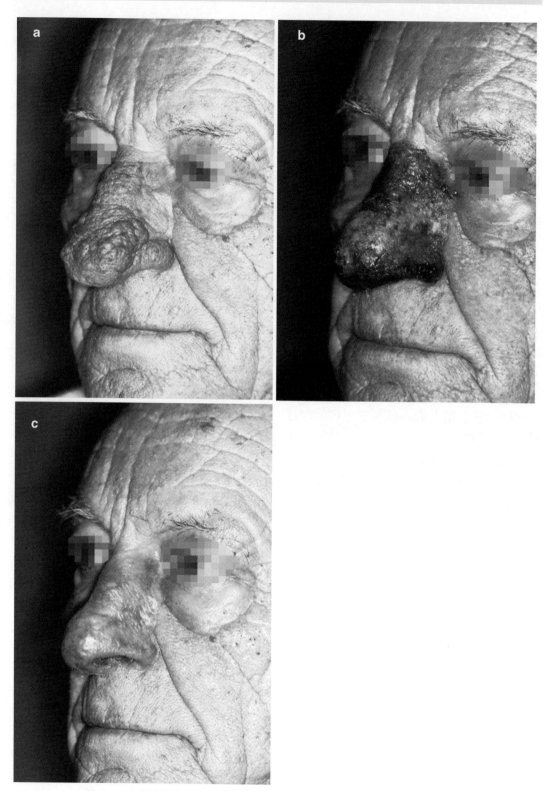

图 7.1 电外科治疗鼻赘：治疗前（a）、治疗后 24 h（b）、治疗后 3 周（c）

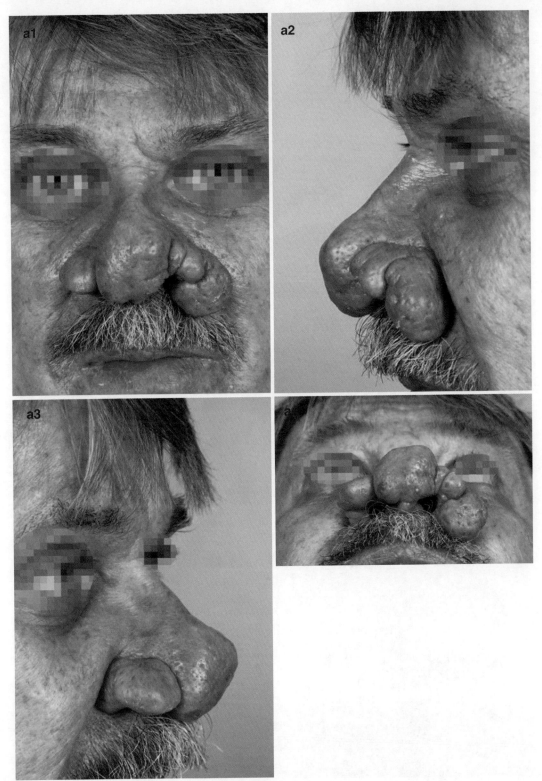

图 7.2　用手术刀减体积和铒激光消融治疗鼻赘：治疗前（a）、术后 4 周（b）

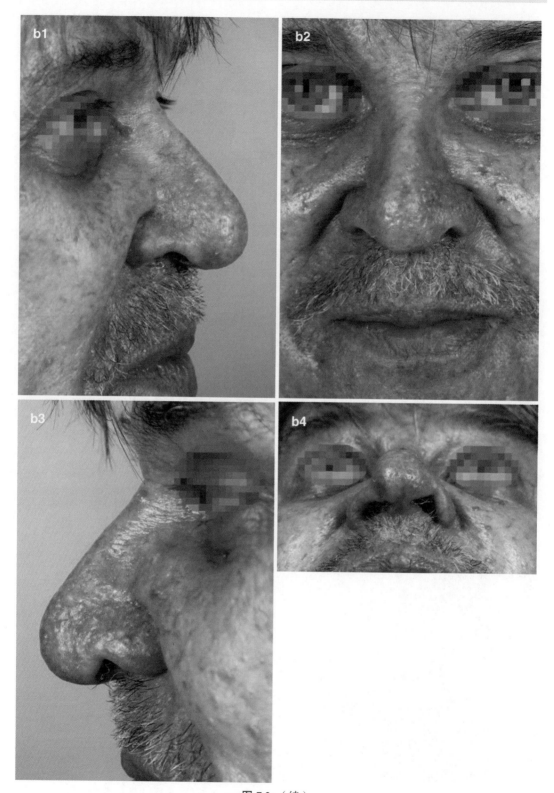

图 7.2 （续）

意愿提供新的治疗策略。由于缺乏有效的循证数据，未来需要对光和激光治疗后的长期结果进行研究。然而，经验表明，这些疗法可以反复应用而不会造成新的和不必要的副作用。

考虑到玫瑰痤疮患者较重的社会心理负担和不同物理方法整体良好的美容效果，物理治疗策略应始终被视为治疗方法的一个组成部分。

参考文献

1. Schaller M, Schöfer H, Homey B, et al. Rosacea management: update on general measures and topical treatment options. J Dtsch Dermatol Ges. 2016;14: 17–28.

2. Schaller M, Schöfer H, Homey B, et al. State of the art: systemic rosacea management. J Dtsch Dermatol Ges. 2016;14:29–37.

3. Steinhoff M, Schauber J, Leyden JJ. New insights into rosacea pathophysiology: a review of recent findings. J Am Acad Dermatol. 2013;69:S15–26.

4. Holmes AS, Steinhoff M. Integrative concepts of rosacea pathophysiology, presentation, and therapeutics. Exp Dermatol. 2017;26(8):659–67.

5. Arndt KA. Argon laser therapy of small cutaneous vascular lesions. Arch Dermatol. 1982;118:220–4.

6. Laube S, Lanigan SW. Laser treatment of rosacea. J Cosmet Dermatol. 2002;1:188–95.

7. van Zuuren EJ, Fedorowicz Z, Carter B, van der Linden MM, Charland L. Interventions for rosacea. Cochrane Database Syst Rev. 2015;4:CD003262.

8. Clark SM, Lanigan SW, Marks R. Laser treatment of erythema and telangiectasia associated with rosacea. Lasers Med Sci. 2002;17:26–33.

9. Jasim ZF, Woo WK, Handley JM. Long-pulsed (6-ms) pulsed dye laser treatment of rosacea-associated telangiectasia using subpurpuric clinical threshold. Dermatol Surg. 2004;30:37–40.

10. Bernstein EF, Kligman A. Rosacea treatment using the new-generation, high-energy, 595 nm, long pulse-duration pulsed-dye laser. Lasers Surg Med. 2008;40:233–9.

11. Gallo R, Drago F, Paolino S, Parodi A. Rosacea treatments: what's new and what's on the horizon? Am J Clin Dermatol. 2010;11:299–303.

12. Tan ST, Bialostocki A, Armstrong JR. Pulsed dye laser therapy for rosacea. Br J Plast Surg. 2004;57:303–10.

13. Tan SR, Tope WD. Pulsed dye laser treatment of rosacea improves erythema, symptomatology, and quality of life. J Am Acad Dermatol. 2004;51:592–9.

14. Lonne-Rahm S, Nordlind K, Edstrom DW, Ros AM, Berg M. Laser treatment of rosacea: a pathoetiological study. Arch Dermatol. 2004;140:1345–9.

15. Salem SA, Abdel Fattah NS, Tantawy SM, El-Badawy NM, Abd El-Aziz YA. Neodymium-yttrium aluminum garnet laser versus pulsed dye laser in erythematotelangiectatic rosacea: comparison of clinical efficacy and effect on cutaneous substance (p) expression. J Cosmet Dermatol. 2013;12:187–94.

16. Kim SJ, Lee Y, Seo YJ, Lee JH, Im M. Comparative efficacy of radiofrequency and pulsed dye laser in the treatment of rosacea. Dermatol Surg. 2017;43:204–9.

17. West TB, Alster TS. Comparison of the long-pulse dye (590-595 nm) and ktp (532 nm) lasers in the treatment of facial and leg telangiectasias. Dermatol Surg. 1998;24:221–6.

18. Uebelhoer NS, Bogle MA, Stewart B, Arndt KA, Dover JS. A split-face comparison study of pulsed 532-nm ktp laser and 595-nm pulsed dye laser in the treatment of facial telangiectasias and diffuse telangiectatic facial erythema. Dermatol Surg. 2007;33:441–8.

19. Say EM, Okan G, Gokdemir G. Treatment outcomes of long-pulsed Nd: Yag laser for two different subtypes of rosacea. J Clin Aesthet Dermatol. 2015;8:16–20.

20. Willey A, Anderson RR, Azpiazu JL, Bakus AD, Barlow RJ, Dover JS, Garden JM, Kilmer SL, Landa N, Manstein D, Ross EV Jr, Sadick N, Tanghetti EA, Yaghmai D, Zelickson BD. Complications of laser dermatologic surgery. Lasers Surg Med. 2006;38:1–15.

21. Karsai S, Roos S, Raulin C. Treatment of facial telangiectasia using a dual-wavelength laser system (595 and 1,064 nm): a randomized controlled trial with blinded response evaluation. Dermatol Surg. 2008;34:702–8.

22. Alam M, Voravutinon N, Warycha M, Whiting D, Nodzenski M, Yoo S, West DP, Veledar E, Poon E. Comparative effectiveness of nonpurpuragenic 595-nm pulsed dye laser and microsecond 1064-nm neodymium:Yttrium-aluminum-garnet laser for treatment of diffuse facial erythema: a double-blind randomized controlled trial. J Am Acad Dermatol. 2013;69:438–43.

23. Baek JO, Hur H, Ryu HR, Kim JS, Lee KR, Kim YR, Choi KH. Treatment of erythematotelangiectatic rosacea with the fractionation of high-fluence, long-pulsed 595-nm pulsed dye laser. J Cosmet Dermatol. 2017;16:12–4.

24. Strand M, Bergqvist G, Griffith S, Bergqvist E. The effect of recurrent pulsed dye laser treatments in rosacea patients. J Cosmet Laser Ther. 2017;19: 160–4.

25. Ko HS, Suh YJ, Byun JW, Choi GS, Shin J. Pulsed dye laser treatment comined with oral minocycline reduces recurrence rate of rosacea. Ann Dermatol. 2017;29:543–7.

26. Bernstein EF, Schomacker K, Paranjape A, Jones CJ. Pulsed dye laser treatment of rosacea using a novel 15 mm diameter treatment beam. Lasers Surg Med. 2018;50:808–12.

27. Taub AF. Treatment of rosacea with intense pulsed light. J Drugs Dermatol. 2003;2:254–9.

28. Kassir R, Kolluru A, Kassir M. Intense pulsed light for the treatment of rosacea and telangiectasias. J Cosmet Laser Ther. 2011;13:216–22.

29. Papageorgiou P, Clayton W, Norwood S, Chopra S, Rustin M. Treatment of rosacea with intense pulsed light: significant improvement and long-lasting results. Br J Dermatol. 2008;159:628–32.

30. Neuhaus IM, Zane LT, Tope WD. Comparative efficacy of nonpurpuragenic pulsed dye laser and intense pulsed light for erythematotelangiectatic rosacea. Dermatol Surg. 2009;35:920–8.

31. Nymann P, Hedelund L, Haedersdal M. Long-pulsed dye laser vs. Intense pulsed light for the treatment of facial telangiectasias: a randomized controlled trial. J Eur Acad Dermatol Venereol. 2010;24:143–6.

32. Tsunoda K, Akasaka K, Akasaka T, Amano H. Successful treatment of erythematotelangiectatic rosacea with intense pulsed light: report of 13 cases. J Dermatol. 2018;45:1113–6.

33. Sadick H, Riedel F, Bran G. Rhinophyma in rosacea. What does surgery achieve? Hautarzt. 2011;62:834–41.

34. Hoasjoe DK, Stucker FJ. Rhinophyma: review of pathophysiology and treatment. J Otolaryngol. 1995;24:51–6.

35. Farina R, Piza Pde T. Blepharoptosis; blepharoplasty by a modified wiener-lexer technique. Plast Reconstr Surg (1946) 1950;5:97–101, illust.

36. González LF, Herrera H, Motta A. Electrosurgery for the treatment of moderate or severe rhinophyma. Actas Dermosifiliogr. 2018;109:e23–6.

37. Krausz AE, Goldberg DJ, Ciocon DH, Tinklepaugh AJ. Procedural management of rhinophyma: a comprehensive review. J Cosmet Dermatol. 2018;17:960–7.

38. Moreira A, Leite I, Guedes R, Baptista A, Mota G. Surgical treatment of rhinophyma using carbon dioxide (co2) laser and pulsed dye laser (pdl). J Cosmet Laser Ther. 2010;12:73–6.

39. Goon PK, Dalal M, Peart FC. The gold standard for decortication of rhinophyma: combined erbium-yag/co2 laser. Aesthet Plast Surg. 2004;28:456–60.

40. Menezes N, Moreira A, Mota G, Baptista A. Quality of life and rosacea: pulsed dye laser impact. J Cosmet Laser Ther. 2009;11:139–41.

41. Moustafa F, Lewallen RS, Feldman SR. The psychological impact of rosacea and the influence of current management options. J Am Acad Dermatol. 2014;71:973–80.

第 8 章　玫瑰痤疮与胃肠道共病

Nita Katarina Frifelt Wienholtz,Jacob Pontoppidan Thyssen, Alexander Egeberg

李在兵　译　冯燕艳　审校

概述

　　玫瑰痤疮是一种慢性炎症性皮肤病，主要发生在面部和胸部。患者的典型表现为慢性面中部红斑，可因潮红伴灼痛或刺痛和（或）炎性丘疹或脓疱发作而加重。许多食物和饮料可以触发加重，即辛辣食物、热饮料和酒精，也可由本章中未提及的一些非饮食因素触发。

　　在玫瑰痤疮中，乳糜泻、食物过敏、幽门螺杆菌定植、肠易激综合征和小肠细菌过度生长（small intestinal bacterial overgrowth, SIBO）的发病率也较高，该疾病似乎与其他胃肠道疾病有关，包括胃食管反流病和炎性肠病（克罗恩病和溃疡性结肠炎）。

　　在本章中，我们将回顾玫瑰痤疮的饮食触发因素及其在玫瑰痤疮管理中的作用。此外，我们将讨论与其他胃肠道共病的相关性，包括乳糜泻、胃食管反流病、幽门螺杆菌定植、肠易激综合征和炎性肠病。目前尚不清楚玫瑰痤疮、饮食诱因和胃肠道疾病是如何关联的，但饮食触发因素似乎与玫瑰痤疮的任何胃肠道共病均无直接关系。

　　本章将讨论玫瑰痤疮和胃肠道共病之间相关性的可能解释。

饮食触发因素

　　据玫瑰痤疮患者说，许多食物和饮料可能会加重他们的症状，或者是触发潮红（可能持续数分钟至数小时），或者是导致炎性丘疹和脓疱发作（通常局限于脸颊中央）。在玫瑰痤疮患者中也提示食物过敏的患病率较高[1]，尽管该理论缺乏研究。

　　美国国家玫瑰痤疮协会的两项调查研究了玫瑰痤疮的饮食触发因素，一项调查于2005年开展，包括400例玫瑰痤疮患者[2]，另一项调查于2018年开展，包括516例玫瑰痤疮患者[3]。2005年的调查显示，自述的饮食触发因素可以分为四组：热相关诱因（热食、热咖啡、热茶）、酒精（葡萄酒、烈酒）、辣椒碱（辣椒酱、辣椒粉、红辣椒）和含桂皮醛的食物（西红柿、巧克力、柑橘）。在该调查中，据报告，23%的患者食用肉类后会出现突发症状，11%的患者食用奶酪后会出现症状恶化（表8.1）[2]。值得注意的是，调查中78%的患者报告因玫瑰痤疮改变了饮食，其中约95%报告随后发作减少[2]。2018年的调查发现，73%的人由于玫瑰痤疮而改变了饮食，以避免发作。改变饮食包括避免不同菜系的食物（如辛辣食物），避免饮酒。约25%的患者还会食用更冷的食物以避免潮红，其中约74%的患者由于饮食改变而减少了玫瑰痤疮发作[3]。

　　这些饮食触发因素加重玫瑰痤疮的途径尚不清楚，但两组瞬时受体电位（transient receptor potential, TRP）通道被认为参与玫瑰痤疮症状的激活：香草酸受体和锚蛋

表 8.1　根据美国国家玫瑰痤疮协会对总计 400 例玫瑰痤疮患者的调查，玫瑰痤疮患者自我报告的诱发潮红的饮食触发因素概述[2]

触发因素组	食物 / 饮料	报告触发的患者
热相关	热咖啡	33%
	热茶	30%
酒精	葡萄酒	52%
	烈性酒	42%
辣椒碱	香料	75%
	辣椒酱	54%
	辣椒粉	47%
	红辣椒	37%
含桂皮醛的食物	番茄	30%
	巧克力	23%
	柑橘	22%
其他食物	肉	23%
	奶酪	11%

白受体。

　　TRP 通道是位于细胞膜上的离子通道。TRP 通道的激活可通过神经源性血管舒张导致皮肤血流量增加。这种血管舒张（潮红）可能伴随面部皮肤烧灼感[4]，与一些玫瑰痤疮患者中观察到的相似。具体来说，香草酸受体是一组 TRP 通道，与玫瑰痤疮有关。香草酸受体位于角质形成细胞、神经元、内皮和免疫细胞中，据报道，其中一些受体在玫瑰痤疮中具有活性。香草酸受体的激活导致血管舒张、炎症和痛觉过敏[5]，值得注意的是，这些受体可被辣椒碱和温度升高激活，而温度升高是玫瑰痤疮的常见触发因素。

　　此外，主要位于感觉神经元的锚蛋白受体 TRPA1 上调可调节血管舒张。这些受体可被芥子油和桂皮醛激活，这也是玫瑰痤疮的常见触发因素，并被认为在玫瑰痤疮潮红中发挥作用[5]。

　　总之，据报道，许多饮食触发因素可加重玫瑰痤疮，或导致潮红或丘疹和（或）脓疱发作。这些触发因素的效力因人而异，

但似乎避免潜在的触发因素可能对患者的症状有好处。

　　因此，关于潜在触发因素的信息可以帮助患者管理其疾病。一次避免一组食物可能是一种选择，尽管获益通常是可疑的，避免食物的困难可能超过获益。目前，尚无任何食物相关长期风险的报告。

胃食管反流病

　　胃食管反流病（gastroesophageal reflux disease，GERD）的特点是每周出现 2 次以上的胃食管反流。GERD 的风险因素包括超重、吸烟和压力。到目前为止，仅有一项病例对照研究观察了玫瑰痤疮中的 GERD。在本研究中，与相同数量的对照组相比，65 例玫瑰痤疮患者中 GERD 的患病率显著更高，优势比（OR）为 4.2（95% CI 1.7 ~ 10.2）[1]。此外，GERD 仅与中度至重度玫瑰痤疮相关，未发现与轻度玫瑰痤疮的显著关系。值得注意的是，可能加重 GERD 的食物与上一节中描述的加重玫瑰痤疮的食物重叠，例如巧克力、酒精、咖啡、辛辣食物和番茄汁。

　　目前，尚无 GERD 抗酸治疗对玫瑰痤疮症状影响的报告，因此建议在适用时遵守 GERD 的官方治疗指南。

幽门螺杆菌感染

　　幽门螺杆菌是一种常见的能感染胃黏膜的细菌。与消化不良、胃痛和溃疡有关，但也可无症状。

　　玫瑰痤疮和幽门螺杆菌之间的关联仍然存在争议，尽管对这一问题进行了大量的研究。一些研究报告玫瑰痤疮患者中幽门螺杆菌的患病率增加[6-15]，尤其是在丘疹脓疱型患者中[16]，而其他研究未发现相关性[8, 17]，甚至发现玫瑰痤疮和幽门螺杆

菌之间存在负相关[17-19]（表8.2）。

10项研究发现玫瑰痤疮与幽门螺杆菌的存在成正相关。除一项全国性丹麦队列研究和一项荟萃分析外[9, 23]，大多数是在21～90例玫瑰痤疮患者与20～217例健康对照者之间进行的小型病例对照研究[6-15]。

表 8.2　玫瑰痤疮患者中的幽门螺杆菌研究概述

第一作者	年份	国家	设计和数量	结果
Jones[20]	1998	美国	CC 52 R 133 HC	无显著差异 R：23% 幽门螺杆菌阳性 HC：22.6% 幽门螺杆菌阳性
Sharma[17]	1998	美国	CC 45 R 43 HC	R：26.7% 幽门螺杆菌阳性 HC：34.9% 幽门螺杆菌阳性
Utaş[8]	1999	土耳其	CC 25 R 87 HC	R：68% 幽门螺杆菌阳性 HC：48% 幽门螺杆菌阳性
Rojo-Garcia[18]	2000	西班牙	CC 197 R 547 HC	R：49% 幽门螺杆菌阳性 HC：56% 幽门螺杆菌阳性
Bonamigo[15]	2000	巴西	CC 62 R 124 HC	R：66% 幽门螺杆菌阳性 HC：33.9% 幽门螺杆菌阳性
Herr[21]	2000	韩国	CC 50 R 50 HC	无显著差异 R：84% 幽门螺杆菌阳性 HC：78% 幽门螺杆菌阳性
Szlachnic[6]	2002	波兰	CC 60 R 60 HC	R：88% 幽门螺杆菌阳性 HC：65% 幽门螺杆菌阳性
Gürer[14]	2002	土耳其	CC 33 R 20 HC	R：87.9% 幽门螺杆菌阳性 HC：45% 幽门螺杆菌阳性
Argenziano[22]	2003	意大利	CR 48 R	R：消化不良16例（33%），其中13例存在抗Hp IgG，10例存在抗Hp IgA。其中12例患者存在抗CagA抗体 33%的ETR患者和66%的PPR患者存在抗Hp IgA 25%的ETR患者和66%的PPR患者存在抗Hp IgG
Baz[19]	2004	土耳其	CC 29 R 20 HC	R：10.3% 幽门螺杆菌阳性 HC：65% 幽门螺杆菌阳性
Abram[13]	2009	爱沙尼亚	CC 170 R 217 HC	R：62.4% 幽门螺杆菌阳性 HC：52% 幽门螺杆菌阳性
Bhatterai[12]	2012	尼泊尔	CC 26 R 52 HC	R：65.4% 幽门螺杆菌阳性 HC：11.5% 幽门螺杆菌阳性

第一作者	年份	国家	设计和数量	结果
El-Khalawany [10]	2012	埃及	68 R 54 HC	R：72% 幽门螺杆菌阳性 HC：46.3% 幽门螺杆菌阳性
Colgecen [11]	2015	土耳其	21 R 30 HC	R：76% 幽门螺杆菌阳性 HC：46.7% 幽门螺杆菌阳性
Gravina [7]	2015	意大利	90 R 90 HC	R：48.9% 幽门螺杆菌阳性 HC：26.7% 幽门螺杆菌阳性 96.9% 的患者根除幽门螺杆菌后皮肤病变得到改善
Egeberg [23]	2017	丹麦	CC 队列 49475 R 4312213 HC	R：幽门螺杆菌的患病率较高，发生率无差异（HR 1.04，95% CI 0.96 ～ 1.13）
Jorgensen [9]	2017	丹麦	荟萃分析 928 R 1527 HC	R：56% 幽门螺杆菌阳性 HC：49% 幽门螺杆菌阳性 R 中幽门螺杆菌的合并 OR 为 1.68（95% CI 1.00 ～ 2.84） C- 尿素呼气试验与 R 中较高的幽门螺杆菌发生率相关（OR 3.12，95% CI 1.92 ～ 5.07） 根除幽门螺杆菌与皮肤症状改善无显著相关性（RR 1.28，95% CI 0.98 ～ 1.67）

CC，病例对照；CR，病例报告；ETR，红斑毛细血管扩张症状；HC，健康对照者；HR，风险比；OR，优势比；PPR，丘疹脓疱症状；R，玫瑰痤疮患者

在具有正相关性的研究中，玫瑰痤疮的患病率为 48.9% ～ 87.9%，而在健康对照中为 11.5% ～ 65%[6-15]。在 3 项病例对照研究中发现玫瑰痤疮和幽门螺杆菌之间存在负相关，研究了 29 ～ 197 例玫瑰痤疮患者与 20 ～ 547 例健康对照者[17-19]。玫瑰痤疮患者幽门螺杆菌患病率为 10.3% ～ 26.7%，健康对照组幽门螺杆菌患病率为 34.9 ～ 65%。两项病例对照研究未发现显著差异。一项研究调查了 53 例玫瑰痤疮患者和 133 例健康对照者，发现 23% 的玫瑰痤疮患者和 22.6% 的健康对照者存在幽门螺杆菌[20]，另一项研究调查了 50 例玫瑰痤疮患者和 50 例对照者，发现 84% 的玫瑰痤疮患者和 78% 的健康对照者幽门螺杆菌阳性[21]。值得注意的是，两项研究报告了玫瑰痤疮中的胃肠道症状与幽门螺杆菌之间存在联系[17, 24]。

幽门螺杆菌被认为是玫瑰痤疮的触发因素而不是原因。它似乎通过产生特定的细胞毒素，激活组胺、前列腺素、白三烯和细胞因子的释放，从而引发炎症和玫瑰痤疮潮红而发挥作用。但该理论有待进一步研究[22]。

最近一项包括 928 例玫瑰痤疮患者和 1527 例对照者的荟萃分析发现，当患有玫瑰痤疮时，幽门螺杆菌的总体 OR 为 1.68（95% CI 1.00 ～ 2.84）。分析仅限于用 C- 尿素呼气试验（发现幽门螺杆菌最准确的检测之一）检查幽门螺杆菌的患者，显示出更强的相关性（OR 3.12，95% CI 1.92 ～ 5.07），然而，根除幽门螺杆菌与皮肤症状改善无显著相关性（OR1.28，95% CI 0.98 ～ 1.67）[9]。

已证实三联疗法（包括口服甲硝唑，

一种也常以局部应用形式治疗玫瑰痤疮的药物）根除幽门螺杆菌对丘疹脓疱型、眼型和红斑毛细血管扩张型玫瑰痤疮（程度较轻）尤其有益[7, 24-26]。在这些报告中，患者在根除幽门螺杆菌后仅接受了短期随访，治疗的长期效果尚不确定。此外，两种疾病治疗方式的相似性使得很难解释幽门螺杆菌根除治疗在玫瑰痤疮中的有益作用是由于根除还是由于抗生素治疗本身的作用。

根据上述发现，玫瑰痤疮和幽门螺杆菌之间关系尚不明确，尤其是幽门螺杆菌根除对玫瑰痤疮皮肤症状的有益作用，建议遵循幽门螺杆菌的常规治疗指南。

有幽门螺杆菌症状性感染、溃疡病史或有溃疡/GERD倾向的患者应开始根除治疗。

肠易激综合征

肠易激综合征（irritable bowel syndrome，IBS）是影响消化系统的常见病症。症状包括胃痉挛、胃胀、腹泻和便秘，IBS似乎或多或少是慢性的，症状一次持续数天、数周或数月。尽管IBS家族史增加了患病可能性，但原因尚不清楚。目前尚无已知的IBS治愈方法，然而，改变饮食可能缓解症状。

仅有一项研究观察了玫瑰痤疮患者的IBS。一项全国性丹麦队列研究报告，与一般人群相比，玫瑰痤疮患者新发IBS的风险显著增加（OR 1.34，95% CI 1.19 ~ 1.50）[23]（表8.3）。没有其他研究调查这种相关性，但在玫瑰痤疮患者中常见感觉腹胀和频繁便秘的报告[23, 27, 33, 35]，尽管有一项研究未发现IBS症状和玫瑰痤疮之间的联系[27]（表8.3）。在一份病例报告中，发现1例重度玫瑰痤疮患者的肠道通过时间延长。该患者每日补充膳食纤维可降低肠道通过时间，暂时缓解玫瑰痤疮症状，但一段时间后，玫瑰痤疮症状复发加重。这表明是由于对膳食纤维补充剂不耐受所致，因为停用补充剂可减轻加重[36]。尽管本报告未发现膳食纤维补充剂的任何持久作用，但肠道通过时间缩短对玫瑰痤疮症状可能有益也许是值得考虑的。

小肠细菌过度生长

小肠细菌过度生长（SIBO）是指小肠内细菌过多。SIBO可能导致许多症状，通常为轻度，可能类似于IBS，如腹痛/不适、胃胀和腹胀、腹泻、便秘和嗳气，但人们对SIBO通常知之甚少。

4项病例对照研究调查了玫瑰痤疮中的SIBO[7, 23, 33-34]（表8.3）。所有研究均发现SIBO的患病率较高，但仅3项研究具有显著性[23, 33, 34]。玫瑰痤疮患者中SIBO的患病率似乎较高，几乎50%的患者受累[23, 33-34]。然而，发病率与对照人群相似，表明SIBO先于玫瑰痤疮症状的发生[23]。其中一项是意大利病例对照研究，发现60例玫瑰痤疮患者的SIBO患病率为41.7%，而40例健康对照者的SIBO患病率仅为5%。值得注意的是，在本研究中，大多数SIBO阳性玫瑰痤疮患者表现为丘疹脓疱型[34]，这表明SIBO与丘疹脓疱型中的炎症成分相关。另一项包含90例玫瑰痤疮患者和90例健康对照者的意大利病例对照研究未发现SIBO和玫瑰痤疮之间存在显著相关性，可能是由于检测方法［仅评价小肠前3英尺（约0.9 in）的葡萄糖呼气试验］低估了SIBO[7]。

另一项意大利病例对照研究评估了40例玫瑰痤疮患者，他们因SIBO接受了10天利福昔明治疗。利福昔明是一种不被全身吸收但在肠道局部保留并发挥作用的药物。该治疗后，58.3%的患者根除了SIBO，根除与后续皮肤玫瑰痤疮症状的缓

表 8.3 玫瑰痤疮胃肠道共病的研究概述

共病	第一作者、年份和国家	设计和数量	结果
消化不良症状	Sharma（1998）[17] 美国	CC 45 R	玫瑰痤疮患者中有 24.4% 存在消化性溃疡，而健康对照组中仅有 23.3%
	Argenziano（2003）[22] 意大利	CR 48 R	16 例患者（33%）有消化不良症状，32 例患者（67%）无任何上消化道症状。6 名患者有胃炎。4 例患者有胃溃疡。6 例患者有十二指肠溃疡（经胃镜检查证实）
	Rainer（2015）[1] 美国	CC 65 R 65 HC	胃食管反流病与 R 显著相关（OR 4.2，95% CI 1.7 ～ 10.2）"其他胃肠疾病"（未指明）与 R 显著相关（OR 3.0，95% CI 1.2 ～ 7.6）
肠易激综合征（IBS）	Marks（1967）[27] 英国	CC 62 R 62 HC	R 和 HC 中摄入后长期腹痛和不适之间无显著差异
	Egeberg（2017）[23] 丹麦	队列 49475 R 4312213 HC	R 组基线 IBS 患病率高于 HC 组，HC 组 IBS 发生率高于 R 组（HR 1.34，95% CI 1.19 ～ 1.50）
乳糜泻	Egeberg（2016）[28] 丹麦	队列 6759 R 33795 HC	R 中乳糜泻风险显著增加（OR 2.03，95% CI 1.35 ～ 3.07）
	Egeberg（2017）[23] 丹麦	队列 49475 R 4312213 HC	R 组乳糜泻的基线患病率增加（玫瑰痤疮组 0.3% vs. 健康对照组 0.1%）。R 中乳糜泻的发生率也显著增加（OR 1.46，95%CI 1.11 ～ 1.93）
炎性肠病（IBD）	Marks（1967）[27] 英国	CC 62 R 62 HC	R 和 HC 之间炎性肠病的发生率无显著差异
	Walton（1990）[29] 英国	CR 4 R	4 R 为 UC 先于 PPR，UC 活动似乎与玫瑰痤疮的严重程度相关
	Romiti（2000）[30] 德国	CR 1 R	1 例 CD 患者在硫唑嘌呤（50 mg/d）、美沙拉嗪（4 g/d）和氢化可的松（10 mg/d）长期稳定治疗 CD 后发生暴发性玫瑰痤疮。在研究期间，回肠活检显示 CD 的疾病活动无变化。使用氨苯砜（100 mg/d）、外用夫西地酸乳膏和口服避孕药治疗玫瑰痤疮没有变化，然而，改变 CD 治疗，逐渐减少氢化可的松，停用美沙拉秦，并将硫唑嘌呤增加到 150 mg/d，在新治疗 4 周后，病变得到改善。介绍了异维 A 酸的治疗方法
	Spoendlin（2016）[31] 英国	CC 80957 R 80957 HC	UC 与玫瑰痤疮风险增加相关（OR 1.65，95% CI 1.43 ～ 1.90）。UC 病程短（＜2 年）的风险最高（OR 2.85，95% CI 1.80 ～ 4.50）CD 与 R 发生率增加相关（OR 1.49，95% CI 1.25 ～ 1.77）。与病程无相关性
	Egeberg（2017）[23] 丹麦	队列 49475 R 4312213 HC	R 组 CD 患病率更高（HR 1.45，95% CI 1.19 ～ 1.77）。R 组 UC 患病率更高（HR 1.19，95% CI 1.02 ～ 1.39）
	Kim（2017）[32] 韩国	横向研究 40843 IBD 12646 CD 28197 UC 49989620 HC	R 组中 IBD 风险增加（OR 1.78，95% CI 1.58 ～ 2.16）。与女性 IBD 患者相比，男性 IBD 患者的 R 风险更高。30 岁以下 IBD 患者的玫瑰痤疮风险增加，OR 为 3.341（95% CI 1.396 ～ 7.996）

共病	第一作者、年份和国家	设计和数量	结果
小肠细菌过度生长（SIBO）	Parodi（2008）[33]意大利	CC113 R60 HC	R 中 SIBO 患病率（46%）高于 HC 中患病率（5%）。PPR 与 SIBO 的相关性高于无 PPR 的 R，分别为 59% 和 6.9%。32 例 R 接受利福昔明根除 SIBO 治疗，治疗 10 天。28 例 R 通过治疗达到根除，其中 20 例皮肤病变清除，6 例皮肤病变数量显著减少
	Gravina（2015）[7]意大利	90 R90 HC	R 中 SIBO 患病率未显著增加（OR 1.317，95% CI 0.484～3.582）。在 4 例接受治疗的患者中，根除 SIBO 使 3 例患者的皮肤症状部分或完全消退
	Drago（2016）[34]意大利	48 R40 HC	SIBO 在 R 中显著增加（OR 13.6，95% CI 2.9～62.9），尤其是有 PPR 的 R。在 30 天随访和 3 年随访时，SIBO 根除与 R 缓解相关的比例为 58.3%，其中 64.5% 的 R 仍处于皮肤症状缓解期
	Egeberg（2017）[23]丹麦	49475 R4312213 HC	R 中 SIBO 患病率增加（HR 0.71，95% CI 0.18～1.86）。与 SIBO 发病率无关

UC，溃疡性结肠炎；CD，克罗恩病；PPR，丘疹脓疱症状；HR，风险比；HC，健康对照者；CC，病例对照；CR，病例报告；R，玫瑰痤疮患者

解相关。事实证明，该疗法在缓解丘疹脓疱症状方面最有效，但也使红斑有所减轻。每 6 个月对患者进行一次随访，持续 3 年和 5 年。在 3 年随访时，仅 5.7% 完成治疗的患者 SIBO 检测阳性，但仅 64.5% 的患者玫瑰痤疮症状仍处于缓解状态[34]。另一项研究发现，在接受利福昔明治疗的 38 例患者中，17 例（44.7%）在 5 年随访时仍保持玫瑰痤疮缓解状态[37]。玫瑰痤疮症状与 SIBO 之间似乎确实存在联系，SIBO 可能通过循环细胞因子（即肿瘤坏死因子 α）触发玫瑰痤疮，然而，长期随访表明玫瑰痤疮可能持续存在 / 加重，与 SIBO 严重程度无关。

乳糜泻

乳糜泻是一种慢性炎症性疾病，与几种自身免疫性和炎症性疾病相关。成人乳糜泻的发病在 45～50 岁后增加[38]。

只有两项大型丹麦队列研究调查了乳糜泻和玫瑰痤疮之间的相关性，两项研究均发现了相关性。在一项研究中，6759 例玫瑰痤疮患者的乳糜泻患病率高于 33795 例健康对照者（OR 2.03，95% CI 1.35～3.07）[28]，在另一项研究中，49 475 例玫瑰痤疮患者的发病率高于 4 312 213 例对照者（OR 1.46，95% CI 1.11～1.93）[23]（表 8.3）。这种联系的原因仍不清楚，但有人提出炎症和（或）自身免疫联系。遗传联系也被认为是全基因组关联分析（GWAS）发现的乳糜泻和玫瑰痤疮之间共享遗传风险位点[39]。

炎性肠病

炎性肠病（inflammatory bowel disease，IBD）是胃肠道慢性炎症的术语，涵盖克罗恩病（Crohn's disease，CD）和溃疡性结肠炎（ulcerative colitis，UC）两种情况。4

项研究研究了 IBD 与玫瑰痤疮的关系。一项研究调查了 62 例玫瑰痤疮患者和 62 例对照者，发现 IBD 患病率无差异[27]，而 3 项研究发现 IBD 和玫瑰痤疮之间成正相关。一项韩国横断面研究发现玫瑰痤疮患 IBD 的风险显著增加（OR 1.78，95% CI 1.58～2.16），在男性中尤其明显。此外，他们发现玫瑰痤疮的风险在 30 岁以下的 IBD 患者中尤其高（OR 3.341，95% CI 1.396～7.996）[32]，这支持玫瑰痤疮（通常在 30～50 岁诊断）的流行病学，但这可能表明 IBD 先于玫瑰痤疮。另一项研究支持在克罗恩病（OR 1.49，95% CI 1.25～1.77）、溃疡性结肠炎（OR 1.65，95% CI 1.43～1.90）中玫瑰痤疮风险增加这一发现，尤其是在过去 2 年内被诊断为溃疡性结肠炎的患者中（OR 2.85，95% 1.80～4.50）[31]，表明玫瑰痤疮可能在 IBD 诊断后发生。另一项大型丹麦队列研究还发现，与背景人群相比，49 475 例玫瑰痤疮患者的克罗恩病（HR 1.43，95% CI 1.19～1.77）和溃疡性结肠炎（HR 1.19，95% CI 1.02～1.39）风险均增加[23]。

两份病例报告发现 IBD 的严重程度与玫瑰痤疮之间存在相关性：一项研究发现，在 4 例溃疡性结肠炎患者中，溃疡性结肠炎的诊断先于玫瑰痤疮的诊断，溃疡性结肠炎的严重程度与玫瑰痤疮的严重程度相关[29]；另一份病例报告涉及 1 例接受稳定治疗的克罗恩病患者，该患者出现暴发性玫瑰痤疮，调节其克罗恩病药物治疗后，玫瑰痤疮症状减轻[30]。玫瑰痤疮和 IBD 研究概述见表 8.3。

重要的是，玫瑰痤疮和背景人群中 IBD 的总体风险均较低。也有人提出玫瑰痤疮是由使用英夫利西单抗（尤其是在溃疡性结肠炎中）进行免疫调节治疗所触发，这将支持在新诊断的溃疡性结肠炎患者中玫瑰痤疮增加这一发现，但尚未对其进行进一步研究，尚不清楚免疫调节治疗后出现的玫瑰痤疮症状是否标志着玫瑰痤疮的实际发作，或症状是否是对治疗的反应。IBD，尤其是溃疡性结肠炎的全身性炎症也可能触发玫瑰痤疮的发作/突发。然而，溃疡性结肠炎治疗中常用的甲硝唑被认为与玫瑰痤疮的发生成负相关，因为甲硝唑也是玫瑰痤疮常见治疗之一。

玫瑰痤疮与 IBD 之间似乎确实存在相关性，但关系尚不十分清楚，有待进一步研究。重要的是，在诊断后的第 1 年，玫瑰痤疮发病风险增加，可能是由于治疗的影响。

结论

一些食物和饮料可能引发玫瑰痤疮，饮食的改变又可能对疾病严重程度产生有益影响。玫瑰痤疮似乎与几种胃肠道疾病有关，包括乳糜泻、克罗恩病、胃食管反流病、幽门螺杆菌定植、肠易激综合征、小肠细菌过度生长和溃疡性结肠炎，然而，病理生理学联系仍不清楚。尤其是在具有丘疹脓疱成分的患者中，观察到与胃肠道疾病相关性更高的趋势，但因为几项研究缺乏玫瑰痤疮表型的适当分类，需要进一步研究来阐明这种联系。对于评价玫瑰痤疮患者治疗的医生来说，考虑胃肠道共病可能很重要，尤其是 IBD、幽门螺杆菌定植和小肠细菌过度生长，它们似乎能够加剧玫瑰痤疮症状。饮食触发因素似乎与玫瑰痤疮中其他胃肠道疾病的发生无关，然而，饮食改变可能有助于缓解症状或预防发作，尽管改变饮食的困难可能超过获益。

参考文献

1. Rainer BM, Fischer AH, Luz Felipe Da Silva D, Kang S, Chien AL. Rosacea is associated with chronic systemic diseases in a skin severity-dependent manner: results of a case-control study. J Am Acad Dermatol. 2015;73:604–8.

2. Drake L. Hot sauce, wine and tomatoes cause flare-ups, survey finds [Internet]. 2005 [Cited 2019 Jun 18]. Available from: https://www.rosacea.org/rosacea-review/2005/fall/hot-sauce-wine-and-tomatoes-cause-flare-ups-survey-finds

3. Drake L. Survey: avoiding dietary triggers may reduce rosacea flare-ups [Internet]. [Cited 2019 Jun 18]. Available from: https://www.rosacea.org/rosacea-review/2018/spring/survey-avoiding-dietary-triggers-may-reduce-rosacea-flare-ups

4. Aubdool AA, Brain SD. Neurovascular aspects of skin neurogenic inflammation. J Investig Dermatol Symp Proc. 2011;15(1):33–9.

5. Weiss E, Katta R. Diet and rosacea: the role of dietary change in the management of rosacea. Dermatol Pract Concept. 2017;7(4):31–7.

6. Szlachcic A. The link between Helicobacter pylori infection and rosacea. J Eur Acad Dermatol Venereol. 2002;16:328–33.

7. Gravina AG, Federico A, Ruocco E, Schiavo AL, Masarone M, Tuccillo C, et al. Helicobacter pylori infection but not small intestinal bacterial overgrowth may play a pathogenic role in rosacea. United Eur Gastroenterol J. 2015;3(1):17–24.

8. Utaş S, Ozbakir O, Turasan A, Utaş C. Helicobacter pylori eradication treatment reduces the severity of rosacea. J Am Acad Dermatol. 1999;40(3):433–5.

9. Jørgensen AHR, Egeberg A, Gideonsson R, Weinstock LB, Thyssen EP, Thyssen JP. Rosacea is associated with Helicobacter pylori: a systematic review and meta-analysis. J Eur Acad Dermatol Venereol. 2017;31(12):2010–5.

10. El-Khakawany M, Mahmoud A, Mosbeh A, Alsalam FABD, Ghonaim N, Abou-Bakr A. Role of Helicobacter pylori in common rosacea subtypes: a genotypic comparative study of Egyptian patients. J Dermatol. 2012;39(12):989–95.

11. Colgecen E, Kracavus S, Kader C, Ozygurt K, Celikbilek M. Helicobacter pylori infection in multiple forms of dermatosis. Acta Medica Mediterr. 2015;31:1127–32.

12. Bhatterai S, Agrawal A, Rijal A, Majhi S, Pradhan B, Dhakal S. The study of prevalence of Helicobacter pylori in patients with acne rosacea. Kathmandu Univ Med J. 2012;10(40):49–52.

13. Abram K, Silm H, Maaroos H, Oona M. Risk factors associated with rosacea. J Eur Acad Dermatol Venereol. 2010;24:565–71.

14. Gürer M, Erel A, Erbas D, Caglar K, Atahan C. The seroprevalence of Helicobacter pylori and nitric oxide in acne rosacea. Int J Dermatol. 2002;41(11):768–70.

15. Bonamigo R, Leite C, Wagner M, Bakos L. Rosacea and Helicobacter pylori: interference of systemic antibiotic in the study of possible association. J Eur Acad Dermatol Venereol. 2000;14(5):424–5.

16. Diaz C, O'Callaghan CJ, Khan A, Ilchyshyn A. Rosacea: a cutaneous marker of Helicobacter pylori infection? Results of a pilot study. Acta Derm Venereol. 2003;83(4):282–6.

17. Sharma VK, Lynn A, Kaminski M, Vasudeva R, Howden CW. A study of the prevalence of Helicobacter pylori infection and other markers of upper gastrointestinal tract disease in patients with rosacea. Am J Gastroenterol. 1998;93(2):220–2.

18. Rojo-García J, Muñoz-Pérez M, Escudero J, Camacho F, Hegueta P, Herrerías J. Helicobacter pylori in rosacea and chronic urticaria. Acta Derm Venereol. 2000;80(2):156–7.

19. Baz K, Cimen M, Kokturk A, Aslan G, Ikizoglu G, Demirseren D, et al. Plasma reactive oxygen species activity and antioxidant potential levels in rosacea patients: correlation with seropositivity to Helicobacter pylori. Int J Dermatol. 2004;43(7):494–7.

20. Jones M, Knable AJ, White M, Durning S. Helicobacter pylori in rosacea: lack of an association. Arch Dermatol. 1998;134(4):511.

21. Herr H, You C. Relationship between Helicobacter pylori and rosacea: it may be a myth. J Korean Med Sci. 2000;15(5):551–4.

22. Argenziano G, Donnarumma G, Iovene MR, Arnese P, Baldassarre MA, Baroni A. Incidence of anti-Helicobacter pylori and anti-CagA antibodies in rosacea patients. Int J Dermatol. 2003;42(8):601–4.

23. Egeberg A, Weinstock LB, Thyssen EP, Gislason GH, Thyssen JP. Rosacea and gastrointestinal disorders: a population-based cohort study. Br J Dermatol. 2017;176(1):100–6.

24. Boixeda de Miquel D, Vázquez Romero M, Vázquez Sequeiros E, Foruny Olcina JR, Boixeda de Miquel P, López San Román A, et al. Effect of Helicobacter pylori eradication therapy in rosacea patients. Rev Esp Enferm Dig. 2006;98(7):501–9.

25. Szlachcic A, Sliwowski Z, Karczewska E, Bielanski W, Pytko-Polonczyk J, Konturek S. Helicobacter pylori and its eradication in rosacea. J Physiol Pharmacol. 1999;50(5):777–86.

26. Dakovic Z, Vesic S, Vukovic J, Milenkovic S, Jankovic-Terzic K, Dukic S, et al. Ocular rosacea and treatment of symptomatic Helicobacter pylori infection: a case series. Acta Dermatovenereol Alp Pannonica Adriat. 2007;16(2):83–6.

27. Marks R, Beard R, Clark M, Kwok M, Robertson W. Gastrointestinal observations in rosacea. Lancet. 1967;1(7493):739–43.

28. Egeberg A, Hansen PR, Gislason GH, Thyssen JP. Clustering of autoimmune diseases in patients with rosacea. J Am Acad Dermatol. 2016;74(4):667–72.e2.

29. Walton S, Sheth M, Wyatt E. Rosacea and ulcerative colitis: a possible association. J Clin Gastroenterol. 1990;12(5):513–5.

30. Romiti R, Jansen T, Heldwein W, Plewig G. Rosacea fulminans in a atient with Crohn's disease: a case report and review of the literature. Acta Derm Venereol. 2000;80:127–9.

31. Spoendlin J, Karatas G, Furlano RI, Jick SS, Meier CR. Rosacea in patients with ulcerative colitis and Crohn's disease: a population-based case-control study. Inflamm Bowel Dis. 2016;22:680–7.

32. Kim M, Choi KH, Hwang SW, Lee YB, Park HJ, Bae JM. Inflammatory bowel disease is associated with an increased risk of inflammatory skin diseases: a population-based cross-sectional study. J Am Acad Dermatol. 2017;76:40–8.

33. Parodi A, Paolino S, Greco A, Drago F, Mansi C, Rebora A, et al. Small intestinal bacterial overgrowth in rosacea: clinical effectiveness of its eradication. Clin Gastroenterol Hepatol. 2008;6(7):759–64.

34. Drago F, De Col E, Agnoletti AF, Schiavetti I, Savarino V, Rebora A, et al. The role of small intestinal bacterial overgrowth in rosacea: a 3-year follow-up. J Am Acad Dermatol. 2016;75(3):e113–5.

35. Rebora A, Drago F, Parodi A. May helicobater pylori be important for dermatologist? Dermatology. 1995;191(1):6–8.

36. Kendall SN. Remission of rosacea induced by reduction of gut transit time. Clin Exp Dermatol. 2004;29(3):297–9.

37. Drago F, Ciccarese G, Parodi A. Effects of the treatment for small intestine bacterial overgrowth on rosacea. J Dermatol. 2017;44(12):e321.

38. Lebwohl B, Sanders DS, Green PHR. Coeliac disease. Lancet. 2018;391:70–81.

39. Chang A, Raber I, Xu J. Assessment of the genetic basis of rosacea by genome-wide association study. J Invest Dermatol. 2015;135:1548–55.

第9章 玫瑰痤疮与神经系统共病

Nita Katarina Frifelt Wienholtz,Jacob Pontoppidan Thyssen,
Alexander Egeberg
李在兵 译 冯燕艳 审校

概述

玫瑰痤疮被认为是一种神经血管疾病，新的证据表明存在神经血管和神经免疫通信介质失调引起的神经源性炎症[1]。玫瑰痤疮也与某些神经系统疾病有关，包括偏头痛、阿尔茨海默病、帕金森病和胶质瘤，但病理生理联系仍不清楚。在下文中，我们将对玫瑰痤疮神经系统共病的现有知识和可能的病理生理机制进行综述。

潮红

玫瑰痤疮皮肤似乎对气候、温度、风以及各种食物和饮料的变化敏感。寒冷或高温以及身体或精神压力可能导致面部皮肤血流量迅速增加（潮红），通常伴有刺痛、烧灼感和（或）疼痛感[2]。玫瑰痤疮潮红与许多神经肽的释放有关，包括垂体腺苷酸环化酶激活肽（pituitary adenylate cyclase-activating peptide，PACAP），其可促进神经源性炎症，并被认为在人类皮肤的血管调节中至关重要[3]。

瞬时受体电位通道——香草酸受体和锚蛋白受体——也被认为在玫瑰痤疮中起作用。临床前研究表明，这些受体可分别被辣椒碱或桂皮醛激活，激活后可导致血管扩张神经肽的释放，如P物质和降钙素基因相关肽，伴随强烈的皮肤灼痛[4-6]。在1年随访时显示交感神经切除术可减少大量重度面部潮红患者（未诊断为玫瑰痤疮）的症状[7]，并减少1例神经源性玫瑰痤疮患者的症状[8]，这也表明该疾病的神经源性成分。

玫瑰痤疮的潮红似乎确实具有神经源性成分，尽管还需要进一步的研究来阐明这一点。此外，玫瑰痤疮潮红亚型中的神经源性成分可能意味着该亚型比其他亚型更常与神经系统共病相关，但这也需要进一步研究。

丘疹脓疱

丘疹和脓疱是玫瑰痤疮的常见表现。有人认为，这些丘疹和脓疱的介质是释放的腺苷三磷酸（ATP），促进皮肤中复杂生化过程的级联反应。ATP的释放也可能导致红斑毛细血管扩张型玫瑰痤疮患者的典型临床特征：红斑和潮红。红斑和潮红似乎是由对血管的直接作用和皮肤中炎性细胞因子表达的变化所致[9]。在丘疹脓疱型玫瑰痤疮症状的发展中没有提示直接的神经源性成分。

偏头痛

偏头痛是一种头痛疾病，主要影响高加索女性（Fitzpatrick皮肤Ⅰ~Ⅱ型）。发病年龄通常为20~30岁，有很强的遗传成分，如果遗传亲属患有偏头痛，则发病风险更高。

玫瑰痤疮和偏头痛之间的密切联系似乎显而易见[10-13]。一项病例对照研究比较了 137 例玫瑰痤疮患者和 161 例对照者，发现 44% 的患者和 13.1% 的对照者患有偏头痛[11]。在另一项研究中，对 809 名瑞典办公室员工进行了偏头痛筛查。他们发现 81 名办公室员工（10%）患有玫瑰痤疮，这些患者的偏头痛患病率为 27%，而无玫瑰痤疮的人群为 13%[12]。一项大型丹麦队列研究（49 475 例玫瑰痤疮患者）发现玫瑰痤疮患者偏头痛风险增加，风险比（HR）为 1.31（95% CI 1.23 ～ 1.39）。亚组分析进一步发现，偏头痛的患病率与眼玫瑰痤疮的相关性最强，在鼻赘患者中无显著相关性。当根据性别对患者进行分层时，风险仅在女性中增加，且 50 ～ 59 岁女性中偏头痛的发病率最高[13]，表明玫瑰痤疮的疾病活动可能导致偏头痛。

玫瑰痤疮和偏头痛之间的神经血管 /神经炎症联系似乎很明显，然而，这两种疾病的病理生理学仍不清楚。玫瑰痤疮和偏头痛的疾病活动与几种神经肽（包括血管活性肠肽、PACAP 和降钙素生成肽）的上调相关，最近的一项研究为这种联系提出了可能的解释，包括遗传学和共同病理生理学[10]。偏头痛发作有时与潮红和面部水肿有关，这类似于玫瑰痤疮的潮红[10, 14]。

阿尔茨海默病

阿尔茨海默病是一种不可逆的神经退行性疾病，占所有痴呆病例的 60% ～ 70%。通常以轻度症状开始，如短期记忆丧失，可能进展为原发性进行性失语症、定向障碍、情绪波动、动机丧失和执行日常任务困难。阿尔茨海默病可能与玫瑰痤疮相关，尽管只有一项研究调查了这种联系。在丹麦 82 439 例玫瑰痤疮患者和 5 509 279 例对照人群队列中发现痴呆风险显著增加，HR = 1.07（95% CI 1.01 ～ 1.14）。在该队列中，阿尔茨海默病在玫瑰痤疮患者中尤其普遍（HR 1.25，95% CI 1.14 ～ 1.37）。女性（HR 1.28，95% CI 1.15 ～ 1.45）的相关性略高于男性（HR 1.16，95% CI 1.00 ～ 1.35），按年龄分层，> 60 岁患者的相关性最强（HR 1.20，95% CI 1.08 ～ 1.32）。然而，个体患者的绝对风险仍然非常低[15]。到目前为止，还没有其他研究调查这种相关性。

两种疾病之间的病理生理联系仍不清楚，但基质金属蛋白酶（MMP）似乎在玫瑰痤疮的发病机制中起作用。值得注意的是，在阿尔茨海默病患者的脑脊液中也发现 MMP 水平升高，MMP 水平与病程成正相关。有人提出，玫瑰痤疮的疾病活动可能通过 MMP 刺激炎症，从而可能导致痴呆的发生，尤其是阿尔茨海默病，然而，还需要更多的研究来阐明这一点[15]。

四环素——一种公认的用于玫瑰痤疮的治疗药物——通过抑制内皮细胞和角质形成细胞中 MMP 的表达发挥作用。提示四环素可能具有神经保护作用，但这又有待进一步研究。

帕金森病

帕金森病（Parkinson's disease，PD）是老年人最常见的神经退行性疾病之一。遗传学可能参与 PD，但其发病似乎在很大程度上是自发的，无明确的环境风险因素。PD 与胃肠道疾病（即克罗恩病）相关，但也发现与脂溢性皮炎相关。皮肤、神经和胃肠道组织具有共同的胚胎学起源，有人认为它们也具有相同的致病途径[16]。

3 项研究调查了玫瑰痤疮与 PD 的相关性[17-19]。一项基于丹麦人群的队列研究发现玫瑰痤疮患者的 PD 风险增加，充分校正的发病率比值为 1.71（95% CI 1.52 ～ 1.92）[18]。在该研究中，女性玫瑰痤疮患者的风险略高，与一般人群相比，玫瑰痤疮人群的 PD 发作约早 2.4 年。此外，眼玫瑰痤疮患者的 PD 风险有升高趋势[18]。值得注意的是，当评估因任何适应证使用四环素类的患者时，与从未使用四环素类的患者相比，PD 风险略低。如前所述，四环素可抑制 MMP 表达，因此可能引起神经保护作用[18]。

一项包括 14 696 例玫瑰痤疮患者和 399 383 例健康对照者的美国队列研究在校正分析中也证实了玫瑰痤疮和 PD 之间的统计学显著相关性。在该队列中，玫瑰痤疮诊断时年龄越大，PD 风险越高（OR 1.39，95% CI 1.04 ～ 1.85）[19]。一项德国病例对照研究比较了 70 例 PD 患者与 22 例对照者，发现 18.8% 的 PD 患者有临床玫瑰痤疮，31.9% 的患者有潮红问题，无论玫瑰痤疮症状如何[17]。

玫瑰痤疮与 PD 之间似乎可能存在关联。病理生理学联系尚待发现，但可能的解释包括两种疾病中常见的 MMP、遗传联系或肠-脑联系。实验动物模型表明，脑脊液中 MMP-3 和 MMP-9 水平升高可能导致多巴胺能神经元死亡，可能导致 PD[20]。玫瑰痤疮和 PD 也与小肠细菌过度生长和幽门螺杆菌的患病率相关，这或许构成了另一种可能的关联[18]。

PD 的早期体征被认为先于并可能导致玫瑰痤疮的发生，因为 PD 的皮肤活检显示神经病变和神经纤维密度降低，这也可能在玫瑰痤疮中发现。如果是这样，玫瑰痤疮患者的神经病变可能是 PD 的早期征兆，但这需要进一步研究[21]。

胶质瘤

胶质瘤是大脑最常见的肿瘤之一，约占所有脑肿瘤的 30%，占所有恶性脑肿瘤的 80%。胶质瘤的病因在很大程度上是未知的，危险因素包括年龄和男性，一些遗传条件被认为会增加胶质瘤的风险。

已在丹麦全国队列中研究了玫瑰痤疮患者的胶质瘤风险。在该队列中发现，与背景人群相比，玫瑰痤疮患者的胶质瘤风险显著增加，所有玫瑰痤疮患者的校正发病率为 1.36，医院专家诊断为玫瑰痤疮的患者的校正发病率为 1.82。玫瑰痤疮男性患者中的相关性更大，轻度和重度玫瑰痤疮患者中，从玫瑰痤疮发作至胶质瘤发作的时间分别为 4.3 年和 5.8 年[22]。最近一项包含 7548 例癌症患者和 8340 例非癌症对照者的中国病例对照研究发现，胶质瘤患者发生玫瑰痤疮的风险更高（OR 2.16，95% CI 1.12 ～ 4.17）[23]。值得注意的是，在意大利的一份病例报告中，红斑毛细血管扩张型和鼻赘型玫瑰痤疮症状的快速发作与另一种颅内脑肿瘤——一种缓慢生长的颅内鳞状细胞癌相关[24]。

尚未进一步研究玫瑰痤疮与脑癌（即胶质瘤）之间的可能联系，但炎症环境中 MMP 的上调被认为是一个促进因素[22]。MMP 上调与口腔鳞状细胞癌的炎症、肿瘤快速进展、转移和不良预后相关[25]，MMP，尤其是 MMP-9 被认为在玫瑰痤疮中起重要作用。76% 的胶质母细胞瘤患者肿瘤组织中也表达 MMP-9，胶质母细胞瘤是最常见的胶质瘤之一[26-28]。

另一种可能的解释包括玫瑰痤疮和胶质瘤中白细胞介素 17 依赖性炎症通路的激活。此外，HLA Ⅱ类组织相容性抗原 DRα 链似乎在玫瑰痤疮和多形性胶质母细胞瘤的发病机制中发挥重要作用[22]，但这需要进一步研究。

结论

玫瑰痤疮与几种神经系统疾病有关，包括阿尔茨海默病、脑肿瘤、偏头痛和帕金森病，提示玫瑰痤疮中存在神经系统成分。玫瑰痤疮潮红似乎也有直接的神经系统成分，导致具有神经源性特征的疼痛、灼热和刺痛。与偏头痛的联系似乎很明显，有人认为这两种疾病具有共同的病理生理学机制。玫瑰痤疮与阿尔茨海默病、帕金森病和胶质瘤之间的联系已被提出，但目前更多是推测性的。有人认为，在玫瑰痤疮、阿尔茨海默病、帕金森病和胶质瘤中均发现的 MMP 上调可能起一定作用。虽然只是提示性的，缺乏进一步的研究，但似乎确实与神经血管系统有关，在玫瑰痤疮的诊断、治疗和随访中可考虑神经系统共病。

参考文献

1. Piccolo V, Russo T, Bove D, Baroni A. Segmental immune disorders resulting from neurologic injuries. Clin Dermatol. 2014;32(5):628–32.
2. Vissing SF, Hjortsø EM. Central motor command activates sympathetic outflow to the cutaneous circulation in humans. J Physiol. 1996;492(3):931–9.
3. Seeliger S, Buddenkotte J, Schmidt-Choudhury A, Rosignoli C, Shpacovitch V, Von Arnim U, et al. Pituitary adenylate cyclase activating polypeptide: an important vascular regulator in human skin in vivo. Am J Pathol. 2010;177(5):2563–75.
4. Grant AD, Gerard NP, Brain SD. Evidence of a role for NK1and CGRP receptors in mediating neurogenic vasodilatation in the mouse ear. Br J Pharmacol. 2002;135(2):356–62.
5. Starr A, Graepel R, Keeble J, Schmidhuber S, Clark N, Grant A, et al. A reactive oxygen species-mediated component in neurogenic vasodilatation. Cardiovasc Res. 2008;78(1):139–47.
6. Pozsgai G, Bodkin JV, Graepel R, Bevan S, Andersson DA, Brain SD. Evidence for the pathophysiological relevance of TRPA1 receptors in the cardiovascular system in vivo. Cardiovasc Res. 2010;87(4):760–8.
7. Drott C, Claes G, Rex L. Facial blushing treated by sympathetic denervation -- longlasting benefits in 831 patients. J Cosmet Dermatol. 2002;1(2):115–9.
8. Schram A, James W. Neurogenic rosacea treated with endoscopic thoracic sympathectomy. Arch Dermatol. 2012;148(2):270–1.
9. Seiffert K, Ding W, Wagner JA, Granstein RD. ATPγS enhances the production of inflammatory mediators by a human dermal endothelial cell line via purinergic receptor signaling. J Invest Dermatol. 2006;126(5):1017–27.
10. Christensen CE, Andersen FS, Wienholtz N, Egeberg A, Thyssen JP, Ashina M. The relationship between migraine and rosacea: systematic review and meta-analysis. Cephalalgia. 2017;38:1387.
11. Tan SG, Cunliffe WJ. Rosacea and migraine. Br Med J. 1976;1(6000):21.
12. Berg M, Lidén S. An epidemiological study of rosacea. Acta Derm Venereol. 1989;69(5):419–23.
13. Egeberg A, Ashina M, Gaist D, Gislason GH, Thyssen JP. Prevalence and risk of migraine in patients with rosacea: a population-based cohort study. J Am Acad Dermatol. 2017;76(3):1–5.
14. Wienholtz N, Christensen CE, Egeberg A, Thyssen JP, Ashina M. Vasomotor reactions in the face and head of patients with migraine. Cephalalgia Rep [Internet]. 2018;1:251581631879054; available from: http://journals.sagepub.com/doi/10.1177/2515816318790543.
15. Egeberg A, Hansen PR, Gislason GH, Thyssen JP. Patients with rosacea have increased risk of dementia. Ann Neurol. 2016;79(6):921–8.
16. Alexoudi A, Alexoudi I, Gatzonis S. Parkinson's disease pathogenesis, evolution and alternative pathways: a review. Rev Neurol [Internet]. 2018;174:699. s0035-3787(17):30683–5. Available from: https://doi.org/10.1016/j.neurol.2017.12.003.
17. Fischer M, Gemende I, Marsch W, Fischer P. Skin function and skin disorders in Parkinson's disease. J Neural Trasm. 2001;108(2):205–13.
18. Egeberg A, Hansen PR, Gislason GH, Thyssen JP. Exploring the association between rosacea and Parkinson disease. JAMA Neurol. 2016;73(5):529.
19. Mathieu RJ, Guido N, Ibler E, Serrano L, Rangel SM, Schlosser BJ, et al. Rosacea and subsequent diagnosis for Parkinson's disease: a large, urban, single center, US patient population retrospective study. J Eur Acad Dermatol Venereol. 2017;32(4):141–4.
20. Chung YC, Kim YS, Bok E, Yune TY, Maeng S, Jin BK. MMP-3 contributes to nigrostriatal dopaminergic neuronal loss, BBB damage, and neuroinflammation in an MPTP mouse model of Parkinson's disease. Mediat Inflamm. 2013;2013:370526.
21. Alexoudi A, Alexoudi I, Gatzonis S. Association between rosacea and Parkinson disease. JAMA Neurol. 2016;73(9):1159.
22. Egeberg A, Hansen PR, Gislason GH, Thyssen JP. Association of rosacea with risk for glioma in a Danish nationwide cohort study. JAMA Dermatol. 2016;152(5):541–5.
23. Long J, Li J, Yuan X, Tang Y, Deng Z, Xu S, et al. Potential association between rosacea and cancer: a study in a medical center in southern China. J Dermatol. 2019;46:570.

24. Rizzi M, Penner F, Messina G, Castelli N, Franzini A, Capella GL. Painful rosacea as a warning sign of intracranial metastasis of squamous cell carcinoma. Headache. 2016;56(9):1514–6.

25. Goertzen C, Mahdi H, Laliberte C, Meirson T, Gilhenn H, Magalhaes M. Oral inflammation promotes oral squamous cell carcinoma invasion. Oncotarget. 2018;9(49):29047–63.

26. Kähäri VM, Saarialho-Kere U. Matrix metalloproteinases in skin. Exp Dermatol. 1997;6(5):199–213.

27. Yan W, Zhang W, Sun L, Liu Y, You G, Wang Y, et al. Identification of MMP-9 specific microRNA expression profile as potential targets of anti-invasion therapy in glioblastoma multiforme. Brain Res. 2011;1411:108–15.

28. Musumeci G, Magro G, Cardile V, Coco M, Marzagalli R, Castrogiovanni P, et al. Characterization of matrix metalloproteinase-2 and -9, ADAM-10 and N-cadherin expression in human glioblastoma multiforme. Cell Tissue Res. 2015;362(1):45–60.

第 10 章

玫瑰痤疮与心血管共病

Nita Katarina Frifelt Wienholtz, Alexander Egeberg,
Jacob Pontoppidan Thyssen
曲善忠　译　李聪慧　审校

概述

慢性炎症在玫瑰痤疮中起着关键作用。玫瑰痤疮的炎症主要被认为是影响脸颊、颈部和胸部的局部反应，尽管最近的证据表明玫瑰痤疮与系统性炎症有关。慢性全身性炎症可能部分通过白介素 -6（IL-6）和高敏 C 反应蛋白（hsCRP）刺激动脉粥样硬化的形成，这也是心血管疾病的危险因素之一。

玫瑰痤疮还与高负荷的心血管危险因素相关，如血脂异常、高血压、肥胖、吸烟和 2 型糖尿病。毫不奇怪，这可能导致冠状动脉疾病和心血管事件的风险更高。反过来说，玫瑰痤疮的潮红的治疗包括可以预防心血管事件的抗高血压药物的超适应证应用。然而，钙通道阻滞剂的治疗可能与潮红和毛细血管扩张的首次出现 / 病情加重有关。本章将讨论玫瑰痤疮中的心血管危险因素和影响这些危险因素的可能病理生理途径。

潮红

潮红是玫瑰痤疮的共同特征，但绝不是该疾病的特异性症状。许多其他的情况都与面部潮红有关，因此，任何出现潮红的患者的病因都应该仔细评估。下面将讨论可能与潮红相关的心血管疾病的选定条件和治疗方法。

玫瑰痤疮在 45 ～ 60 岁人群中尤为普遍[1]。在这个年龄组中，对于女性来说，绝经期潮红是很常见的，玫瑰痤疮不太可能是诊断考虑的一部分。值得注意的是，英国的一项病例对照研究发现，与 14 名健康的非潮红对照组相比，32 名患有严重潮红的绝经后女性的高密度脂蛋白-胆固醇水平显著降低，载脂蛋白水平降低，细胞间黏附分子 1 水平较高[2]，表明这些患者对胆固醇斑块积聚和较高水平的系统炎症的保护机制较低。

潮红也出现在其他情况下，如类癌综合征、嗜铬细胞瘤[3]，皮肤发红、灼热、干燥也是高血糖的常见症状，可以在 1 型糖尿病中见到。本章稍后将讨论玫瑰痤疮患者中的糖尿病情况。

另一种与红斑和潮红相关的疾病是罕见的真性红细胞增多症（polycythemia vera, PV）。PV 通常出现在 60 岁以后出现，由骨髓中红细胞增殖过多引起。如果不及时治疗，它会导致重要器官的血栓，因此正确诊断这种罕见病例非常重要。

经常用于治疗高血压和高胆固醇的血管紧张素转换酶抑制剂、β 受体阻滞剂、钙通道阻滞剂、烟酸和血管扩张剂可能引起面部潮红。本章稍后将讨论这些药物在玫瑰痤疮中的应用。

据报道，其他药物也会引起潮红，酒精、苯丙胺类、亚硝酸异戊酯、亚硝酸丁酯、可卡因、海洛因和阿片类药物，尽管这些药物引起的潮红往往是短暂的，而且潮红很少是这些患者的主要不适。

因此，在考虑对迟发性红斑和潮红的诊断时，需要对症状、病史和目前的药物治疗进行彻底的回顾。

心血管危险因素

心血管疾病的常见危险因素包括吸烟、高血压、血脂异常和糖尿病。临床和实验研究表明，这些危险因素可能通过导致内皮细胞功能失调而起作用。受损的内皮细胞会形成一个表层，这个表层可促进炎症细胞向内皮下区域的黏附和迁移，这似乎标志着动脉粥样硬化的发生。动脉粥样硬化被认为由 3 个主要过程构成：慢性炎症性纤维增生反应，血小板释放血管活性细胞因子和趋化因子促进促炎环境，以及血管舒缩功能异常，血管舒张作用减弱，甚至出现矛盾的血管收缩。

玫瑰痤疮似乎与较高负荷的心血管危险因素有关，可能是由于玫瑰痤疮的疾病活动和玫瑰痤疮的炎症，但也可能归因于生活方式因素。下面将讨论玫瑰痤疮中的个体危险因素以及可能的病理机制联系。

系统性炎症

系统性炎症与动脉粥样硬化的发生和进展有关。

慢性系统性炎症被认为会导致脂蛋白的结构变化，并对其去除胆固醇的能力产生负面影响。这可能导致高胆固醇血症、高血压和紧随其后的动脉粥样硬化。炎症反应也可能影响脂蛋白的转移，刺激脂蛋白在血管壁中的结合。低密度脂蛋白通常被认为是"坏"脂质，已被证明受到促炎细胞因子的影响，如肿瘤坏死因子 -α、白介素 -1 和巨噬细胞集落刺激因子，这些都

存在于慢性炎症过程中。这些细胞因子可以增加低密度脂蛋白受体基因的转录，同时增强低密度脂蛋白与内皮细胞和平滑肌细胞的结合。这种结合导致活性氧的释放，从而再次促进炎症和动脉粥样硬化[4]。这一过程在玫瑰痤疮中还没有得到太多的研究，但如上所述，玫瑰痤疮已被认为与系统性炎症有关。其他伴有系统性炎症的皮肤病，如银屑病和特应性皮炎与心血管疾病的高风险有关，而这被认为是由炎症引起的。然而，其也可能归因于其他心血管危险因素，如吸烟、高血压、肥胖、2 型糖尿病和可能的血脂异常[5]，这是大多数皮肤病的加重因素，似乎在这些患者和玫瑰痤疮患者中更为普遍。

系统性炎症的一个标志物是超敏 C 反应蛋白（high-sensitivity C-reactive protein，hsCRP）。hsCRP 已被发现与心肌梗死和心血管疾病的风险独立相关[6]。在玫瑰痤疮中，一项小型病例对照研究调查了 60 例患者和 50 例健康对照者的 hsCRP 水平。他们发现，玫瑰痤疮患者中 hsCRP 的平均水平（0.429 mg/L）显著高于对照组（0.243 mg/L，$P = 0.007$）。重要的是，他们还发现 10.3% 的玫瑰痤疮患者 hsCRP 升高（> 0.8 mg/dl），而对照组没有一例 hsCRP 升高[7]。

如果玫瑰痤疮中确实存在系统性炎症，那么可能必须考虑由慢性炎症促进的疾病，如动脉粥样硬化和心血管疾病。然而，还需要进一步的研究来评估玫瑰痤疮的炎症、可能的病因和相应的影响。

糖尿病

糖尿病（1 型和 2 型）是心血管疾病的常见危险因素。糖尿病的危险因素包括年龄、血脂异常、遗传学、高血压和超重。

在五项不同的研究中对玫瑰痤疮患者中的糖尿病进行了调查：两项较小的病例

对照研究没有发现与 2 型糖尿病和代谢综合征之间的联系，三项较大的研究发现了玫瑰痤疮和糖尿病之间的联系，包括两项丹麦病例对照研究和一项英国病例对照研究。

丹麦的一项队列研究发现，糖尿病（未分型）在 4948 名玫瑰痤疮患者中更为普遍（3.3%），而 23 823 名对照组糖尿病患病率为 2.8%。在这项研究中，糖尿病的标准是在医院诊断为糖尿病，或使用降糖药物[8]。一项英国的大型病例对照研究调查了应用降压药物后发生玫瑰痤疮的风险，发现玫瑰痤疮患者中糖尿病（未分型）患病率较低（OR 0.81，95%CI 0.76 ～ 0.87）[9]。在这两项研究中，他们均未区分 1 型和 2 型糖尿病。

一项调查玫瑰痤疮患者自身免疫性疾病的丹麦队列研究发现，与 33 795 名对照者相比，玫瑰痤疮患者 1 型糖尿病风险增加（OR 2.59，95%CI 1.41 ～ 4.73）[10]。在本研究中，他们没有调查 2 型糖尿病的风险。

两项来自土耳其的较小规模的病例对照研究都没有发现玫瑰痤疮、2 型糖尿病和（或）代谢综合征之间有任何明确的关联。一项包括 60 名玫瑰痤疮患者和 50 名对照者的研究发现，玫瑰痤疮患者与 2 型糖尿病或空腹血糖升高没有关联[7]。另一项研究调查了 47 例玫瑰痤疮患者的代谢综合征、胰岛素抵抗和玫瑰痤疮之间的关系，与 50 例对照者相比，没有发现其与代谢综合征相关，但发现玫瑰痤疮患者的空腹血糖显著升高，他们也有较高的胰岛素抵抗率，提示糖尿病前期表现[11]。

上述调查的结果尚不确定。玫瑰痤疮可能与糖尿病前期高血糖水平的高患病率和随后发生 2 型糖尿病有关，可能是由于患者的其他危险因素，如生活方式因素，但这需要进一步的研究。一项研究还显示，1 型糖尿病的患病率增加，揭示了玫瑰痤疮

可能的自身免疫性病因。玫瑰痤疮也与其他自身免疫性疾病有关，如乳糜泻、多发性硬化症和类风湿关节炎[10]，但玫瑰痤疮与自身免疫的联系需要进一步研究。

吸烟

吸烟是一个公认的心血管疾病危险因素，因为它可以导致慢性炎症，后者可能导致动脉粥样硬化。玫瑰痤疮患者中吸烟仍存在争议，虽然一些研究发现吸烟的患病率更高[7, 12]，但其他研究没有发现之间的关联[13]，值得注意的是，在"当前吸烟者"中发现了玫瑰痤疮的风险降低[9, 14-15]。在一些研究中也发现玫瑰痤疮患者中戒烟者的比例较高[12, 16]。也有人认为，吸烟会引起免疫抑制作用，如结节病和溃疡性结肠炎，而戒烟可能会引发疾病，尽管这是一个推测。吸烟流行率低的另一种可能的解释是，吸烟通过周围小血管的收缩掩盖了玫瑰痤疮的症状，但这也需要进一步的研究。

高血压和动脉粥样硬化

高血压和动脉粥样硬化是心血管疾病的危险因素。高血压通常是特发性或多因素的，易导致动脉粥样硬化，因为它使动脉容易发生斑块积聚。对氧异丙酶（paraoxynase，PON-1）的活性也与破坏血管壁和动脉粥样硬化的发生有关。PON-1 是一种高密度脂蛋白相关酶，似乎可以保护低密度脂蛋白和高密度脂蛋白免受脂质过氧化。PON-1 的低活性似乎与低水平的芳烃还原酶和低水平的抗氧化剂有关。芳烃还原酶和抗氧化剂保护细胞免受氧化应激，否则氧化应激可以刺激动脉粥样硬化。因此，低水平的 PON-1 可能与较高水平的氧化应激有关，也可能与动脉粥样硬化的

发生有关[17]。值得注意的是，PON-1 的低活性与高血压、2 型糖尿病[17-18] 以及玫瑰痤疮[19-20] 有关。

已经在来自中国台湾、美国和土耳其的三个病例对照研究中进行了玫瑰痤疮患者高血压风险调查。有两项研究发现了积极的关联，而有一项研究没有发现这种关联。

中国台湾病例对照研究发现，33 553 例玫瑰痤疮患者患高血压的风险高于 67 106 例对照者（OR 1.17，95%CI 1.12～1.21）[21]。进一步的分析显示，这种风险仅在 55 岁以后出现玫瑰痤疮的患者中具有显著性（OR 1.38，95%CI 1.31～1.47），提示高血压可能确实是玫瑰痤疮的一个危险因素，而不是没有联系。来自美国的病例对照研究发现，与相同数量的对照组相比，65 名皮肤科医生确诊的玫瑰痤疮患者有更高的自我报告高血压患病率（OR 2.8，95%CI 1.1～7.2）。如果可能，通过病历和使用相关的抗高血压药物来证实自我报告的高血压患病率。此外，当调整疾病的严重程度时，重度玫瑰痤疮比轻度玫瑰痤疮更与高血压相关（OR 4.0,95%CI 1.4～11.7）[22]。土耳其病例对照研究未能在 60 名玫瑰痤疮患者和 50 名年龄性别匹配的对照者中发现玫瑰痤疮和高血压之间的关联[7]。

玫瑰痤疮和高血压之间似乎确实存在联系，但尚不清楚玫瑰痤疮是高血压的危险因素，还是高血压导致了玫瑰痤疮，或者两者都仅仅是由第三个因素引起的，例如生活方式因素。

高血压药物的使用

玫瑰痤疮的治疗选择很少，然而，一些抗高血压药物的超适应证使用被推荐给难治性潮红患者。在玫瑰痤疮中最常见的推荐药物是小剂量的 β 受体阻断剂[23-25]，在一个病例报告中，它已被证明可以改善难治性玫瑰痤疮的潮红和毛细血管扩张[26]。

一项比较 53 927 名玫瑰痤疮患者与相同数量对照组的研究调查了 β 受体阻滞剂的使用情况。在这项研究中，他们发现目前使用 β 受体阻滞剂并不影响玫瑰痤疮发生的风险，而与从不使用 β 受体阻滞剂相比，长期使用（超过 40 张处方）与玫瑰痤疮的发生率降低相关，这表明 β 受体阻滞剂对玫瑰痤疮的病情进展具有保护作用。当根据 β 受体阻滞剂的类型对结果进行分层研究时，短期和长期使用普萘洛尔对玫瑰痤疮的风险都没有影响。使用阿替洛尔（短期和长期）和长期使用比索洛尔可降低玫瑰痤疮的风险。目前（短期）使用比索洛尔与玫瑰痤疮风险降低的趋势相关，尽管这种关联并不显著[9]。

与此相反，钙通道阻滞剂与潮红这一副作用有关，有诱发或加重玫瑰痤疮症状的风险[23-24]。

一项单中心病例研究评估了首次接受钙通道阻滞剂治疗的原发性高血压患者，他们观察了 100 名因副作用而停止治疗的患者。其中，62 例患者因潮红副作用而停止治疗。这 62 名患者被转诊到皮肤科医生处，其中 34 人被诊断为玫瑰痤疮。值得注意的是，停用钙通道阻滞剂减轻了这些患者的潮红症状[29]。

上述调查抗高血压药物和玫瑰痤疮的风险的研究也观察了钙通道阻滞剂的使用情况。他们发现，钙通道阻滞剂与显著降低玫瑰痤疮的风险相关，短期使用该药物的 OR 值为 0.86，长期使用该药物的 OR 值为 0.84，表明使用钙通道阻滞剂对玫瑰痤疮的发展有保护作用，可能是由于该药物对血压的影响，然而，也有可能是由于出现了钙通道阻滞剂的副作用的患者只是停用了该药物，因此不是统计数据的一部分。

血管紧张素转换酶抑制剂或血管紧张

素受体阻滞剂的使用与玫瑰痤疮的发生率之间没有关联[9]。

上述研究评估了抗高血压药物的使用，而没有考虑到适应证，例如，超适应证使用来预防偏头痛，而这种偏头痛似乎又是在玫瑰痤疮患者中很常见的疾病[28]。

应该谨慎解释使用抗高血压药物可能对玫瑰痤疮的发展有保护作用的建议，需要更多的研究来证实这种关联。然而，这些结果表明，抗高血压药物，包括钙通道阻滞剂，在玫瑰痤疮患者中应用也不用担心。但如果接受钙通道阻滞剂治疗的患者出现严重的潮红，可能值得考虑改变治疗方法。

血脂异常

血脂异常与动脉粥样硬化的发展有关。血脂异常似乎与系统性炎症有关，这可导致脂蛋白的结构变化，对脂蛋白从血液中清除胆固醇的能力产生负面影响[29]。

对氧异丙酶（PON-1）似乎可以保护低密度脂蛋白和高密度脂蛋白免受脂质过氧化物酶的影响，而血脂异常与低水平的PON-1[18]有关。值得注意的是，玫瑰痤疮似乎与系统性炎症和低水平的PON-1有关。

在三项研究中发现玫瑰痤疮和血脂异常之间成正相关[7, 21-22]。

美国的一项研究将65名患者与65名健康对照者进行了比较，发现患者与对照者之间没有显著差异，然而，当比较轻度玫瑰痤疮和重度玫瑰痤疮时，重度玫瑰痤疮患者发生血脂异常的风险显著升高（OR 6.8，95%CI 1.9 ～ 24.6）[22]。另一项来自土耳其的病例对照研究包括60名玫瑰痤疮患者和50名对照者，发现玫瑰痤疮患者的平均总胆固醇（199.19 mg/dl）明显高于对照组（162.83 mg/dl）。在该研究中，玫瑰痤疮组中44.1%的患者出现高胆固醇水平

（＞200 mg/dl），而对照组中仅为10.4%[7]。

结果显示，低密度脂蛋白胆固醇水平的差异也很明显，这是一个可能导致动脉粥样硬化的因素，与对照组相比，玫瑰痤疮患者的低密度脂蛋白胆固醇水平高出4倍多。在高密度脂蛋白水平方面没有发现明显的差异。高脂血症家族史在各组之间相似，尽管玫瑰痤疮患者的吸烟和饮酒率较高，但各组之间的情况相似[7]。

中国台湾一项病例对照研究也发现，玫瑰痤疮与血脂异常显著相关（OR 1.41，95%CI 1.36 ～ 1.46）。当按性别进行分层时，与女性（OR 1.31，95%CI 1.25 ～ 1.36）相比，男性（OR 1.68，95%CI 1.58 ～ 1.79）相关性更强。根据玫瑰痤疮发病年龄进行分层时，所有发病年龄均与血脂异常的存在显著相关，但多变量分析显示，55岁以后的玫瑰痤疮发病与血脂异常的相关性最高（OR 1.67，95%CI 1.58 ～ 177）[21]，提示血脂异常先于玫瑰痤疮。

血脂异常似乎在玫瑰痤疮中更为普遍。一种可能的解释是玫瑰痤疮的炎症过程引起血脂异常，尽管血脂异常也可能是玫瑰痤疮的一种危险因素，也可能是由生活方式因素引起的。到目前为止，只有少数研究调查了这一联系，还需要进一步和更大规模的研究。

冠状动脉疾病

上述已经提到了冠状动脉疾病的许多危险因素，而且似乎玫瑰痤疮患者确实有更高的患病率。因此，玫瑰痤疮患者患冠状动脉疾病（coronary artery disease，CAD）的风险也可能更高就不足为奇了[8, 21]。

中国台湾一项纳入33 553名患者和67 106名对照者的病例对照研究调查了玫瑰痤疮中CAD的风险。在该研究中，在校正高血压、糖尿病和血脂异常（OR 1.20，

95%CI 1.14 ～ 1.26）后，所有玫瑰痤疮患者的 CAD 发生率均显著增加，特别是男性玫瑰痤疮患者（1.36, 95%CI 1.25 ～ 1.48）。他们还发现，男性玫瑰痤疮患者发生外周动脉闭塞性疾病（peripheral arterial occlusive disease, PAOD）、2 型糖尿病和脑梗死的风险增加，而在女性患者中则没有增加。在对玫瑰痤疮发病年龄进行分层时，41 岁后发病与 CAD 和 PAOD 显著相关。研究还发现，除了那些在 41 岁前诊断为玫瑰痤疮的患者外，心血管共病的发病通常早于玫瑰痤疮的诊断[21]。

这一联系的一个病理机制解释是先前描述的 PON-1 活性降低，这已在玫瑰痤疮和高血压中都被发现，也与动脉粥样硬化过程有关[30]。hsCRP 水平升高似乎在玫瑰痤疮中很常见[7]，而 PON-1 活性低已被发现可以独立预测心血管事件的风险[31-32]。玫瑰痤疮和动脉粥样硬化也都与炎症细胞中抗菌肽（cathelicidin）的上调有关。cathelicidin 诱导炎症基因的表达，从而作为一种免疫调节剂。在小鼠体内注射 cathelicidin 肽片段已被证明可以诱导玫瑰痤疮样皮炎[33]，而 cathelicidin 缺乏的小鼠已被发现对动脉粥样硬化有保护作用[34]。

心血管事件

许多已知的危险因素会影响心血管事件的风险，如血脂异常、高血压和 2 型糖尿病。如上所述，这些危险因素似乎在玫瑰痤疮患者中更为普遍。系统性炎症是心血管疾病的另一个危险因素，在本章前面已经描述过，可能存在于玫瑰痤疮中。

与炎症相关的两项研究发现，使用 IL-1β 中和单克隆抗体治疗既往有心肌梗死的患者可以降低患者发生"心肌梗死、卒中或心血管死亡"（MACE）的风险，同时降低炎症标志物 IL-6 和 hsCRP 的水平。尽管如此，治疗对低密度或高密度脂蛋白水平没有影响，甘油三酯仅略有下降[6, 35]，这表明炎症本身可能在动脉粥样硬化中发挥重要作用。

已有三项研究对玫瑰痤疮患者发生心血管事件的风险进行了调查。一项美国病例对照研究包括 65 例皮肤科医生确诊的玫瑰痤疮和相同数量的对照组，未能找到差异，但他们发现，与轻度玫瑰痤疮相比，重度玫瑰痤疮与心血管事件相关，包括冠状动脉疾病、脑血管疾病、外周动脉疾病和心力衰竭（OR 4.3, 95%CI 1.5 ～ 12.4）[22]。另一项病例对照研究在比较 4948 例玫瑰痤疮患者与 23 023 例对照组时，未能发现玫瑰痤疮与缺血性卒中、出血性卒中、心血管死亡或主要不良心血管事件的风险之间的关联。然而，与上述研究结果相反，他们发现玫瑰痤疮患者发生心肌梗死的风险实际上略低（OR 0.75, 95%CI 0.57 ～ 1.00）[8]。在另一项研究中也发现玫瑰痤疮患者心肌梗死的患病率略有下降（OR 0.88, 95%CI 0.80 ～ 0.97）。该研究由 Galderma 赞助，他们调查了 53 927 名通过英国全科医生的数据库确定的玫瑰痤疮患者，以评估使用抗高血压药物发生玫瑰痤疮的风险[9]。

尽管有大量证据表明玫瑰痤疮中心血管危险因素的患病率较高，但似乎心血管事件实际上在这些患者中并不是很普遍，一些研究发现玫瑰痤疮和心血管事件之间存在负相关。其原因尚不清楚，但在红斑毛细血管扩张型玫瑰痤疮中使用 β 受体阻滞剂可降低血压，并可能对这些患者有保护作用。这也可能是一个随机的发现，应该谨慎地解释。

结论

玫瑰痤疮似乎与多种心血管危险因素有关，包括血脂异常、高血压和2型糖尿病，与轻度玫瑰痤疮相比，重度玫瑰痤疮与这些因素的关联性通常更强。虽然一些研究没有发现相关性，但另一些研究发现，共病先于玫瑰痤疮的诊断。然而，尽管心血管危险因素的患病率似乎较高，但心血管事件的风险似乎与一般人群相当。

不同表型的玫瑰痤疮之间的风险没有差异，但这可能是由于在数据库研究中缺乏适当的分类。临床研究的主要焦点是丘疹脓疱型和红斑毛细血管扩张型。对正相关的解释包括玫瑰痤疮中炎症和固有免疫系统的失调，以及PON-1酶的下调和cathelicidin的上调。

目前尚不清楚玫瑰痤疮的炎症是否会增加这些危险因素的患病率，或者这些危险因素的存在是否会引发玫瑰痤疮。也有可能是由基因或生活方式因素引起的关联，但这还需要进一步的研究。

参考文献

1. Gether L, Overgaard L, Egeberg A, Thyssen J. Incidence and prevalence of rosacea: a systematic review and meta-analysis. Br J Dermatol. 2018;179:282–9.
2. Sassarini J, Fox H, Ferrell W, Sattar N, Lumsden MA. Vascular function and cardiovascular risk factors in women with severe flushing. Clin Endocrinol. 2011;74(1):97–103.
3. Ikizoğlu G. Red face revisited: flushing. Clin Dermatol. 2014;32(6):800–8.
4. Pant S, Deshmukh A, Gurumurthy GS, Pothineni NV, Watts TE, Romeo F, et al. Inflammation and atherosclerosis – revisited. J Cardiovasc Pharmacol Ther. 2014;19(2):170–8.
5. Egeberg A, Skov L. Management of cardiovascular disease in patients with psoriasis. Expert Opin Pharmacother. 2016;17(11):1509–16.
6. Aday AW, Ridker PM. Antiinflammatory therapy in clinical care: the CANTOS trial and beyond. Front Cardiovasc Med. 2018;5(June):1–6.
7. Duman N, Ersoy Evans S, Atakan N. Rosacea and cardiovascular risk factors: a case control study. J Eur Acad Dermatol Venereol. 2014;28(9):1165–9.
8. Egeberg A, Hansen PR, Gislason GH, Thyssen JP. Assessment of the risk of cardiovascular disease in patients with rosacea. J Am Acad Dermatol. 2016;75(2):336–9.
9. Spoendlin J, Voegel JJ, Jick SS, Meier CR. Antihypertensive drugs and the risk of incident rosacea. Br J Dermatol. 2014;171(1):130–6.
10. Egeberg A, Hansen PR, Gislason GH, Thyssen JP. Clustering of autoimmune diseases in patients with rosacea. J Am Acad Dermatol. 2016;74(4):667–72.e2.
11. Akin Belli A, Ozbas Gok S, Akbaba G, Etgu F, Dogan G. The relationship between rosacea and insulin resistance and metabolic syndrome. Eur J Dermatol. 2016;26(3):260–4.
12. Kucukunal A, Altunay I, Arici JE, Cerman AA. Is the effect of smoking on rosacea still somewhat of a mystery? Cutan Ocul Toxicol. 2016;35(2):110–4.
13. Breton AL, Truchetet F, Véran Y, Doumat-Batch F, Baumann C, Barbaud A, et al. Prevalence analysis of smoking in rosacea. J Eur Acad Dermatol Venereol. 2011;25:1112–3.
14. Spoendlin J, Voegel JJ, Jick SS, Meier CR. A study on the epidemiology of rosacea in the U.K. Br J Dermatol. 2012;167(3):598–605.
15. Li S, Cho E, Drucker AM, Qureshi AA, Li WQ. Cigarette smoking and risk of incident rosacea in women. Am J Epidemiol. 2017;186(1):38–45.
16. Abram K, Silm H, Maaroos H, Oona M. Risk factors associated with rosacea. J Eur Acad Dermatol Venereol. 2010;24:565–71.
17. Yildiz A, Gur M, Demirbag R, Yilmaz R, Akyol S, Aslan M, et al. Paraoxonase and arylesterase activities in untreated dipper and non-dipper hypertensive patients. Clin Biochem. 2008;41(10–11):779–84.
18. Kota S, Jammula S, Kota S, Meher L, Modi K. Correlation of vitamin D, bone mineral density and parathyroid hormone levels in adults with low bone density. Indian J Orthop. 2013;47(4):402–7.
19. Falay Gur T, Erdemir A, Gurel M, Kocyigit A, Guler E, Erdil D. The investigation of the relationships of demodex density with inflammatory response and oxidative stress in rosacea. Arch Dermatol Res. 2018;310(9):759–67.
20. Takci Z, Bilgili SG, Karadag AS, Kucukoglu ME, Selek S, Aslan M. Decreased serum paraoxonase and arylesterase activities in patients with rosacea. J Eur Acad Dermatol Venereol. 2015;29(2):367–70.
21. Hua TC, Chung PI, Chen YJ, Wu LC, Da Chen Y, Hwang CY, et al. Cardiovascular comorbidities in patients with rosacea: a nationwide case-control study from Taiwan. J Am Acad Dermatol. 2015;73(2):249–54.
22. Rainer BM, Fischer AH, Luz Felipe Da Silva D, Kang S, Chien AL. Rosacea is associated with chronic systemic diseases in a skin severity-dependent manner: results of a case-control study. J Am Acad Dermatol. 2015;73:604–8.
23. Powell FC. Clinical practice. Rosacea. N Engl J Med. 2005;352:793–803.
24. Odom R, Dahl M, Dover J, Draelos Z, Drake L, Macsai M, et al. Standard management options for rosacea, part 2: options according to subtype. Cutis. 2009;84(2):97–104.

25. Elewski BE, Draelos Z, Dréno B, Jansen T, Layton A, Picardo M. Rosacea – global diversity and optimized outcome: proposed international consensus from the Rosacea international expert group. J Eur Acad Dermatol Venereol. 2011;25(2):188–200.

26. Hsu C, Lee JY-Y. Carvedilol for the treatment of refractory facial flushing and persistent erythema of rosacea. Arch Dermatol [Internet]. 2011;147(11):1258–60; available from: http://www.embase.com/search/res ults?subaction=viewrecord&from=export&id=L36 2977043%5Cn, http://archderm.ama-assn.org/cgi/ reprint/147/11/1258%5Cn. https://doi.org/10.1001/ archdermatol.2011.204.

27. Natale F, Cirillo C, Granato C, Concilio C, Siciliano A, Credendino M, et al. Worsening of rosacea in patients treated with dihydropyridine calcium channel blockers: a clinical observation. Hypertens Res. 2011;34:790–1.

28. Christensen CE, Andersen FS, Wienholtz N, Egeberg A, Thyssen JP, Ashina M. The relationship between migraine and rosacea: Systematic review and meta-analysis. Cephalalgia. 2017;38:1387.

29. Libby P, Ridker PM, Maseri A. Inflammation and atherosclerosis. Circulation. 2002;105(9):1135–43.

30. Edfeldt K, Agerberth B, Rottenberg ME, Gudmundsson GH, Wang XB, Mandal K, et al. Involvement of the antimicrobial peptide LL-37 in human atherosclerosis. Arterioscler Thromb Vasc Biol. 2006;26(7):1551–7.

31. Ridker P, Rifai N, Rose L, Buring J, Cook N. Comparison of C-reactive protein and low-density lipoprotein cholesterol levels in the prediction of first cardiovascular events. N Engl J Med. 2002;347(20):1557–65.

32. Mackness M, Durrington P, Mackness B. The role of paraoxonase 1 activity in cardiovascular disease. Am J Cardiovasc Drugs. 2004;4(4):211–7.

33. Yamasaki K, Di Nardo A, Bardan A, Murakami M, Ohtake T, Coda A, et al. Increased serine protease activity and cathelicidin promotes skin inflammation in rosacea. Nat Med. 2007;13(8):975–80.

34. Döring Y, Drechsler M, Wantha S, Kemmerich K, Lievens D, Vijayan S, et al. Lack of neutrophil-derived CRAMP reduces atherosclerosis in mice. Circ Res. 2012;110(8):1052–6.

35. Ridker PM, Everett BM, Thuren T, MacFadyen JG, Chang WH, Ballantyne C, et al. Antiinflammatory therapy with canakinumab for atherosclerotic disease. N Engl J Med. 2017;377:1119–31.

第 11 章　玫瑰痤疮与癌症

Nita Katarina Frifelt Wienholtz, Alexander Egeberg, Jacob Pontoppidan Thyssen

曲善忠　译　李聪慧　审校

概述

对玫瑰痤疮患者恶性疾病的研究很少，结果也不明确。总体而言，玫瑰痤疮患者的恶性肿瘤死亡率与一般人群相似[1-2]，尽管在玫瑰痤疮中发现一些癌症的风险更高，尤其是非黑色素瘤皮肤癌，还有乳腺癌、胶质瘤、肝癌和甲状腺癌[1, 3]。相反，玫瑰痤疮患者患肺癌的风险略低[3]。目前尚不清楚上述癌症如何与玫瑰痤疮相关，但在本章中，我们将批判性地回顾和讨论目前对玫瑰痤疮患者中癌症的研究。我们还将讨论玫瑰痤疮的个别症状及其与癌症的可能关系。

潮红

玫瑰痤疮的潮红与任何癌症的发生都没有直接关系，但潮红已被描述为与恶性肿瘤释放的内在因子有关，如支气管癌、类癌综合征、皮肤淋巴浆细胞性淋巴瘤、甲状腺髓样癌、原发性和继发性皮肤滤泡中心性淋巴瘤、肾细胞癌和分泌血管活性肠肽的肿瘤。肥大细胞增多症和嗜铬细胞瘤是良性疾病，在极少数情况下可能变成恶性，也与潮红有关[4-9]。虽然潮红是玫瑰痤疮的常见症状，但也是类癌综合征等疾病的主要症状。

玫瑰痤疮样症状，如潮红和丘疹脓疱也可在免疫调节性癌症治疗（例如，抗CTLA-4、抗 PD-1 和 EGFR-TKI[10-13]）后出现。研究发现，用抗 PD-1 和抗 CTLA-4 治疗可以增加肿瘤组织中 CD4+ 和 CD8+ 细胞的表达。值得注意的是，似乎 T 细胞水平的升高，特别是 CD4+，也存在于玫瑰痤疮皮肤中[14]。有一种可能是，免疫调节治疗增加了非玫瑰痤疮皮肤中这些细胞的表达，从而导致出现玫瑰痤疮的特征症状——即使是在没有玫瑰痤疮的患者中。目前尚不清楚这些治疗方法是否会引发玫瑰痤疮的发作，或者它们所引起的症状是否只是短暂的。

重要的是，虽然玫瑰痤疮潮红与癌症的发生没有联系，但潮红可能是内在恶性肿瘤的一个预警，成年期新发或严重恶化的潮红，应进行仔细的回顾并考虑可能的原因。

丘疹脓疱

丘疹脓疱型玫瑰痤疮尚未与任何恶性肿瘤的发生联系起来，但一个病例报告发现丘疹脓疱型玫瑰痤疮类似皮肤淋巴瘤的表现[15]，而另一个病例报告发现皮肤 B 细胞淋巴瘤类似玫瑰痤疮表现[16]。

据报道，许多恶性肿瘤类似丘疹脓疱型玫瑰痤疮的症状，包括淋巴瘤[17-18]、鼻内癌[19-20]、慢性淋巴细胞白血病[21-22]、急性髓系白血病[23]、皮肤白血病[24]和肉芽肿伴多血管炎（以前称韦格纳肉芽肿）[25]。

如上所述，在使用抗 CTLA-4、抗 PD-1 和 EGFR-TKI[12-13] 免疫调节癌症治疗时，也出现了丘疹脓疱和潮红。

没有一致的证据表明丘疹脓疱症状与恶性肿瘤有关，但正如病例报告所显示的那样，在极少数情况下，癌症可能类似玫瑰痤疮，因此仔细评估老年患者新出现的丘疹脓疱症状或迅速发展或进展的症状很重要。

眼部症状

玫瑰痤疮的眼部症状在一定程度上被忽视了，也没有研究专门关注这一组患者的癌症。然而，在 1.3% 的 CTLA-4 治疗的患者和 1.6% 的抗 PD-1 治疗的患者中报道了与癌症免疫治疗相关的眼部不良事件。典型的症状包括葡萄膜炎和眼眶炎症[26]。

据报道，有一例患者在联合使用抗 PD-1 和抗 CTLA-4 治疗转移性恶性黑色素瘤后出现了严重的眼型玫瑰痤疮。这名患者之前并没有玫瑰痤疮的诊断，但治疗前确实有眼睛干涩的主诉，不过，他并未因此去看眼科医生。

在接受免疫调节治疗后，患者表现为严重的眼睑皮肤发红、毛细血管扩张、睑板腺充血和结膜充血症状，被归类为"重度眼型玫瑰痤疮"[26]。每日保持眼睑卫生和局部皮质类固醇可在停止免疫调节治疗后 3 个月内缓解眼部症状。

免疫调节治疗的眼部不良反应可能是由于治疗期间的适应性免疫反应改变，或可能是 T 细胞介导的自身免疫，但还需要进一步的研究。

鼻赘

鼻赘的特征是表皮增生、棘层肥厚和皮脂腺的增生、肥大，并在鼻区伴有急性和慢性炎症。恶性改变，特别是鳞状细胞癌，是一种众所周知但罕见的慢性炎症并发症。玫瑰痤疮被认为与恶性疾病有关，特别是非黑色素瘤皮肤癌，然而，事实很难证明这一理论，只有一系列病例将鼻赘与基底细胞癌[27-36]和鳞状细胞癌[29-30, 37-39]联系起来。鼻赘中是否存在鳞状细胞癌和基底细胞癌的风险增加[34, 37]，或者是否增生型病变仅仅是掩盖了癌症，导致诊断延迟[33, 35, 38-39]，仍存在一些争议。

在病例研究中，许多癌症也被认为类似鼻赘，包括血管肉瘤[40-44]、B 细胞淋巴瘤[45-46]、肺癌[47-49]、皮脂腺癌[50-51]和硬化性汗管癌[52]。

新诊断的老年患者的鼻赘、存在异常症状、快速进展、慢性刺激、溃疡和（或）恶臭和浆液性分泌物，应进行鉴别诊断。同样，在已经诊断出的玫瑰痤疮中，症状的突然变化或更快的进展也可能提示另一种诊断。

蠕形螨

蠕形螨的感染与玫瑰痤疮有关。一项研究调查了 144 例不同皮肤状况的患者的皮肤表面活检，包括基底细胞癌（$n=27$）、鳞状细胞癌（$n=28$）、盘状红斑狼疮（$n=32$）和玫瑰痤疮（$n=34$）。结果以蠕形螨感染率计算，发现玫瑰痤疮和蠕形螨感染之间存在关联，但与健康对照组相比，与其他疾病都没有明显的关联[53]。没有其他研究调查蠕形螨在癌症中的感染情况。

皮肤癌

非黑色素瘤皮肤癌的危险因素包括 Fitzpatrick Ⅰ～Ⅱ型、日光暴露、年龄较大、既往皮肤癌和皮肤屏障功能障碍。

三项研究对玫瑰痤疮中非黑色素瘤皮肤癌的风险进行了调查：一项研究将 140 名玫瑰痤疮患者与相同数量的年龄和性别匹配的对照组进行比较，未能发现这种关联[54]，而另外两项研究发现了这种关联。丹麦全国性队列研究发现，与对照组相比，玫瑰痤疮患者未指明的非黑色素瘤皮肤癌风险增加（HR 1.36，95%CI 1.26 ～ 1.47）[3]，来自美国的一项研究发现玫瑰痤疮患者基底细胞癌风险增加（RR 1.5，95%CI 1.35 ～ 1.67），但未发现与鳞状细胞癌或黑色素瘤相关[1]。

如前所述，一些病例报告描述了鼻赘型玫瑰痤疮中的鳞状细胞癌和基底细胞癌，以及这些患者由于鼻赘掩蔽症状而延迟诊断的风险[33, 35, 38-39]。

如病例报告中所描述的，玫瑰痤疮和非黑色素瘤皮肤癌的发生之间的联系似乎很明显，特别是在鼻赘型玫瑰痤疮和基底细胞癌之间[27-36]，然而，目前尚不清楚这种关联是偶然的还是有潜在的原因。玫瑰痤疮患者更多为 Fitzpatrick 皮肤 I ～ II 型，其对紫外线照射和癌症的发生更为敏感。也有研究表明，玫瑰痤疮的慢性炎症可能导致获得性皮肤功能障碍，使其更容易发展为皮肤癌[55]，但这还需要进一步的研究。

无论病因如何，玫瑰痤疮患者似乎容易患皮肤癌，仔细评估新诊断的玫瑰痤疮和那些已存在的玫瑰痤疮症状发生变化的患者的皮肤是必要的。

甲状腺癌

两项研究对玫瑰痤疮中甲状腺癌的风险进行了调查。美国的一项研究发现，64 571 名玫瑰痤疮患者相比 1 382 634 名健康对照组，患甲状腺癌的风险增加[1]，而丹麦的一项以人群为基础的研究包括 49 479 例玫瑰痤疮患者和 4 312 213 名对照组，未能发现甲状腺癌和玫瑰痤疮之间的显著联系[3]（表 11.1）。有人认为患者的炎症反应和免疫功能在甲状腺癌的发生发展中起着关键作用，这可以解释这两种疾病之间可能存在的联系。此外，电离辐射是公认的甲状腺癌危险因素，有人认为用于治疗玫瑰痤疮的皮肤放射治疗可能在甲状腺癌的发生中发挥作用，但这还需要进一步的研究。

脑肿瘤

胶质瘤是最常见的脑肿瘤之一，约占脑肿瘤的 30%。潜在的原因包括遗传、饮食、辐射和巨细胞病毒感染。

有两项研究提出了玫瑰痤疮和胶质瘤之间的相关性。其中一项研究是丹麦全国性队列研究，调查了 68 372 名玫瑰痤疮患者和 5 416 538 名对照组的胶质瘤风险。他们发现，玫瑰痤疮患者中胶质瘤的校正发病率比（incidence rate ratio，IRR）为 1.36（95%CI 1.18 ～ 1.58）。他们还发现，由医院皮肤科医生诊断的玫瑰痤疮与胶质瘤的高风险相关（IRR 1.82，95%CI 1.16 ～ 2.86）。轻度和中度至重度玫瑰痤疮的风险无差异。在本研究中，轻度玫瑰痤疮从玫瑰痤疮诊断到胶质瘤发病的平均时间为 4.3 年，重度玫瑰痤疮的平均时间为 5.8 年[56]（表 11.1）。与此相一致的是，中国最近一项调查癌症中玫瑰痤疮的研究发现，年龄和性别调整后，胶质瘤患者患玫瑰痤疮的风险增加（OR 2.16，95%CI 1.12 ～ 4.17）[57]。

对这种可能的联系解释尚不清楚，但玫瑰痤疮的炎症过程和胶质瘤的生长与被基质金属蛋白酶（MMP）有关[14, 58-59]，这表明，这种关联是由依赖基质金属蛋白酶的机制介导的，但还需要进一步的探索。

表 11.1 玫瑰痤疮患者癌症风险调查研究概述

癌症类型	国家	年	玫瑰痤疮人数（人-年）	对照组人数（人-年）	多变量调整	95% CI	*P*
乳腺癌	丹麦[3]	2017	49 475	4 312 213	**HR 1.25**	**1.15～1.36**	**＜ 0.001**
	美国[1]	2015	64 571	1 382 634	RR 1.03	0.89～1.20	NS
宫颈癌	丹麦[3]	2017	49 475	4 312 213	HR 0.84	0.59～1.19	0.327
结直肠癌	美国[1]	2015	64 571	1 382 634	RR 0.85	0.46～1.56	NS
子宫内膜癌	美国[1]	2015	64 571	1 382 634	RR 0.66	0.35～1.22	NS
	丹麦[3]	2017	49 475	4 312 213	HR 1.21	0.98～1.51	0.082
胶质瘤	丹麦[56]	2016	68 372	5 416 538	**IRR 1.36**	**1.18～1.58**	**＜ 0.001**
	中国	2019	7548	8340	**OR 2.16**	**1.12～4.17**	**0.02**
肝癌	丹麦[3]	2017	237 794	20 678 346	**HR 1.42**	**1.06～1.90**	**0.018**
肾癌	丹麦[3]	2017	237 533	20 660 856	HR 0.97	0.75～1.26	0.818
肺癌	丹麦[3]	2017	237 177	20 633 404	**HR 0.78**	**0.69～0.89**	**＜ 0.001**
恶性黑色素瘤	美国[1]	2015	60 007	1 344 071	RR 0.96	0.57～1.62	NS
	丹麦[3]	2017	236 117	20 587 960	HR 1.10	0.95～1.27	0.190
非霍奇金淋巴瘤	美国[1]	2016	64 571	1 382 634	RR 1.45	0.85～2.45	NS
非黑色素瘤皮肤癌	丹麦[3]	2017	232 699	20 508 079	**HR 1.36**	**1.26～1.47**	**＜ 0.001**
基底细胞癌	美国[1]	2015	60 007	1 344 071	**RR 1.50**	**1.35～1.67**	**＜ 0.05**
鳞状细胞癌	美国[1]	2015	60 007	1 344 071	RR 1.30	0.90～1.88	NS
食管癌	丹麦[3]	2017	237 738	20 674 147	HR 0.88	0.64～1.21	0.425
卵巢癌	美国[1]	2015	64 571	1 382 634	RR 1.18	0.63～2.23	NS
	丹麦[3]	2017	49 475	4 312 213	HR 0.77	0.58～1.03	0.077
其他内部恶性肿瘤	美国[1]	2015	64 571	1 382 634	HR 1.19	0.88～1.62	NS
胰腺癌	丹麦[3]	2017	49 475	4 312 213	HR 1.18	0.96～1.45	0.118
甲状腺癌	美国[1]	2015	64 571	1 382 634	**RR 1.59**	**1.07～2.36**	**＜ 0.05**
	丹麦[3]	2017	49 475	4 312 213	HR 1.06	0.68～1.65	0.800

注：重要的结果用粗体标记。

CI，置信区间；HR，风险比；NS，不显著；RR，相对危险度

重要的是，尽管在玫瑰痤疮中发生胶质瘤的风险可能会增加，但在玫瑰痤疮和一般人群中，发生胶质瘤的绝对风险仍然很低。

据报道，在一个病例中，缓慢生长的颅内鳞状细胞癌也与潮红、红斑、毛细血管扩张和鼻、前额的增生性外观有关[60]。因此，当患者出现玫瑰痤疮的征象时，排除其他诊断至关重要。

肝癌

丹麦的一个以人群为基础的队列研究发现，玫瑰痤疮和肝癌（HR 1.42，95%CI 1.06～1.90）之间存在联系[3]（表 11.1）。这种联系迄今为止尚未得到进一步的探讨，

但对这种联系有几种可能的解释。肝癌的危险因素包括慢性炎症和过量饮酒。

玫瑰痤疮与慢性炎症有关，这可能不仅是局部的，已被认为是系统性炎症反应。慢性炎症可导致肝炎症和损伤，易导致肝癌发生[61]。

玫瑰痤疮患者的酒精摄入是有争议的，但一项研究发现，玫瑰痤疮患者的酒精摄入量略高[54, 62]，而且一项研究发现，曾经摄入酒精与玫瑰痤疮的发病率有关，而更多的酒精摄入会导致玫瑰痤疮的风险增加[62]。与此相一致的是，玫瑰痤疮患者死于肝病、肝癌和酒精性肝硬化的风险更高[2]，这可能提示这些患者的酒精摄入量更高。如果是这样，这也可以解释患肝癌的较高风险，因为研究已经证明，大量饮酒与肝癌之间存在关联[63]。

肺癌

一项研究发现5993例玫瑰痤疮患者的肺癌发病率低于29 965例对照组（HR 9.78，95%CI 0.69 ～ 0.89）[3]（表11.1）。这项研究没有根据吸烟的流行率进行校正，因此，要谨慎地解读。玫瑰痤疮患者中吸烟仍存在争议。虽然一些研究发现玫瑰痤疮患者的吸烟流行率较低[1, 64]，但其他研究表明玫瑰痤疮患者中吸烟的发生率较高[65]。据报道，丹麦玫瑰痤疮患者的社会经济地位略高[2]，可能是因为社会经济地位较低的患者会避免或等待更长的时间才去看病。较高的社会经济地位与较低的吸烟率有关[66]。导致玫瑰痤疮患者吸烟率降低的另一个可能的支持因素是，玫瑰痤疮主要累及面部的小血管，吸烟可能会减轻潮红症状并延迟诊断。如果玫瑰痤疮患者的吸烟率确实较低，这就可以解释这些患者中肺癌发病率较低的原因。

乳腺癌

一项研究调查了49 475名玫瑰痤疮患者，与4 312 213名对照组相比，患乳腺癌的风险增加了（HR 1.25，95%CI 1.15 ～ 1.36）[3]，而另一项研究发现64 571名玫瑰痤疮患者与1 382 634例对照组之间没有关联[1]（表11.1）。有证据支持饮酒与乳腺癌风险之间的相关性。尽管玫瑰痤疮患者饮酒仍存在争议，但较高的饮酒率可能导致一些患者患乳腺癌的风险增加。

其他肿瘤

玫瑰痤疮与结直肠癌、食管癌、肾癌、恶性黑色素瘤、非霍奇金淋巴瘤、胰腺癌或其他内部恶性肿瘤之间没有关联。在女性中，没有发现与宫颈癌、子宫内膜癌或卵巢癌相关[1, 3]（表11.1）。

总结

玫瑰痤疮患者发生恶性肿瘤的总体风险仍然与一般人群相似。玫瑰痤疮患者可能存在脑癌、乳腺癌、肝癌、非黑色素瘤皮肤和甲状腺癌的风险增加，可能是由于玫瑰痤疮的慢性炎症、MMP的上调，以及可能是玫瑰痤疮患者中这些癌症的更高的风险因素。风险因素包括非黑色素瘤皮肤癌的浅色皮肤类型、慢性炎症，以及乳腺癌和肝癌的酒精摄入量增加。相反，在一项研究中发现的肺癌风险降低可能是由于吸烟率较低，然而，在玫瑰痤疮患者中吸烟的流行率仍然存在争议。玫瑰痤疮的个体症状尚未与任何癌症的发生有关，尽管增生性变化已被认为增加了鳞状细胞癌和基底细胞癌的易感性。然而，一些癌症可能类似玫瑰痤疮的症状，因此始终需要进行彻底的病史调查，并考虑其他的诊断。

参考文献

1. Li WQ, Zhang M, Danby FW, Han J, Qureshi AA. Personal history of rosacea and risk of incident cancer among women in the US. Br J Cancer. 2015;113(3):520–3.

2. Egeberg A, Fowler JF, Gislason GH, Thyssen JP. Nationwide assessment of cause-specific mortality in patients with rosacea: a cohort study in Denmark. Am J Clin Dermatol. 2016;17(6):673–9.

3. Egeberg A, Fowler JF, Gislason GH, Thyssen JP. Rosacea and risk of cancer in Denmark. Cancer Epidemiol. 2017;47(2017):76–80.

4. Sadeghian A, Rouhana H, Oswald-Stumpf B, Boh E. Etiologies and management of cutaneous flushing: malignant causes. J Am Acad Dermatol. 2017;77(3):405–14.

5. Calvert HT, Karlish AJ, Wells RS. Bronchial adenoma with the carcinoid syndrome presenting with unusual skin changes. Postgrad Med J. 1963;39(455):547–50.

6. Bell HK, Poston GJ, Vora J, Wilson NJE. Cutaneous manifestations of the malignant carcinoid syndrome. Br J Dermatol. 2005;152(1):71–5.

7. Creamer J, Whittaker S, Griffiths W. Multiple emdocrine neoplasia type 1 presenting as rosacea. Clin Exp Dermatol. 1996;21(2):170–1.

8. Colvin JH, Lamerson CL, Cualing H, Mutasim DF. Cutaneous lymphoplasmacytoid lymphoma (immunocytoma) with Waldenström's macroglobulinemia mimicking rosacea. J Am Acad Dermatol. 2003;49(6):1159–62.

9. Massone C, Fink-Puches R, Cerroni L. Atypical clinical presentation of primary and secondary cutaneous follicle center lymphoma (FCL) on the head characterized by macular lesions. J Am Acad Dermatol. 2016;75(5):1000–6.

10. Dika E, Ravaioli G, Fanti P, Piraccini B, Lambertini M, Chessa M, et al. Cutaneous adverse events during ipilimumab treatment for metastatic melanoma: a prospective study. Eur J Dermatol. 2017;27(3):266–70.

11. Bousquet E, Zarbo A, Tournier E, Chevreau C, Mazieres J, Lacouture M, et al. Development of papulopustular rosacea during nivolumab therapy of metastatic cancer. Acta Derm Venereol. 2017;97(4):539–40.

12. Rezakovic S, Pastar Z, Bukvic Mokos Z, Kovacevic S. Erlotinib-induced rosacea-like dermatitis. Acta Dermatovenereol Croat. 2016;24(1):65–9.

13. Demirci U, Coskun U, Erdem O, Ozturk B, Bilge Yilmaz I, Benekli M, et al. Acne rosacea associated imatinib mesylate in a gastrointestinal stromal tumor patient. J Oncol Pharm Pract. 2011;17(3):285–7.

14. Buhl T, Sulk M, Nowak P, Buddenkotte J, McDonald I, Aubert J, et al. Molecular and morphological characterization of inflammatory infiltrate in rosacea reveals activation of Th1/Th17 pathways. J Invest Dermatol. 2015;135(9):2198–208.

15. Kito Y, Hashizume H, Tokura Y. Rosacea-like demodicosis mimicking cutaneous lymphoma. Acta Derm Venereol. 2012;92(2):169–70.

16. Garrido MC, Rios JJ, Riveiro-Falkenbach E, Escamez PJ, Ronco MA, Rodriguez-Peralto JL. Primary cutaneous spindle cell B-cell lymphoma of follicle origin mimicking acne rosacea. Am J Dermatopathol. 2015;37(6):e64–7.

17. Soon CWM, Pincus LB, Ai WZ, McCalmont TH. Acneiform presentation of primary cutaneous follicle center lymphoma. J Am Acad Dermatol. 2011;65(4):887–9.

18. Sherertz E, Westwick T, Flowers F. Sarcoidal reaction to lymphoma presenting as granulomatous rosacea. Arch Dermatol. 1986;122(11):1303–5.

19. Law TH, Jackson IANT, Muller SA. Nasal septal carcinoma masquerading as acne rosacea. J Dermatol Surg Oncol. 1987;13:1021–5.

20. Stanley R, Olsen K, Muller S, Roenigk R. Aggressive intranasal carcinoma mimicking infection or inflammation. Cutis. 1988;42(4):288–93.

21. Ng E, Patel V, Engler D, Grossman M. Chronic lymphocytic leukemia associated leukemia cutis presenting as acne rosacea. Leuk Lymphoma. 2012;53(11):2304–6.

22. Thomson J, Cochran R. Chronic lymphatic leukemia presenting as atypical rosacea with follicular mucinosis. J Cutan Pathol. 1978;5(2):81–7.

23. Škiljević D, Čolović M, Bogatić D, Popadić S, Medenica L. Granulomatous rosacea – like leukemid in a patient with acute myeloid leukemia. Vojnosanit Pregl. 2008;65(7):565–8.

24. Murad A, Fortune A, O'Keane C, Ralph N. Granulomatous rosacea-like facial eruption in an elderly man: leukaemia cutis. BMJ Case Rep. 2016;2016:1–2.

25. Steinhoff M, Steinhoff-Georgieva J, Geilen CC, Assaf C. Wegener's granulomatosis presenting with granulomatous facial erythematous papules and plaques mimicking granulomatous rosacea [10]. Br J Dermatol. 2006;155(1):221–2.

26. Brouwer NJ, Haanen JBAG, Jager MJ. Development of ocular rosacea following combined ipilimumab and nivolumab treatment for metastatic malignant skin melanoma. Ocul Oncol Pathol. 2017;3(3):188–92.

27. Nambi GI, Kumaran S, Gupta AK, Therese M. An unusual type of basal cell carcinoma in a giant rhinophyma. J Plast Reconstr Aesthet Surg. 2008;61(11):1400–1.

28. Leyngold M, Leyngold I, Letourneau PR, Zamboni WA, Shah H. Basal cell carcinoma and rhinophyma. Ann Plast Surg. 2008;61(4):410–2.

29. Lazzeri D, Colizzi L, Licata G, Pagnini D, Proietti A, Alì G, et al. Malignancies within rhinophyma: report of three new cases and review of the literature. Aesthet Plast Surg. 2012;36(2):396–405.

30. Lazzeri D, Agostini T, Pantaloni M, Spinelli G. Rhinophyma and non-melanoma skin cancer: an update. Ann Chir Plast Esthet. 2012;57(2):183–4.

31. Barankin B. A basal cell carcinoma mimicking a sign of rosacea. Skinmed. 2005;4(4):246–7.

32. Rees T. Basal cell carcinoma in association with rhinophyma. Plast Reconstr Surg. 1955;16(4):283–7.

33. Keefe M, Wakeel R, McBride D. Basal cell carcinoma mimicking rhinophyma. Arch Dermatol.

1988;124(7):1077–9.

34. Acker D, Helwig E. Rhinophyma with carcinoma. Arch Dermatol. 1967;95(3):250–4.

35. Silvis N, Zachary C. Occult basal-cell carcinoma within rhinophyma. Clin Exp Dermatol. 1990;15(4):282–4.

36. Plenk H. Rhinophyma, associated with carcinoma, treated successfully with radiation. Plast Reconstr Surg. 1995;95(3):559–62.

37. Broadbent N, Cort F. Squamous carcinoma in long-standing rhinophyma. Br J Plast Surg. 1977;30:308–9.

38. Ross DA, Davies MP. Squamous cell carcinoma arising in rhinophyma. J R Soc Med. 1992;85(4):236–7.

39. Lutz ME, Otley CC. Rhinophyma and coexisting occult skin cancers. Dermatol Surg. 2001;27(2):201–2.

40. Mentzel T, Kutzner H, Wollina U. Cutaneous angiosarcoma of the face: clinicopathologic and immunohistochemical study of a case resembling rosacea clinically. J Am Acad Dermatol. 1998;38(5 Pt 2):837–40.

41. Aguila LI, Sánchez JL. Angiosarcoma of the face resembling rhinophyma. J Am Acad Dermatol. 2003;49(3):530–1.

42. Gallardo M, Bosch R, Vidal L, Cabra B, Rodrigo A, De Galvez M, et al. Angiosarcoma arising on rhinophyma. Eur J Dermatol. 2000;10(7):555–8.

43. Traaholt L, Eeg LT. Rhinophyma and angiosarcoma of the nose. A case report. Scand J Plast Reconstr Surg. 1978;12(1):81–3.

44. Panizzon R, Schneider B, Schnyder U. Rosacea-like angiosarcoma of the face. Dermatologica. 1990;181(3):252–4.

45. Rosmaninho A, Alves R, Lima M, Lobo I, Amorim I, Selores M. Red nose: primary cutaneous marginal zone B-cell lymphoma. Leuk Res. 2010;34(5):682–4.

46. Barzilai A, Feuerman H, Quaglino P, David M, Feinmesser M, Halpern M, et al. Cutaneous B-cell neoplasms mimicking granulomatous rosacea or rhinophyma. Arch Dermatol. 2012;148(7):824–31.

47. Nesi R, Lynfield Y. Rhinophymalike metastatic carcinoma. Cutis. 1996;57(1):33–6.

48. Rakusic N, Baricevic D, Rakusic N, Samarzija M, Jakopovic M, Baricevic M. Acquired rhinophyma as a paraneoplastic manifestation of non-small cell lung cancer. Wien Klin Wochenschr. 2012;124(7–8):276–7.

49. Chun SM, Kim YC, Lee J-B, Kim S-J, Lee S-C, Won YH, et al. Nasal tip cutaneous metastases secondary to lung carcinoma: three case reports and a review of the literature. Acta Derm Venereol. 2013;93(5):569–72.

50. Hoffmann M, Braun-Falco M. Rhinophyma-like sebaceous carcinoma. J Eur Acad Dermatol Venereol. 2009;23(10):1215–6.

51. Motley R, Douglas-Jones A, Holt P. Sebaceous carcinoma: an unusual cause of a rapidly enlarging rhinophyma. Br J Dermatol. 1991;124(3):283–4.

52. Moon MJ, Cho KS, Lee YS, Nam SB. Sclerosing sweat duct carcinoma of the nose with multiple cervical lymph node metastasis. Auris Nasus Larynx. 2012;39(4):425–7.

53. Talghini S, Fouladi D, Babaeinejad S, Shenasi R, Samani S. Demodex mite, rosacea and skin melanoma; coincidence or association? Turkiye Parazitol Derg. 2015;39(1):41–6.

54. Duman N, Ersoy Evans S, Atakan N. Rosacea and cardiovascular risk factors: a case control study. J Eur Acad Dermatol Venereol. 2014;28(9):1165–9.

55. Darlenski R, Kazandjieva J, Tsankov N, Fluhr JW. Acute irritant threshold correlates with barrier function, skin hydration and contact hypersensitivity in atopic dermatitis and rosacea. Exp Dermatol. 2013;22:752–3.

56. Egeberg A, Hansen PR, Gislason GH, Thyssen JP. Association of rosacea with risk for glioma in a Danish nationwide cohort study. JAMA Dermatol. 2016;152(5):541–5.

57. Long J, Li J, Yuan X, Tang Y, Deng Z, Xu S, et al. Potential association between rosacea and cancer: a study in a medical center in southern China. J Dermatol. 2019;46:570.

58. Musumeci G, Magro G, Cardile V, Coco M, Marzagalli R, Castrogiovanni P, et al. Characterization of matrix metalloproteinase-2 and -9, ADAM-10 and N-cadherin expression in human glioblastoma multiforme. Cell Tissue Res. 2015;362(1):45–60.

59. Yan W, Zhang W, Sun L, Liu Y, You G, Wang Y, et al. Identification of MMP-9 specific microRNA expression profile as potential targets of anti-invasion therapy in glioblastoma multiforme. Brain Res. 2011;1411:108–15.

60. Rizzi M, Penner F, Messina G, Castelli N, Franzini A, Capella GL. Painful rosacea as a warning sign of intracranial metastasis of squamous cell carcinoma. Headache. 2016;56(9):1514–6.

61. Bishayee A. The role of inflammation and liver cancer. Adv Exp Med Biol. 2014;816:401–35.

62. Li S, Cho E, Drucker A, Qureshi A, Li W. Alcohol intake and risk of rosacea in US women. J Am Acad Dermatol. 2017;76(6):1061–7.

63. Turati F, Galeone C, Rota M, Pelucchi C, Negri E, Bagnardi V, et al. Alcohol and liver cancer: a systematic review and meta-analysis of prospective studies. Ann Oncol. 2014;25(8):1526–35.

64. Spoendlin J, Voegel JJ, Jick SS, Meier CR. A study on the epidemiology of rosacea in the U.K. Br J Dermatol. 2012;167(3):598–605.

65. Kucukunal A, Altunay I, Arici JE, Cerman AA. Is the effect of smoking on rosacea still somewhat of a mystery? Cutan Ocul Toxicol. 2016;35(2):110–4.

66. Hiscock R, Bauld L, Amos A, Fidler JA, Munafò M. Socioeconomic status and smoking: a review. Ann N Y Acad Sci. 2012;1248(1):107–23.

第 12 章　玫瑰痤疮的社会心理学影响

Latrice M. Hogue, Sarah L. Taylor, Steven R. Feldman

吴宏烨　译　李聪慧　审校

概述

皮肤类疾病普遍面临治疗康复周期长的特点，因此临床诊治中的一个重要目标便是科学量化皮肤疾病对患者生活质量的影响，并结合具体信息提高病患的生活质量[1]。

作为一种多发于面部中间部位的长期炎症性皮肤疾病[2-3]，玫瑰痤疮存在多种表现形式，其症状随时间可能反复变化，但在发作期间会出现显著的病情恶化[4]。具体来说，玫瑰痤疮主要包括四种亚型：红斑毛细血管扩张型（ETR）、丘疹脓疱型（PPR）、鼻赘型和眼型玫瑰痤疮[2, 5-6]。

不言而喻，健康美观的容貌在个人信心、社会交往、职业发展甚至是交友择偶中都扮演着重要角色[6-7]。玫瑰痤疮患者由于疾病的影响，在生活中的方方面面都面临着巨大的困扰[6-7]。然而诊治医生们通常都低估了该病对患者生活质量的影响[8]。

美国国家玫瑰痤疮协会曾针对约 400 位玫瑰痤疮患者开展问卷调查。调查结果显示，将近 75% 的患者都因该病产生不自信，约 70% 的患者会感到难堪[9]，69% 的患者为此而沮丧失落。对于症状严重的玫瑰痤疮患者群体，有多达 88% 的患者认为该病打乱了他们的职场往来，有 51% 的患者表示因玫瑰痤疮而丢掉工作[9]。在另外一项涵盖 600 例患者的调查中，有 43% 的 ETR 患者和 59% 的 PPR 患者顾虑自己失去了个人魅力，27% 的 ETR 患者和 42% 的 PPR 患者表示会担心其他人对自己患病的看法，甚至还存在 30% 的 ETR 患者和 44% 的 PPR 患者害怕别人因为自己脸部发红而产生错误的看法[3]。

健康相关生活质量（health-related quality of life，HRQoL）是一套综合了个人身体机能、心理状态、人际交往等功能性指标在内的综合体系[1, 7, 10]，因而能较全面地反映个体的生存质量[1]。具体来说，身体因素包括疼痛、刺激、灼烧和干燥在内的病症[6-7]，心理因素则包括愤怒、抑郁、自卑、失落等情绪表现[6-7]。人际交往因素则考虑疾病对人际关系的影响，而功能指标涉及个体日常生活、休闲和职业工作在内的活动[6-7]。HRQoL 的一个核心原则是注重研究对象本身的主观印象或者患者在各项测试维度上的表现。

生活质量

生活质量量表

尽管学术研究和临床应用中已经存在一些方法来评价玫瑰痤疮患者的 HRQoL（表 12.1），但目前对于哪种手段最适用于玫瑰痤疮患者仍然缺乏一个共识[7, 12]。现阶段，玫瑰痤疮患者最常用的量表包括健康调查 36 项简表（36-item Short Form Health Survey，SF-36）、皮肤病生活质量指标

（Dermatology Life Quality Index，DLQI）和玫瑰痤疮生活质量指标（Rosacea Quality-of-Life Index，RosaQoL）[7, 10, 12]。

SF-36 是一个经过验证的用于评估患者在 8 项健康领域内的 HRQoL 参数的工具，定义身体活动、社交活动、身体健康而进行日常角色活动、身体疼痛、一般心理健康、情绪健康而进行常规角色活动、热情和常规意义上健康等多项活动所受的限制[7, 13]。SF-36 通过在 0 ～ 100 范围内打分来评价患者状态，分值越高，对应生活质量越好。SF-36 已经在大量疾病的测评中使用，如关节炎和糖尿病[15]。虽然该表在评价玫瑰痤疮对生活质量的影响方面最不敏感[7]，但鉴于这种量表可以非常直接地比较玫瑰痤疮疾病和其他非皮肤类疾病对患者生活质量造成的影响，该表仍然可以作为一类通用的 HRQoL 来使用[12]。

用来评价皮肤病影响的更为详细的量表是 DLQI。该量表由 10 个问题组成[7, 10]，目前已应用于 40 多种不同的皮肤类疾病[10]，在皮肤病中应用最为广泛。同时该量表涵盖了 HRQoL 中的症状要素，如患者感受、日常活动、休闲活动、工作求学、人际关系及治疗等领域[10]。该量表评分区间为 0 ～ 30。值得注意的是，该量表分数越高，表示相关的 HRQoL 表现越差[7]。整体来讲，DLQI 要比前文叙述的 SF-36 等通用性量表更加适用于玫瑰痤疮患者。该量表可以直接比较玫瑰痤疮和其他皮肤类疾病（如银屑病和白癜风）对患者生活质量影响的不同之处[12]。

源于另一种皮肤类疾病特异性量表 SKindex-29 的 RosaQoL 是当前应用中唯一的玫瑰痤疮特异性量表[14]。该量表包括经验证的 21 项测试，用于检查玫瑰痤疮患者的症状、情绪和功能这三类别情况[7, 14]。该量表在每一类别上用 5 分制来综合评估患者状态，每一类打分越高，表示患者的

表 12.1 用于玫瑰痤疮研究的健康相关生活质量量表[10, 13-14]

工具	条目数	分值	评估范围
通用性量表			
SF-36	36	0 ～ 100	身体活动
		100 分为最佳生活质量	社交活动
			身体健康而进行日常角色活动
			身体疼痛
			一般心理健康
			情绪健康而进行常规角色活动
			热情
			常规意义上健康
皮肤科特异性量表			
DLQI	10	0 ～ 30	症状
		0 为最佳生活质量	感受
			日常活动
			休闲活动
			工作 / 求学
			人际关系
			治疗
Skindex-29	29	0 ～ 100	症状
		0 为最佳生活质量	情绪
			功能
玫瑰痤疮特异性量表			
RosaQol	21	1 ～ 5	症状
		（1 为最佳生活质量）	情绪
			功能

健康生活质量越糟糕[3, 7]。然而目前该量表还没有被玫瑰痤疮研究普遍认可，原因可能是该量表在验证阶段缺乏对鼻赘型玫瑰痤疮的考虑及其他问题[7]。实际上，该量表是对玫瑰痤疮患者生活质量最为精准的评判手段，有潜力作为玫瑰痤疮不同亚型间的对比手段[12]。

HRQoL 评分的临床意义

尽管 HRQoL 评分可以用来提供一些统计信息，但其本身不能给临床诊断提供有用信息[12]。因此，探索如何使用这些量表信息来辅助进行患者管理决策具有重要意义[16]。遗憾的是，很少有研究将 HRQoL 评分的解释与临床意义联系起来[12]。目前应用的方法可以归类为分布法和锚点法[12]。分布法使用调查结果的统计特征，如标准差，使用调查结果的潜在分布来量化影响幅度[12, 17]。锚点法研究特定 HRQoL 分数与外部测量、工具或锚点的对应关系[12, 17]。

Hongbo 等采用锚点法来推动 DLQI 评分用于临床[16]。由此带出的评分区间将DLQI 分数介于 0 ～ 1 之间的视为对患者生活没有影响，分数介于 2 ～ 5 的视为对患者生活有较小的影响，分数介于 6 ～ 10的视为对患者生活有中等影响，分数介于11 ～ 20 的认为对患者生活有很大影响，分数介于 21 ～ 30 的视为对患者生活有非常大的影响[16]，如表 12.2 所示。基于这套系统，DLQI 评分大于 10 将和 HRQoL 大幅度损害相关联，这就表示需要额外的干预治疗[17]。

玫瑰痤疮对生活质量的影响

大多数研究中采用的经验证的 HRQoL测试已经证明玫瑰痤疮会对患者的 HRQoL造成不良影响[12]。Van der Linden 等针对 12 项采用了 SF-36、DLQI 或 RosaQoL的研究做了一个全面回顾，发现不同亚型

表 12.2　DLQI 临床意义拟定的分级量表[17]

分数	QoL 影响
0 ～ 1	无
2 ～ 5	小
6 ～ 10	中等
11 ～ 20	很大
21 ～ 30	非常大

的玫瑰痤疮对患者的 HRQoL 评分均有显著的统计学负面影响[12]。当评估采用 DLQL的 6 项研究时，根据 Hongbo 等的评分区间，玫瑰痤疮在临床上有轻到中度的负面影响[12, 16]。

Zeichner 等采用 SF-36 和 RosaQoL 对600 名 ETR 或 PPR 患者开展了调查[3]。总体来说，这两种疾病的大部分患者都表示了对自己外观形象的不满和对外人看法的顾虑[3]。SF-36 显示，与正常美国人相比，ETR 和 PPR 这两种患者的负面分数都更高[3]。相比正常人群，PPR 患者在多个维度上量表分数出现明显下降，大概降低 5 ～ 10 分，而 ETR 患者仅在一个方面出现明显的下降[3]。相比 ETR 患者，PPR在 RosaQoL 涉及的所有方面都对患者有更负面的影响[3]。与炎症病变相比，持续性红斑引起 HRQoL 评分的下降更加显著[18]。

很少有研究比较不同亚型玫瑰痤疮间HRQoL 评分的差异[3, 19]。Kini 采用 RosaQoL专门比较了 ETR、PPR 和鼻赘型这三种玫瑰痤疮亚型对患者的社会心理学影响[19]。基于 135 名受访者的研究表明，相比其他两种亚型，鼻赘型玫瑰痤疮会造成患者的HRQoL 评分表现更差[19]。根据 RosaQoL评价方法，患者在症状和情绪方面表现出统计学上显著的下降[19]。玫瑰痤疮在女性中的患病率较高，但是通过其他研究发现男性的 DLQI 评分比女性低[20]。

支付意愿

支付意愿是结合患者治疗大致所需费用来评估患者医疗负担的一种测算方法[8]。该测算也被用来间接评估不同皮肤病患者所受的生活质量影响[21-23]。Beikert等对475名确诊玫瑰痤疮的患者开展了一项关于支付意愿的调查[24]：60.3%的人表示愿意拿出月收入的0～10%来治疗，28.3%的患者表示愿意付出10%～20%，11.4%的患者愿意拿出超过月收入20%的费用来换取完全康复。相比于白癜风患者（平均愿意支出3000欧元），玫瑰痤疮患者（平均愿意支出500欧元）投入大量金钱来换取康复的热情要低得多[22]。该发现也和白癜风患者的DLQI评分更高的特点相一致[24]。

其他影响措施

与此同时，还有一些其他方法来评价玫瑰痤疮对患者的影响[3]。玫瑰痤疮面部红斑影响评估（Impact Assessment for Rosacea Facial Redness，IA-RFR）和由此衍生出的玫瑰痤疮面部丘疹脓疱影响评估（Impact Assessment for Rosacea Facial Bumps or Pimples，IA-RFB）都是根据美国食品和药物管理局推荐的标准开发的工具，用于测量患者报告的结果[3]。IA-RFR和IA-RFB兼顾自我认知、情绪、仪容外表和社会交往四个方面，采用五分制打分范围来进行测评。分数越高，表示负面影响越大[3]。

由于玫瑰痤疮导致的面部红斑，ETR和PPR患者在IA-RFR的各个维度都表现出负面影响[3]。其中自我认知和仪容外表所受的负面影响在ETR和PPR患者中都是最大的。对比ETR患者群体，PPR患者在各个维度受的影响都更大[3]。当对PPR患者采用IA-RFB方法评估时，丘疹和脓疱在情绪和仪容外观方面都有更不利的影响[3]。

社会偏见

在尴尬，情绪困扰和自卑外，许多玫瑰痤疮患者还面临和他们疾病相关的社会偏见[6]。与玫瑰痤疮相关的红斑和潮红可能被认为是酗酒、性格暴躁或精神疾病的结果，因而会误导外界产生不好的印象[6]。从莎士比亚到现代卡通片，红脸醉汉和放纵不羁的大鼻子形象一直都存在[5]。在对8个国家的6831名参与者展开的一项国际调查中，面部红斑症状被认为是和健康状况不佳及负面人格形象密切相关[25]。相比干净整洁的面庞，一个长着红斑的脸庞更容易被视为压力大、健康状况差、不值得信赖、不可靠及不自信等特点的外在表现[25]。近一半的参与者分享了自身经历，其中15%的人被告知他们饮酒过量[25]。在一项涵盖827名患者的研究中，有33%的患者表示自己有被污名化的感受，例如误解、粗鲁的评论或讥笑[26]。

鼻赘型玫瑰痤疮患者是最有可能遭受社会偏见的群体[26]。由于仪容外表和相应的社会压力在18～24周岁的年轻患者们中的重要性，该群体感受到侮辱不尊重的频率有所提高[26]。使用皮肤主诉经验问卷中的"排斥"量表对患者们遭遇污名化的程度进行评估[20]。参与者在该量表中记录自己被排斥的经历，更高的分数对应更严重的排斥[20]。结果显示，男性患者的量表评分更高[20]。此外，因为症状更严重和该病在男性群体中的发病率更高，男性患者相比下也更可能遭遇羞辱事件[20, 26]。

共病

玫瑰痤疮与多种共病相关，如心血管疾病、胃肠道疾病、恶性肿瘤、神经系统疾病及自身免疫性疾病[27]。然而多项研究还表明，诸如抑郁症和焦虑症等心理健康状况也与玫瑰痤疮病症的发生密切相关[6, 27-28]。Gupta 等分析了 1995—2002 年的诊断记录，证实了玫瑰痤疮和抑郁症在统计学意义上具有显著的相关性（OR 4.81），但没有发现玫瑰痤疮和酒精滥用之间存在统计学意义上的相关性[29]。Egeberg 等开展的一项大规模病例调查发现，玫瑰痤疮患者新发抑郁症和焦虑障碍的风险随着玫瑰痤疮病情的加重而增加[28]。但其他学者的研究也表明玫瑰痤疮的临床症状发展与患者的心理影响并没有关系。可能是因为即使轻度患者，对疾病严重程度的主观感知也会增加[8, 20]。年轻玫瑰痤疮患者确诊抑郁症和焦虑症的风险最高[28]。据报告，年轻患者有更严重的焦虑和抑郁症状[20]。

HRQoL 的降低也与焦虑和抑郁症有关[20, 30]。Wu 等评估了玫瑰痤疮研究组和对照组中的 DLQI 分值、焦虑和抑郁情况，发现 DLQI 分数增加和焦虑抑郁分数升高存在相关性[30]。其他学者的研究也得到了类似结论[20]。

治疗效果

考虑到玫瑰痤疮是一类慢性疾病，期间采取的治疗策略会影响患者的 HRQoL[2]，因此应当严谨考虑治疗策略的影响。实际上玫瑰痤疮并不存在治愈的方法。治疗旨在缓解玫瑰痤疮对外观容貌的影响[4]。目前玫瑰痤疮的治疗选项包括外用药（如溴莫尼定、壬二酸、甲硝唑、伊维菌素）、口服药（如多西环素、四环素、异维 A 酸）

和激光或光疗法[31]。美国食品和药物管理局批准外用甲硝唑、壬二酸、伊维菌素、酒石酸溴莫尼定和口服多西环素来治疗玫瑰痤疮[9]。

外用药是常见的一线治疗手段[2]。然而，应用这些药物可能会发生皮肤不适感，如灼热、瘙痒和刺痛[2, 32]。PPR 患者或者病情更严重的患者出现这些症状的可能性更大[2, 33]。

在分析使用 15% 壬二酸凝胶治疗玫瑰痤疮患者的两项 III 期研究时，38% 的患者出现轻度至重度灼烧、瘙痒或刺痛，11.7% 的患者出现轻度至重度灼烧、瘙痒、刺痛、干燥、鳞屑或皮疹[34]。在一项涉及 0.75% 甲硝唑乳膏的研究中，患者报告在使用 16 周后经历了更严重的刺痛 / 灼烧（15.5%）、干燥（12.8%）和瘙痒（11.4%）[33]。

在 Williamson 等对 125 名参与者进行的甲硝唑和壬二酸评估研究中发现，临床治疗面临的主要问题包括疗效（64.8%）、干燥（18.4%）、非预期副作用（9.6%）、灼烧（8.8%）和应用问题（8.0%）[2]。参与者还对治疗中关心的问题按照重要性打分，最关心的问题是疗效（10 分制 9.1 分）、疼痛（7.6 分）、瘙痒（7.5 分）、灼烧（7.4 分）和干燥（7.3 分）[2]。根据 DLQI，皮肤干燥与 HRQoL 下降显著相关。而 HRQoL 下降仅与疼痛、瘙痒和灼烧相关。那些关心治疗效果的患者更倾向于表达患病对他们的 HRQoL 评分的影响[2]。

由于玫瑰痤疮并没有明确的治疗手段，有效的治疗仅仅是能够缓解临床症状，提高生活质量[4]。因此，治疗手段的选择必须考虑临床特点，通常需要联合或者逐渐升级的治疗才能达到最佳效果[4]。Baldwin 等监测了 996 名参与者的 RosaQoL 评分，这些参与者使用 40 mg 多西环素来单独治疗或者与外用药联用治疗[35]，结果发现单独用药的 HRQoL 的平均分值由 3.3 降至

2.8，联用治疗组的评分由 3.2 降低至 2.8。另一项针对 583 名接受壬二酸单独治疗或者与其他措施结合使用的玫瑰痤疮患者的调查表明，无论选择哪种治疗方法，玫瑰痤疮患者的症状都可以得到缓解，生活质量都会提高[6, 36]。

经济影响

一项回顾性保险赔付调查研究表明，玫瑰痤疮相关费用的平均值为 347 美元，其中 56 美元与就诊花费相关，291 美元与药物花费相关[8]。在 12 个月的研究期内，58% 的患者得到了皮肤科医生的诊治，患者人均每年就诊 1.1 次[8]。

病情应对和干预措施

病情应对（coping）是帮助患者适应其慢性病的一个重要概念[26]。Del Rosso 等针对 ETR 和 PPR 患者展开了调查。大多数患者承认他们尝试进行压力或焦虑情绪管理并采取避免阳光或高温直射、避免一些护肤品的不利影响及酒精作用等措施[37]。重症玫瑰痤疮患者和那些认为感觉受到社会偏见的患者也许依赖了不恰当的应对措施，如逃避可能涉及他人审视的情况或者逃避社会等[26]。采用不同的干预措施来帮助患者调整应对这些情况是非常有必要的[38]，如表 12.3 所示。

表 12.3　玫瑰痤疮的生活质量干预措施

1. 玫瑰痤疮的正确医治方法
2. 开展患者健康教育
3. 定期询问生活质量
4. 必要时精神科转诊
5. 支持团队及资源

提高患者的自我效能感，即患者为实现具体目标而采取行动的感知能力，是一种可以提高患者的动机、行为、思维模式和幸福感的应对方法[39]。通过向患者提供教育和社会支持，可以提高自我效能[39]。初诊时的教育对于传达疾病的慢性复发性质、病情恶化的可能性、长期治疗的需要、避免常见不良诱因的注意事项以及设定合理预期非常重要[3, 9]。在 Del Rosso 等进行的一项调查中，受访者表示他们仅用了处方药来治疗突发病症，而不是继续治疗以长期维持控制[37]。而医生为患者普及的玫瑰痤疮慢性病知识可以帮助患者更好地应对该病造成的各种不利影响[39]。

医生也应该定期询问患者玫瑰痤疮对其生活质量带来的影响，并切实认识到患者承担的心理和社会负担[40]。与医生的评估报告相比，患者自身对病情严重程度的评估存在显著差异，这可能也是玫瑰痤疮带来心理社会影响的一项体现[41]。某些情况下，精神干预对于缓解患者的心理困扰是非常必要的[6, 38]。因此应当根据需要对患者采取适当的咨询服务和治疗手段[7]。

一些患者可能对与医生讨论某些话题感到不适。在这种情况下，可以采用支持小组服务或者社会资源作为补充手段[39]。在线支持团队也可以为患者提供同龄人的关怀支持、社会安慰及认可等[39]。患者也可以直接访问美国国家玫瑰痤疮协会网站（https://www.rosacea.org）来获取更多支持[7]。

参考文献

1. Chen SC. Health-related quality of life in dermatology: introduction and overview. Dermatol Clin. 2012;30(2):205–8; xiii.
2. Williamson T, Cheng WY, McCormick N, Vekeman F. Patient preferences and therapeutic satisfaction with topical agents for rosacea: a survey-based study. Am

Health Drug Benefits. 2018;11(2):97–106.

3. Zeichner JA, Eichenfield LF, Feldman SR, Kasteler JS, Ferrusi IL. Quality of life in individuals with erythematotelangiectatic and papulopustular rosacea: findings from a web-based survey. J Clin Aesthet Dermatol. 2018;11(2):47–52.

4. Lanoue J, Goldenberg G. Therapies to improve the cosmetic symptoms of rosacea. Cutis. 2015;96(1):19–26.

5. Webster GF. Rosacea. Med Clin North Am. 2009;93(6):1183–94.

6. Heisig M, Reich A. Psychosocial aspects of rosacea with a focus on anxiety and depression. Clin Cosmet Investig Dermatol. 2018;11:103–7.

7. Oussedik E, Bourcier M, Tan J. Psychosocial burden and other impacts of rosacea on patients' quality of life. Dermatol Clin. 2018;36(2):103–13.

8. Huynh TT. Burden of disease: the psychosocial impact of rosacea on a patient's quality of life. Am Health Drug Benefits. 2013;6(6):348–54.

9. Rainer BM, Kang S, Chien AL. Rosacea: epidemiology, pathogenesis, and treatment. Dermatoendocrinology. 2017;9(1):e1361574.

10. Finlay AY, Khan GK. Dermatology life quality index (DLQI)--a simple practical measure for routine clinical use. Clin Exp Dermatol. 1994;19(3):210–6.

11. Revicki DA, Kleinman L, Cella D. A history of health-related quality of life outcomes in psychiatry. Dialogues Clin Neurosci. 2014;16(2):127–35.

12. van der Linden MM, van Rappard DC, Daams JG, Sprangers MA, Spuls PI, de Korte J. Health-related quality of life in patients with cutaneous rosacea: a systematic review. Acta Derm Venereol. 2015;95(4):395–400.

13. Ware JE Jr, Sherbourne CD. The MOS 36-item short-form health survey (SF-36). I. Conceptual framework and item selection. Med Care. 1992;30(6):473–83.

14. Nicholson K, Abramova L, Chren MM, Yeung J, Chon SY, Chen SC. A pilot quality-of-life instrument for acne rosacea. J Am Acad Dermatol. 2007;57(2):213–21.

15. Ware JE Jr. SF-36 health survey update. Spine (Phila Pa 1976). 2000;25(24):3130–9.

16. Hongbo Y, Thomas CL, Harrison MA, Salek MS, Finlay AY. Translating the science of quality of life into practice: what do dermatology life quality index scores mean? J Invest Dermatol. 2005;125(4):659–64.

17. Rogers A, DeLong LK, Chen SC. Clinical meaning in skin-specific quality of life instruments: a comparison of the dermatology life quality index and Skindex banding systems. Dermatol Clin. 2012;30(2):333–42; x.

18. Bewley A, Fowler J, Schofer H, Kerrouche N, Rives V. Erythema of rosacea impairs health-related quality of life: results of a meta-analysis. Dermatol Ther. 2016;6(2):237–47.

19. Kini SP, Nicholson K, DeLong LK, Dannemann T, Estaris J, Foster J, et al. A pilot study in discrepancies in quality of life among three cutaneous types of rosacea. J Am Acad Dermatol. 2010;62(6):1069–71.

20. Bohm D, Schwanitz P, Stock Gissendanner S, Schmid-Ott G, Schulz W. Symptom severity and psychological sequelae in rosacea: results of a survey. Psychol

21. Seidler AM, Bayoumi AM, Goldstein MK, Cruz PD Jr, Chen SC. Willingness to pay in dermatology: assessment of the burden of skin diseases. J Invest Dermatol. 2012;132(7):1785–90.

22. Beikert FC, Langenbruch AK, Radtke MA, Kornek T, Purwins S, Augustin M. Willingness to pay and quality of life in patients with atopic dermatitis. Arch Dermatol Res. 2014;306(3):279–86.

23. Radtke MA, Schafer I, Gajur A, Langenbruch A, Augustin M. Willingness-to-pay and quality of life in patients with vitiligo. Br J Dermatol. 2009;161(1):134–9.

24. Beikert FC, Langenbruch AK, Radtke MA, Augustin M. Willingness to pay and quality of life in patients with rosacea. J Eur Acad Dermatol Venereol. 2013;27(6):734–8.

25. Dirschka T, Micali G, Papadopoulos L, Tan J, Layton A, Moore S. Perceptions on the psychological impact of facial erythema associated with rosacea: results of international survey. Dermatol Ther. 2015;5(2):117–27.

26. Halioua B, Cribier B, Frey M, Tan J. Feelings of stigmatization in patients with rosacea. J Eur Acad Dermatol Venereol. 2017;31(1):163–8.

27. Vera N, Patel NU, Seminario-Vidal L. Rosacea comorbidities. Dermatol Clin. 2018;36(2):115–22.

28. Egeberg A, Hansen PR, Gislason GH, Thyssen JP. Patients with rosacea have increased risk of depression and anxiety disorders: a Danish nationwide cohort study. Dermatology (Basel, Switzerland). 2016;232(2):208–13.

29. Gupta MA, Gupta AK, Chen SJ, Johnson AM. Comorbidity of rosacea and depression: an analysis of the National Ambulatory Medical Care Survey and National Hospital Ambulatory Care Survey--Outpatient Department data collected by the U.S. National Center for Health Statistics from 1995 to 2002. Br J Dermatol. 2005;153(6):1176–81.

30. Wu Y, Fu C, Zhang W, Li C, Zhang J. The dermatology life quality index (DLQI) and the hospital anxiety and depression (HADS) in Chinese rosacea patients. Psychol Health Med. 2018;23(4):369–74.

31. van Zuuren EJ, Fedorowicz Z, Carter B, van der Linden MM, Charland L. Interventions for rosacea. Cochrane Database Syst Rev. 2015;(4):Cd003262.

32. Liu RH, Smith MK, Basta SA, Farmer ER. Azelaic acid in the treatment of papulopustular rosacea: a systematic review of randomized controlled trials. Arch Dermatol. 2006;142(8):1047–52.

33. Taieb A, Ortonne JP, Ruzicka T, Roszkiewicz J, Berth-Jones J, Peirone MH, et al. Superiority of ivermectin 1% cream over metronidazole 0.75% cream in treating inflammatory lesions of rosacea: a randomized, investigator-blinded trial. Br J Dermatol. 2015;172(4):1103–10.

34. Thiboutot D, Thieroff-Ekerdt R, Graupe K. Efficacy and safety of azelaic acid (15%) gel as a new treatment for papulopustular rosacea: results from two vehicle-controlled, randomized phase III studies. J Am Acad Dermatol. 2003;48(6):836–45.

35. Baldwin HE. A community-based study of the effec-

Health Med. 2014;19(5):586–91.

tiveness of doxycycline 40 mg (30-mg immediate-release and 10-mg delayed-release beads) on quality of life and satisfaction with treatment in participants with rosacea. Cutis. 2010;86(5 Suppl):26–36.

36. Fleischer A, Suephy C. The face and mind evaluation study: an examination of the efficacy of rosacea treatment using physician ratings and patients' self-reported quality of life. J Drugs Dermatol. 2005;4(5):585–90.

37. Del Rosso JQ, Tanghetti EA, Baldwin HE, Rodriguez DA, Ferrusi IL. The burden of illness of erythematotelangiectatic rosacea and papulopustular rosacea: findings from a web-based survey. J Clin Aesthet Dermatol. 2017;10(6):17–31.

38. Su D, Drummond PD. Blushing propensity and psychological distress in people with rosacea. Clin Psychol Psychother. 2012;19(6):488–95.

39. Cardwell LA, Nyckowski T, Uwakwe LN, Feldman SR. Coping mechanisms and resources for patients suffering from rosacea. Dermatol Clin. 2018;36(2):171–4.

40. Ghosh S, Behere RV, Sharma P, Sreejayan K. Psychiatric evaluation in dermatology: an overview. Indian J Dermatol. 2013;58(1):39–43.

41. Gupta MA, Gupta AK. Psychiatric and psychological co-morbidity in patients with dermatologic disorders: epidemiology and management. Am J Clin Dermatol. 2003;4(12):833–42.

第13章 毛囊蠕形螨：发病机制或相关的作用

Frank Powell, Ruth Foley, Solene Gatault
张柯佳 译 李聪慧 审校

蠕形螨

螨是与蜱密切相关的微小节肢动物，属于蛛形纲、蜱螨亚纲。它们被认为是所有无脊椎动物类群中最多样化和最成功的类群之一，有超过 48 000 种栖息在广泛的生态系统中。蠕形螨见于犬（*D.canis*、*D.cornei*、*D.injai*）、小鼠（*D.musculi*）、猫（*D. cati*、*D.gatoi*）、大鼠（*D.ratti*）、牛（*D. bovis*）、山羊（*D.caprae*）等大多数哺乳动物中[1-3]。在人类中，已知有两个种属栖息在毛囊皮脂腺单位，即毛囊蠕形螨和皮脂蠕形螨。毛囊蠕形螨是一种生活在毛囊中的螨，1841 年由 Jacob Henle 首次描述[4]，1 年后由 Gustav Simon 分离得到。他描述了螨，并指出他在除新生儿外的所有尸体的鼻部毛囊中均发现了螨[5]。130 年后，F.P.English 描述了感染眼睑的毛囊蠕形螨的一种短变体，今天被称为皮脂蠕形螨[6]。

迄今为止，由于体外培养蠕形螨困难，对蠕形螨生命周期的研究一直受到限制。根据 20 世纪 60 年代初 Spickett 的研究，蠕形螨的生命周期估计为 14 ～ 18 天，经历卵、幼虫、原虫、若虫和成虫五个生命阶段[7]。Spickett 等详细说明了夜间雄性螨如何在皮肤表面移动，并在毛囊开口处与雌性交配。12 h 后，雌性在毛囊或皮脂腺内产卵（盾形，长约 0.08 mm 宽约 0.04 mm）。3 ～ 4 天后幼虫孵化并进入发育阶段，在约 7 天内变为成虫[8]。据推测，死螨在毛囊或皮脂腺内分解。

毛囊蠕形螨和皮脂蠕形螨在形态上相似，但大小不同。这两个种属的成螨均为蠕虫样节肢动物，毛囊蠕形螨和皮脂蠕形螨的长度分别达 440 μm 和 240 μm[8]。但两种虫体在早期阶段同样长，形态相似，早期阶段通常更纤细。螨体分为颚体（口）、足体和环形管状末体，覆盖几丁质外骨骼（图 13.1）。颚体有分节的触须，每个触须都有触须爪和口器刺，用于进食皮脂或皮肤细胞，并使其通过阻碍。足体由 4 对腿组成，末端腿呈强爪状。在夜间，这种螨的 8 条腿以 8 ～ 16 mm/h 的速率移动，遇到强光会使螨退回毛囊中[9]（图 13.1）。

蠕形螨表现出雌雄异形，雌性与雄性相比身体更短、更圆。雌性有腹侧外阴开口。雄性有一个发育良好的阴茎，在第一腿和第二腿之间的间隔稍前面，位于足体背面。螨似乎没有肛门，这对螨的消化和排泄功能的影响尚不清楚。

如何研究蠕形螨

改良标准化皮肤表面活检

基于 Marks 和 Dawbe 最初报告的技术[10]，标准化皮肤表面活检（standardized

117

skin surface biopsy，SSSB）是从人体皮肤中提取螨的最常用方法。SSSB 的改编版称为改良 SSSB（modified standardized skin surface biopsy，MSSSB），为了便于计数螨并进行后续提取，将每个 SSSB 的 1 cm² 网格分成 9 个编号网格，用于定位；我们之前已经详细描述了这一变化和其他变化[11]（图 13.2）。SSSB 是非侵入性和安全的。即使在同一部位重复数次，通常也完全无痛且患者耐受性良好[11]。在超过 25 年的时间里，我们在数千名患者和对照组中反复使用该程序，但从未出现瘢痕或接触性皮炎。第一张玻片通常为阴性，因为螨不在皮肤表面，而是在皮脂腺内或毛囊内，在相同位置的第二张或接近皮肤深层

的载玻片会检测到蠕形螨。

蠕形螨的活体检测

反射共聚焦显微镜（reflectance confocal microscopy，RCM）也已用于直接在人体面部皮肤上进行蠕形螨的非侵入性检测。它涉及活体皮肤的实时手持式共聚焦成像，为细胞水平分辨率。一项研究比较了使用 SSSB 检查 1 cm² 和使用 RCM 检查 10 mm²（乘以 10 计算 Dd/cm²）两种测量蠕形螨密度（Demodex density，Dd）的方法[12]。与 SSSB 相比，使用 RCM 记录到更高的螨数量（410±209 vs. 15±18），平均每个毛囊中有 2.6 个螨。研究人群包括毛囊糠疹或丘疹脓疱型玫瑰痤疮患者，然而，未来的研

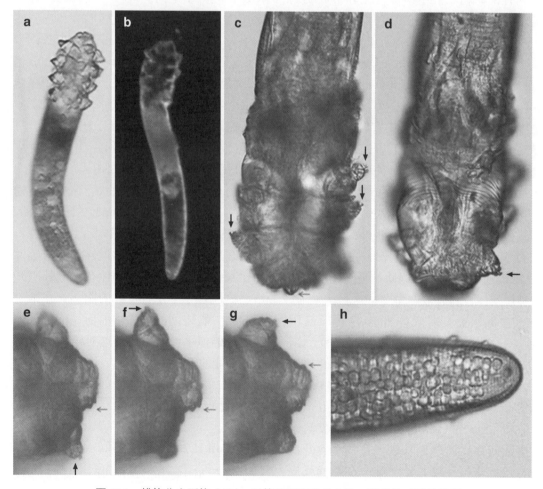

图 13.1 螨体分为颚体（口）、足体和环形管状末体，覆盖几丁质外骨骼

究可以将这些方法在确诊的患者组和对照组中进行比较，并阐明 RCM 发现的 27 倍高蠕形螨密度是否与其活体采样及 SSSB 的采样限制有关，而不是假阳性[13]。与 SSSB 相比，对皮脂腺新鲜分泌物的直接显微镜检查（direct microscopic examination, DME）在检测蠕形螨方面不那么敏感[14]。皮肤镜也被提出作为 Dd 的非侵入性活体检测手段，但图像分辨率有限，迄今为止尚未对用 SSSB 检测的患者和用其他方法检测的患者进行比较[15]。因此，SSSB 目前仍然是测量人体皮肤 Dd 的标准技术。

从 MSSSB 到组织培养

螨从皮肤上取出后会迅速干燥并死亡，因此，如果要将螨用于离体实验，则必须将它们保存在潮湿的室内以保持螨的活力。一个简单的湿度室由一个培养皿组成，培养皿中含有潮湿的棉絮和多达三片 MSSSB 载玻片。如果在不同位置采集和检测样本，则可以将载玻片固定在培养皿中的适当位置，并置于预热至 28 ℃的热运输包中，以运输至实验室[11]。对于螨提取，我们通常使用立体显微镜，该显微镜采用无菌技术设置在层流罩或水平流罩中。MSSSB 样本中的螨通常在从毛囊中提取的角蛋白样物质中成群聚集，被称为"毛囊管型"。从每个毛囊中提取的样本可以看到，标本的最深部分向上。由于蠕形螨在体内毛囊中是头部向下的，因此在提取的样本中最上面可以看到螨的头部、嘴部和腿，它们的腿部独特的挥舞运动附着在上半身，有助于

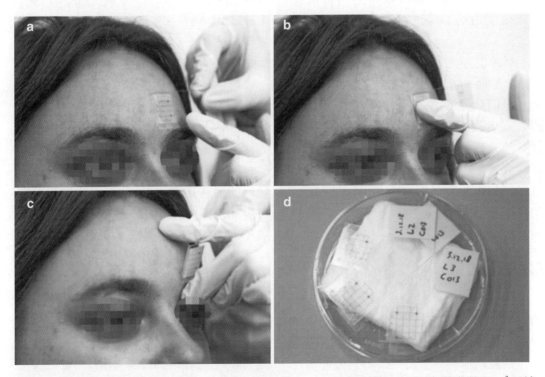

图 13.2　改良的标准化皮肤表面活检（MSSSB）技术。a. 一小滴氰丙烯酸胶置于标准化的 1 cm² 区域，立即置于前额皮肤。b. 按压皮肤 1 min。c. 轻轻从皮肤表面移开，同时在两根手指间轻微拉伸皮肤。此时，玻片上的胶已经干燥，当玻片扯离皮肤时，会带出毛囊皮脂腺管上部的内容物。通过在相同位置多次重复这一步骤，可以从同一毛囊管中提取出更深层的样本。d. MSSSB 载玻片储存在由潮湿棉片组成湿度室的培养皿中，防止螨迅速干燥

观察。研究发现，在立体显微镜下通过镊子从毛囊中轻轻取螨是提取单个活螨的最佳方法。确保螨不受损，并避免胶黏剂或毛囊污染螨需要大量练习，但一旦由操作员掌握，则具有高度可重复性。

螨离体活力

1961 年 Spickett 的研究估计，人体蠕形螨的寿命可达 14 天[7]。最近对蠕形螨体外研究发现，提取后的平均生存期为 6 天[16-17]。4～5 ℃的温度可能是储存螨的最佳温度，因为它们似乎进入一种暂时休眠的停滞形式[16-17]。在 28 ℃时，螨保持运动，但提取后存活时间较短，为 2.5 天[17]，离体的螨与未离体螨运动功能是否不同还有待证实。目前不可能在实验室中繁殖螨。因此，新鲜螨样本的可用性可能是使用蠕形螨进行离体实验的限制因素。

螨的生存能力最初是基于对螨运动的观察。然而，可能会出现假阴性（因为螨运动是间歇性的），并且这种方法容易受到观察者误差的影响，因为运动可能是细微的。我们观察到在暗视野显微镜下特征性散射光强度（Scattered Light Intensity，SLI）与螨的活力有关，可以在没有运动的情况下对螨的生存能力进行客观的测量[18]。

眼部蠕形螨

为了检测眼部疾病中的蠕形螨，传统的方法包括去除睫毛（脱毛）并在光学显微镜下检查睫毛。Coston 等开发的标准方法包括随机取样四根睫毛，将它们装在盖玻片上的油中，然后在共聚焦显微镜下进行检查[5]。然而，每个患者通常会去除大约 10 根睫毛，并且通常使用荧光素钠或酒精等材料来更好地观察螨。体内共聚焦显微镜已被提出作为脱毛的非侵入性替代方法，比脱毛检测更敏感，并允许在睑板腺和睫毛上直接观察螨[19]。该技术更容易重复以监测治疗反应。

健康皮肤中的蠕形螨

在人类中，蠕形螨主要存于面部皮肤，包括前额、脸颊、鼻子[8]和睫毛[20]。此外，在 140 个前瞻性尸检乳头表皮样本中，有 41% 记录到螨[21]。这些部位的皮肤具有富含皮脂腺或类似结构的独特特征（睫毛中的睑板腺和乳头中的乳晕腺）。尽管人们认为它们通常不存在于人体毛囊中，但在 5% 的脱发头皮活检组织中发现了蠕形螨[22]。在大多数情况下，螨的存在与发病机制无关，但在 17 个头皮样本中的 4 个中发现了炎症反应[22]。在毛囊皮脂腺单位内，毛囊蠕形螨通常在皮脂腺水平以上的毛囊中发现，通常是三个或更多的螨成簇状，而皮脂蠕形螨则更深地位于皮脂腺本身[8]。

影响健康个体蠕形螨数量的关键因素是年龄。年龄 20 岁以下、21～35 岁、36～50 岁、51～65 岁、65 岁以上的健康人蠕形螨患病率分别为 23%、38%、46%、68% 和 80%[20]。皮脂腺毛囊为螨提供了独特的栖息环境，在青春期产生皮脂时变得更加活跃。这可以解释为什么几乎所有成年人中都能检测到螨，以及为什么螨密度随着年龄的增长而增加，特别是在 20 岁以上的群体中与更年轻群体相比。

有人认为蠕形螨的传播方式是出生后母婴传播。然而，这可能并不能解释普遍的患病率，因为一些儿童或年轻人没有检测到螨[23]。如果蠕形螨为阴性，那么这预示着有些人可能会通过其他皮肤接触感染蠕形螨。或者，这些个体可能是假阴性，螨种群低于检测限或未采到样本。关于蠕形螨患病率的统计数据可能经常被低估，因为单个样本可能无法发现个体皮肤上其他位置存在的螨。大多数关于蠕形螨患病率的研究是使用 SSSB 和螨形态学观察进行的。然而，一项使用来自 29 份皮脂样本的 18S rRNA 基因聚合酶链反应（PCR）的分子研究发现，与传统方法相比，其检出率更高：超过 18 岁（平均年龄 37 岁）的个体中 70% 蠕形螨检测为阳性，而通过形态学观察，相同人群中 14% 蠕形螨检测阳性[23]。然而，如果螨密度较低，该方法的灵敏度也可能受到限制，在目视检测到蠕形螨的 10 例 18 岁儿童样本中，仅 7 例经 PCR 检测为阳性[23]。

在蠕形螨患病率方面，男性和女性之间没有观察到显著差异[20, 24]。此外，尚未确定种族起源为一个因素，尽管其尚未被明确研究。卫生相关因素（如洗脸频率和共用毛巾）与蠕形螨患病率显著相关，但仍有待证实[24]。

玫瑰痤疮中的蠕形螨

数量和亚型

多项研究显示，与对照组相比，玫瑰痤疮患者面部毛囊皮脂腺单位中的毛囊蠕形螨显著增加[25-27]。目前一般认为，密度超过 $5/cm^2$ 具有致病意义[28-29]。几项使用不同技术（见上文）的研究证实了这一观察结果，玫瑰痤疮患者面部皮肤的螨数量是正常人面部皮肤中数量的 3 ～ 10 倍[27]。一项包括 23 项病例对照研究的 1513 例患者的荟萃分析显示，与对照组相比，玫瑰痤疮患者的蠕形螨患病率（70.4% vs. 31.8%）和密度（$71/cm^2$ vs. $8.7/cm^2$）显著升高[27]。当按玫瑰痤疮类型分组时，PPR 患者和 ETR 患者（程度较轻）Dd 明显较高[27]。

已证实毛囊蠕形螨也参与了眼型玫瑰痤疮的发病机制，该发病机制影响了大量皮肤玫瑰痤疮患者[30]。睑缘炎是玫瑰痤疮患者的主诉之一，是眼睑和睫毛的毛囊的炎症性疾病过程。后睑缘炎（影响与眼球接触的眼睑部分）是玫瑰痤疮的特征，与靠近睑板腺开口的该位置的蠕形螨数量增加有关。在一项病例对照前瞻性研究中，在 62.4% 的患者和 24.3% 的对照组中均发现蠕形螨[20]。在另一项针对 56 例慢性睑缘炎患者和 46 例对照组的研究中，80% 的患者和 46% 的对照组蠕形螨阳性（定义为检测到至少 1 只螨），尽管患者和对照组之间每人的螨数量相似[31]。

蠕形螨在玫瑰痤疮中的作用

蠕形螨数量的增加不一定表明其致病潜力。然而，玫瑰痤疮患者面部皮肤活检的组织病理学研究也经常显示存在螨，在许多情况下，毛囊周围有强烈的炎性中性粒细胞和明显的肥大细胞浸润，这表明它们可能导致玫瑰痤疮的病理生理学[26]。该过程可能涉及以下几个特征：

皮肤环境

如果微环境有利于蠕形螨的生长，其可能会在玫瑰痤疮患者皮肤中增殖。一项研究表明，具有人类白细胞抗原（HLA）CWZ 表型的患者比不具有该表型的患者更易患蠕形螨[32]。因此，皮肤类型为 I 型或 II 型对日光敏感的白种人可能具有促进螨生长的皮肤（或皮脂）特性，然后达到临界种群水平，从而诱发炎症[32]。

PPR 患者的皮脂水平正常，但皮脂腺脂肪酸组成异常，长链饱和脂肪酸水平降低[33]。考虑到蠕形螨以皮脂为食，它们可以改变皮脂的成分并促进其分泌。

物理特征

如前所述，玫瑰痤疮患者的螨密度显著增加[27]。组织学观察也显示一个毛囊中存在大量蠕形螨，表明其可机械性阻断导管，影响皮脂分泌、皮肤环境（见上文）和微生物群（见下文）。此外，炎性丘疹有时显示毛囊破裂的组织学表现，部分蠕形螨挤入真皮层。据推测，死螨在毛囊或皮脂腺内分解。随着濒死 / 死螨的增加，进入受损毛囊的污染物会增加，促进炎症。在哮喘患者中，屋尘螨中也观察到类似的炎症反应[34]。

免疫调节

蠕形螨在正常皮肤生物平衡中可能发挥的作用在很大程度上被忽略，因为其通常不会引起任何炎症反应，并且似乎作为共生体发挥作用。当其数量较低时，宿主的免疫系统似乎可耐受蠕形螨。然而，当其数量增加时，似乎会参与到炎症反应中。最近的研究表明，蠕形螨能够调节炎症反应。作为一种生存机制，蠕形螨可能通过下调 T 细胞表达来抑制适应性免疫系统[35]。蠕形螨可通过阻断有效抗寄生虫 Th2 免疫应答所需的分子延续感染和增殖[36]。蠕形螨还可能调节皮肤固有细胞的先天免疫应答。其可显著下调 SZ95 细胞（永生化人皮脂腺细胞系）上 TNFα 和 TLR2 的释放和表达[37]。当低密度螨（与健康皮肤中的含量相当）与人角质形成细胞共培养时，这些细胞不释放炎症介质，如 TNFa、IL-8、KLK5 或 CCL2[38]。

组织学上，含有高密度螨的毛囊膨胀和（或）破裂，导致其与皮脂腺细胞接触，甚至与免疫细胞接触。在玫瑰痤疮受累皮肤中，在含有蠕形螨的扩大毛囊周围经常观察到炎性细胞浸润，表明蠕形螨在炎症中的作用[39]。一项研究将玫瑰痤疮皮肤中越来越高的蠕形螨密度与 TNFα、IL-1β、IL-8 和 KLK5 增加联系起来[40-41]。Gallo 的团队在体外使用鼠类模型和患者显示玫瑰痤疮中固有免疫异常的参与[40, 42]。他们观察到玫瑰痤疮患者的 cathelicidin 和 LL37

（抗菌肽）显著增加。这种炎症由 Toll 样受体（TLR）介导，TLR 也参与玫瑰痤疮[43]。如前所述，蠕形螨具有可被 TLR 识别的几丁质外骨骼。TLR2 是一种已知参与玫瑰痤疮发病机制的固有免疫受体[44]。我们的研究表明，高密度蠕形螨可直接诱导人角质形成细胞 TLR2 表达增加以及角质形成细胞和皮脂腺细胞释放炎性介质[38]。

微生物组

蛛形纲动物和细菌的相互作用可能很复杂，一种生物体会对另一种生物体产生伤害或益处。例如，来源于鹿蜱（肩突硬蜱）的蛋白质已被证明可使金黄色葡萄球菌对抗生素敏感[45]，说明了蛛形纲动物如何影响细菌。另一方面，细菌可以杀死螨（取决于螨诱导的免疫应答[46]），或帮助其消化[47]。

如上所述，玫瑰痤疮与蠕形螨数量显著增加有关，几项研究表明，蠕形螨与多种细菌微生物组相关，如下所述。然而，关于玫瑰痤疮中可能的微生物组变化，以及健康或玫瑰痤疮影响的人类皮肤中细菌和蠕形螨之间的潜在相互作用，我们知之甚少。据我们所知，玫瑰痤疮患者中皮脂腺毛囊的微生物群尚未经过检测，无论其是否存在大量蠕形螨，但与健康皮肤相比可能会发生改变。此外，尽管已通过睑缘炎患者[31]和外用类固醇诱导的玫瑰痤疮样面部皮炎患者[48]的活细菌培养研究了蠕形螨相关微生物组，但尚未报道其在玫瑰痤疮中的研究。

两项研究通过对螨进行分离和外部灭菌，然后对螨提取物进行 16SrRNA 的 PCR 检测，研究皮肤中蠕形螨携带的细菌种群[49-50]。PPR 患者（$n = 15$）与健康对照者（$n = 17$）之间的微生物组组成存在显著差异[49]。放线菌在 PPR 皮肤样本中仅占

10%，但在 ETR 和健康皮肤样本中分别占 36% 和 43%，31 个菌种被确定为 PPR 患者所特有[49]。在另一项使用变性梯度凝胶电泳（denaturing gradient gel electrophoresis，DGGE）技术的 PCR 研究中，放线菌在健康对照组（$n = 30$）螨细菌序列中只占不到 6%[50]。研究之间的显著差异值得注意，可能是由于使用的技术不同或种族人群不同。

有几篇文章评论，霍乱芽孢杆菌是一种假定的蠕形螨相关细菌菌种。在 40 例 PPR 患者中，有 1 例提取个体螨并将其接种在活培养物中，然后通过 16S rDNA 进行序列分析鉴定出该菌种[51]。然而，总体证据不支持这种相关性。据我们所知，唯一与蠕形螨相关的霍乱芽孢杆菌后续报告是在一项睑缘炎研究中[52]。这一结论值得怀疑，因为对照个体的睫毛，其蠕形螨数量（如果有）远低于睑缘炎患者，而其霍乱芽孢杆菌阳性发生率相似。一项 12 种不同分类群和其他芽孢杆菌属的大规模分析表明未检测到霍乱芽孢杆菌[50]，一项鉴定出 92 种螨相关细菌的研究也未能发现霍乱芽孢杆菌，但承认使用的方法可能导致假阴性结果[49]。如果证明细菌是从蠕形螨中分离出或由蠕形螨携带，则必须对螨进行去污，以从分析中除去皮肤表面任何可能的细菌。

治疗

玫瑰痤疮可通过局部或全身药物或这些药物的组合进行联合治疗[53-54]。外用磺胺醋酰/硫磺清洁剂、甲硝唑乳膏、壬二酸乳膏/凝胶、扑灭司林和伊维菌素乳膏可能通过减少蠕形螨数量直接发挥作用，但这些药物在玫瑰痤疮患者中的确切作用机制尚未得到最终证实[55-56]。抗生素是玫瑰痤疮系统治疗的主要药物，包括各种四环素类抗生素，如多西环素、米诺环素、红霉素和甲硝唑[57]。系统抗生素的作用机制尚不清楚，其对蠕形螨的作用也不清楚。在一个月的口服多西环素疗程（炎性病变数量减少）前后进行皮肤表面活检计数的对比，不影响螨计数，但本研究未评估蠕形螨的生存能力[25]。异维 A 酸是玫瑰痤疮的有效系统性治疗药物，通过显著减少面部皮脂腺分泌发挥作用[58]。这将对蠕形螨的生存环境产生重要影响，并可能导致蠕形螨数量明显减少，这些研究仍有待完善。

其他蠕形螨病

毛囊糠疹

毛囊糠疹（pityriasis folliculorum，PF）患者的面部皮肤干燥、瘙痒和过敏，在仔细检查时，可观察到非常小的毛囊鳞屑，由成群蠕形螨组成[29]。这种情况的细微性质反映出它不涉及炎症，然而患者皮损处往往螨数量较多。一项研究显示，PF 患者的 Dd 为 61/cm²，而 PPR 患者为 36/cm²，据报道，在无炎症的 PF 患者中可多达 640/cm²[59]。在临床实践中，从 PF 进展为玫瑰痤疮在临床上尚未被注意到是一个问题，PF 患者的平均年龄大于玫瑰痤疮患者（因此可能具有普遍较低的免疫力）。这支持了系统或局部免疫因素是参与确定是否蠕形螨的存在导致皮肤产生炎症反应的观点。

免疫抑制

HIV 感染可并发重度玫瑰痤疮，尤其是 PPR[60]。由活动性 HIV 感染引起的免疫抑制可促进许多微生物的过度生长。然而，这种情况在 HIV 患者中的实际发生程度仍有待阐明，51 例伴有瘙痒性毛囊炎的 HIV 患者中仅 2 例涉及蠕形螨[61]。

在长期服用免疫抑制药物的移植受者

中也记录到高密度蠕形螨[62]。还观察到类固醇诱导的玫瑰痤疮与蠕形螨过度生长有关[48]。随着越来越多的癌症患者接受靶向分子治疗，已观察到，此类治疗方法具有皮肤副作用，有时严重到需要改变癌症治疗方案。一项在 19 例接受表皮生长因子受体（epidermal growth factor receptor, EGFR）抑制剂治疗并出现皮疹的成人患者中开展的研究显示，Dd 为 4.7/cm²，显著高于健康成人的报道[63]。然而，另一项对接受西妥昔单抗（EGFR 抑制剂）治疗的患者进行的小型研究显示，经 SSSB 评估，存在蠕形螨的证据极少[64]。临床上蠕形螨在多大程度上可导致 EGFR 抑制剂诱导的皮肤疾病，值得进一步研究。

痤疮

在临床实践中，一般认为蠕形螨与痤疮无关。对主要在中国人群中的 63 篇文章进行荟萃分析，确定蠕形螨和寻常痤疮之间存在统计学显著相关性[65]。但是，应注意的是，纳入的文献均未使用 SSSB 法，他们通过透明胶带法和皮肤加压法评估了蠕形螨，作者提到一些诊断为痤疮的病例可能是蠕形螨病[65]。

结论

蠕形螨普遍存在于正常成人中，但在 PPR 患者中其数量增加。螨是能够与其宿主相互作用的复杂生物体，越来越多的证据表明蠕形螨可能通过几种机制参与玫瑰痤疮的病理生理学，如物理、免疫调节和微环境变化，或其他未知机制。为了解释蠕形螨在玫瑰痤疮患者中的作用，有必要进行更多的研究。然而，尽管评估皮肤或睫毛中蠕形螨数量的密度法有所改进，但体外研究仍具有挑战性。

参考文献

1. Izdebska JN, Rolbiecki L. Two new species of Demodex (Acari: Demodecidae) with a redescription of Demodex musculi and data on parasitism in Mus musculus (Rodentia: Muridae). J Med Entomol. 2015;52(4):604–13.
2. Fisher WF. Natural transmission of Demodex bovis Stiles in cattle. J Parasitol. 1973;59(1):223–4.
3. Lacey N, Powell FC. Rosacea and Demodex folliculorum. In: Zouboulis CC, Katsambas AD, Kligman AM, editors. Pathogenesis and treatment of acne and rosacea. Berlin, Heidelberg: Springer; 2014.
4. Ortiz-Hidalgo C. The professor and the seamstress: an episode in the life of Jacob Henle. Gac Med Mex. 2015;151(6):819–27.
5. Coston TO. Demodex folliculorum blepharitis. Trans Am Ophthalmol Soc. 1967;65:361–92.
6. English FP. Variant of Demodex folliculorum infesting the eyelids. Br J Ophthalmol. 1971;55(11):747–9.
7. Spickett SG. A preliminary note on Demodex folliculorum Simon (1842), as a possible vector of leprosy. Lepr Rev. 1961;32:263–8.
8. Desch C, Nutting WB. Demodex folliculorum (Simon) and D. brevis akbulatova of man: redescription and reevaluation. J Parasitol. 1972;58(1):169–77.
9. Rather PA, Hassan I. Human demodex mite: the versatile mite of dermatological importance. Indian J Dermatol. 2014;59(1):60–6.
10. Marks R, Dawber RP. Skin surface biopsy: an improved technique for the examination of the horny layer. Br J Dermatol. 1971;84(2):117–23.
11. Lacey N, Russell-Hallinan A, Powell FC. Study of Demodex mites: challenges and solutions. J Eur Acad Dermatol Venereol. 2016;30(5):764–75.
12. Turgut Erdemir A, Gurel MS, Koku Aksu AE, Bilgin Karahalli F, Incel P, Kutlu Haytoglu NS, et al. Reflectance confocal microscopy vs. standardized skin surface biopsy for measuring the density of Demodex mites. Skin Res Technol. 2014;20(4):435–9.
13. Lacey N, Forton FM, Powell FC. Demodex quantification methods: limitations of confocal laser scanning microscopy. Br J Dermatol. 2013;169(1):212–3.
14. Askin U, Seckin D. Comparison of the two techniques for measurement of the density of Demodex folliculorum: standardized skin surface biopsy and direct microscopic examination. Br J Dermatol. 2010;162(5):1124–6.
15. Friedman P, Sabban EC, Cabo H. Usefulness of dermoscopy in the diagnosis and monitoring treatment of demodicidosis. Dermatol Pract Concept. 2017;7(1):35–8.
16. Zhao YE, Guo N, Wu LP. The effect of temperature on the viability of Demodex folliculorum and Demodex brevis. Parasitol Res. 2009;105(6):1623–8.
17. Shiels L, Foley R, Gatault S, Powell FC. Enhancing survival of Demodex mites in vitro. J Eur Acad Dermatol Venereol. 2018;33:e57.
18. Gatault S, Foley R, Shiels L, Powell FC. Evaluation of Demodex mite viability using motility and scattered light intensity. Exp Appl Acarol. 2019;77:463.

19. Randon M, Liang H, El Hamdaoui M, Tahiri R, Batellier L, Denoyer A, et al. In vivo confocal microscopy as a novel and reliable tool for the diagnosis of Demodex eyelid infestation. Br J Ophthalmol. 2015;99(3):336–41.

20. Biernat MM, Rusiecka-Ziolkowska J, Piatkowska E, Helemejko I, Biernat P, Gosciniak G. Occurrence of Demodex species in patients with blepharitis and in healthy individuals: a 10-year observational study. Jpn J Ophthalmol. 2018;62(6):628–33.

21. Val-Bernal JF, Diego C, Rodriguez-Villar D, Garijo MF. The nipple-areola complex epidermis: a prospective systematic study in adult autopsies. Am J Dermatopathol. 2010;32(8):787–93.

22. Helou W, Avitan-Hersh E, Bergman R. Demodex folliculitis of the scalp: clinicopathological study of an uncommon entity. Am J Dermatopathol. 2016;38(9):658–63.

23. Thoemmes MS, Fergus DJ, Urban J, Trautwein M, Dunn RR. Ubiquity and diversity of human-associated Demodex mites. PLoS One. 2014;9(8): e106265.

24. Zeytun E, Tilki E, Dogan S, Mumcuoglu KY. The effect of skin moisture, pH, and temperature on the density of Demodex folliculorum and Demodex brevis (Acari: Demodicidae) in students and staff of the Erzincan University, Turkey. Int J Dermatol. 2017;56(7):762–6.

25. Bonnar E, Eustace P, Powell FC. The Demodex mite population in rosacea. J Am Acad Dermatol. 1993;28(3):443–8.

26. Forton F, Seys B. Density of Demodex folliculorum in rosacea: a case-control study using standardized skin-surface biopsy. Br J Dermatol. 1993;128(6):650–9.

27. Chang YS, Huang YC. Role of Demodex mite infestation in rosacea: a systematic review and meta-analysis. J Am Acad Dermatol. 2017;77(3):441–7 e6.

28. Erbagci Z, Ozgoztasi O. The significance of Demodex folliculorum density in rosacea. Int J Dermatol. 1998;37(6):421–5.

29. Forton F, Germaux MA, Brasseur T, De Liever A, Laporte M, Mathys C, et al. Demodicosis and rosacea: epidemiology and significance in daily dermatologic practice. J Am Acad Dermatol. 2005;52(1):74–87.

30. Fromstein SR, Harthan JS, Patel J, Opitz DL. Demodex blepharitis: clinical perspectives. Clin Optom (Auckl). 2018;10:57–63.

31. Zhu M, Cheng C, Yi H, Lin L, Wu K. Quantitative analysis of the bacteria in blepharitis with Demodex infestation. Front Microbiol. 2018;9:1719.

32. Mumcuoglu KY, Akilov OE. The role of HLA A2 and Cw2 in the pathogenesis of human demodicosis. Dermatology. 2005;210(2):109–14.

33. Ni Raghallaigh S, Bender K, Lacey N, Brennan L, Powell FC. The fatty acid profile of the skin surface lipid layer in papulopustular rosacea. Br J Dermatol. 2012;166(2):279–87.

34. Nathan AT, Peterson EA, Chakir J, Wills-Karp M. Innate immune responses of airway epithelium to house dust mite are mediated through beta-glucan-dependent pathways. J Allergy Clin Immunol. 2009;123(3):612–8.

35. Akilov OE, Mumcuoglu KY. Immune response in demodicosis. J Eur Acad Dermatol Venereol. 2004;18(4):440–4.

36. Liu Q, Arseculeratne C, Liu Z, Whitmire J, Grusby MJ, Finkelman FD, et al. Simultaneous deficiency in CD28 and STAT6 results in chronic ectoparasite-induced inflammatory skin disease. Infect Immun. 2004;72(7):3706–15.

37. Lacey N, Russell-Hallinan A, Zouboulis CC, Powell FC. Demodex mites modulate sebocyte immune reaction: possible role in the pathogenesis of rosacea. Br J Dermatol. 2018;179(2):420–30.

38. Gatault S, Foley R, Shiels L, Powell F. 1009 Demodex mites modulate skin inflammation: potential role in rosacea. J Investig Dermatol. 2018;138(5):S171.

39. Moran EM, Foley R, Powell FC. Demodex and rosacea revisited. Clin Dermatol. 2017;35(2):195–200.

40. Yamasaki K, Di Nardo A, Bardan A, Murakami M, Ohtake T, Coda A, et al. Increased serine protease activity and cathelicidin promotes skin inflammation in rosacea. Nat Med. 2007;13(8):975–80.

41. Casas C, Paul C, Lahfa M, Livideanu B, Lejeune O, Alvarez-Georges S, et al. Quantification of Demodex folliculorum by PCR in rosacea and its relationship to skin innate immune activation. Exp Dermatol. 2012;21(12):906–10.

42. Yamasaki K, Gallo RL. The molecular pathology of rosacea. J Dermatol Sci. 2009;55(2):77–81.

43. Buhl T, Sulk M, Nowak P, Buddenkotte J, McDonald I, Aubert J, et al. Molecular and morphological characterization of inflammatory infiltrate in rosacea reveals activation of Th1/Th17 pathways. J Invest Dermatol. 2015;135(9):2198–208.

44. Margalit A, Kowalczyk MJ, Zaba R, Kavanagh K. The role of altered cutaneous immune responses in the induction and persistence of rosacea. J Dermatol Sci. 2016;82(1):3–8.

45. Abraham NM, Liu L, Jutras BL, Murfin K, Acar A, Yarovinsky TO, et al. A tick antivirulence protein potentiates antibiotics against Staphylococcus aureus. Antimicrob Agents Chemother. 2017;61(7):e00113-17.

46. Santos-Matos G, Wybouw N, Martins NE, Zele F, Riga M, Leitao AB, et al. Tetranychus urticae mites do not mount an induced immune response against bacteria. Proc Biol Sci. 2017;284(1856):20170401.

47. Hubert J, Nesvorna M, Kopecky J, Erban T, Klimov P. Population and culture age influence the microbiome profiles of house dust mites. Microb Ecol. 2018;77:1048.

48. Tatu AL, Ionescu MA, Clatici VG, Cristea VC. Bacillus cereus strain isolated from Demodex folliculorum in patients with topical steroid-induced rosaceiform facial dermatitis. An Bras Dermatol. 2016;91(5):676–8.

49. Murillo N, Aubert J, Raoult D. Microbiota of Demodex mites from rosacea patients and controls. Microb Pathog. 2014;71-72:37–40.

50. Zhao Y, Yang F, Wang R, Niu D, Mu X, Yang R, et al. Association study of Demodex bacteria and facial dermatoses based on DGGE technique. Parasitol Res. 2017;116(3):945–51.

51. Lacey N, Delaney S, Kavanagh K, Powell FC. Mite-

related bacterial antigens stimulate inflammatory cells in rosacea. Br J Dermatol. 2007;157(3):474–81.

52. Szkaradkiewicz A, Chudzicka-Strugala I, Karpinski TM, Goslinska-Pawlowska O, Tulecka T, Chudzicki W, et al. Bacillus oleronius and Demodex mite infestation in patients with chronic blepharitis. Clin Microbiol Infect. 2012;18(10):1020–5.

53. Powell FC. Clinical practice. Rosacea. N Engl J Med. 2005;352(8):793–803.

54. Juliandri J, Wang X, Liu Z, Zhang J, Xu Y, Yuan C. Global rosacea treatment guidelines and expert consensus points: the differences. J Cosmet Dermatol. 2019;18:960.

55. Schaller M, Gonser L, Belge K, Braunsdorf C, Nordin R, Scheu A, et al. Dual anti-inflammatory and anti-parasitic action of topical ivermectin 1% in papulopustular rosacea. J Eur Acad Dermatol Venereol. 2017;31(11):1907–11.

56. Forton F, Seys B, Marchal JL, Song AM. Demodex folliculorum and topical treatment: acaricidal action evaluated by standardized skin surface biopsy. Br J Dermatol. 1998;138(3):461–6.

57. Ozturkcan S, Ermertcan AT, Sahin MT, Afsar FS. Efficiency of benzoyl peroxide-erythromycin gel in comparison with metronidazole gel in the treatment of acne rosacea. J Dermatol. 2004;31(8):610–7.

58. Forbat E, Ali FR, Al-Niaimi F. Dermatological indications for the use of isotretinoin beyond acne. J Dermatolog Treat. 2018;29(7):698–705.

59. Forton FM. Papulopustular rosacea, skin immunity and Demodex: pityriasis folliculorum as a missing link. J Eur Acad Dermatol Venereol. 2012;26(1):19–28.

60. Yamaoka T, Murota H, Tani M, Katayama I. Severe rosacea with prominent Demodex folliculorum in a patient with HIV. J Dermatol. 2014;41(2):195–6.

61. Annam V, Yelikar BR, Inamadar AC, Palit A, Arathi P. Clinicopathological study of itchy folliculitis in HIV-infected patients. Indian J Dermatol Venereol Leprol. 2010;76(3):259–62.

62. Chovatiya RJ, Colegio OR. Demodicosis in renal transplant recipients. Am J Transplant. 2016;16(2): 712–6.

63. Gerber PA, Kukova G, Buhren BA, Homey B. Density of Demodex folliculorum in patients receiving epidermal growth factor receptor inhibitors. Dermatology. 2011;222(2):144–7.

64. Aksu Arica D, Ozturk Topcu T, Baykal Selcuk L, Yayli S, Seyman U, Fidan E, et al. Assessment of demodex presence in acne-like rash associated with cetuximab. Cutan Ocul Toxicol. 2017;36(3): 220–3.

65. Zhao YE, Hu L, Wu LP, Ma JX. A meta-analysis of association between acne vulgaris and Demodex infestation. J Zhejiang Univ Sci B. 2012;13(3):192–202.

第14章 有色人种的玫瑰痤疮

Tina Hsu, Ahuva Cices, Andrew F. Alexis

张柯佳 译 李聪慧 审校

概述

玫瑰痤疮是一种常见的炎症性疾病，在有色人种中经常被忽视或误诊[1-5]。玫瑰痤疮曾被认为在非白色人种中罕见，这一观点一直持续到最近，而最近的调查显示，全世界有色人种玫瑰痤疮患病率估计为 4%～10%[6]。尽管有这些数据，但许多临床医生对 Fitzpatrick 皮肤分型Ⅳ～Ⅵ型中玫瑰痤疮的怀疑指数较低，或者难以识别深色皮肤的疾病特征性症状，导致这一人群的延迟诊断，甚至误诊[2, 7-9]。延迟治疗或治疗不当会导致患者症状加重，出现疾病进展，包括鼻赘、耳赘和下颌赘[1, 10-12]。鉴于美国人口的不断变化和迅速多样化，临床医生比以往任何时候都更需要认识到各种皮肤类型的人在皮肤病，如玫瑰痤疮表现上的细微差别。

流行病学

玫瑰痤疮曾被认为是有色人种的罕见疾病[11]。然而，研究人员现在认为，玫瑰痤疮实际上长期以来在深色皮肤患者中一直未得到充分认识，从而诊断不足[2-3]。美国国家门诊医疗调查显示，从 1993 年至 2010 年，共有 3150 万次与玫瑰痤疮相关的就诊，包括主诉"皮疹""变色"和"其他皮肤疾病"[3]。在这些就诊者中，2% 是黑人，2.3% 是亚洲人或太平洋岛民，3.9%

是西班牙裔或拉丁裔。一项针对北卡罗来纳州医疗补助计划入选者的纵向队列研究发现，在 2587 名玫瑰痤疮患者中，有 16.27% 的人是非裔美国人，10.98% 既不是高加索人也不是非裔美国人，这表明相当一部分玫瑰痤疮患者人群可能属于非白色人种[13]。

玫瑰痤疮也见于其他国家，在这些国家中，大多数人为 Fitzpatrick 皮肤分型Ⅳ～Ⅵ型。一项对南非患者的回顾性图表研究和一项对突尼斯患者的单独研究都估计，玫瑰痤疮在其各自国家的患病率均为 0.2%[8, 14]。所有这些诊断为玫瑰痤疮的患者均为 Fitzpatrick 皮肤分型Ⅴ型或Ⅵ型。哥伦比亚的一项流行病学研究发现，13% 诊断为玫瑰痤疮的患者为 Fitzpatrick 皮肤分型Ⅳ型或Ⅴ型[15]。同样，在韩国的一项研究发现，近 40% 诊断为玫瑰痤疮的患者为 Fitzpatrick 皮肤分型Ⅳ型或Ⅴ型[16]。值得注意的是，2001 年加纳报告的玫瑰痤疮患病率为 0，但由于诊断方法不一致，并且由于在研究时缺乏对有色人种玫瑰痤疮的认识，这可能是一个不准确的估计[9]。

导致有色人种皮肤中玫瑰痤疮识别不足的另一个因素是不同人群中主要临床症状的不同。例如，北欧人群的玫瑰痤疮的主要临床特征是红斑和毛细血管扩张[17]。南非的一项研究显示，主要病变为丘疹和脓疱，而只有 40% 的患者出现明显的红斑和毛细血管扩张，且无患者报告潮红症状[8]。在涉及希腊和突尼斯人群的研究中也观察到丘疹脓疱型玫瑰痤疮为主要病变[14, 18]。常见临床表现的人种差异可以通过所研究的每个国家中占主导地位的皮肤分型来解释。

病理生理学

尽管玫瑰痤疮的确切原因尚未阐明，但提出的诱因包括微生物炎症反应上调、紫外线损伤、血管功能障碍和免疫功能障碍[19-25]。Fitzpatrick 皮肤分型Ⅵ型患者的潮红倾向可能降低[26]。在闭塞和局部加热后，与白人患者的皮肤相比，非洲-加勒比、韩国和东南亚患者的皮肤显示血管内皮细胞变化较低，血流量增加较小[27-28]。这表明，除了有色人种比肤色较浅人的血管更难观察外，这些患者的红斑可能本身不太严重。

玫瑰痤疮患者的抗菌肽水平升高[25]，抗菌肽在哺乳动物固有免疫系统中发挥重要作用[29-30]。最近发现调节抗菌肽表达的启动子之一对维生素 D 有反应[31]。也有研究表明，与皮肤白皙的人相比，肤色较深的人往往维生素 D 水平较低[32-33]，这种启动子的存在可能有助于降低有色人种玫瑰痤疮的患病率。虽然相同研究表明，玫瑰痤疮患者血清维生素 D 水平低于对照组，但结果未按皮肤分型进行分析，应进一步研究维生素 D 水平在玫瑰痤疮发病机制中的作用[31]。

在韩国患者中，已证实了日晒量与面部红斑之间的相关性[16]。在全球范围内，气候较热的地区也报告较高的玫瑰痤疮发病率[14, 34]。鉴于我们认为日晒为玫瑰痤疮患者的主要诱因[14]，而且有长期日晒史的老年人更容易诊断出玫瑰痤疮[11]，深色皮肤或可防止黑色素水平升高引起的玫瑰痤疮[33]。深色皮肤的色素还可防止阳光引起

的叶酸耗竭和 DNA 损伤[35]。此外，在一项针对 1000 例随机选择的爱尔兰人的研究中发现，丘疹脓疱型玫瑰痤疮的患病率与紫外线暴露量之间没有相关性，表明肤色不同的人群中存在可能导致易感性降低的遗传差异[36]。尽管如此，观察性研究表明，玫瑰痤疮的风险因素和诱发因素在所有皮肤分型之间是一致的[6]。

临床特征

2017 年，全球玫瑰痤疮专家共识（ROSacea Consensus，ROSCO）小组公布了基于玫瑰痤疮表型新的诊断方法，以取代临床上广泛使用的亚型分类[1]。ROSCO 并没有将玫瑰痤疮分为红斑毛细血管扩张型、丘疹脓疱型、鼻赘型和眼型，而是提出玫瑰痤疮的诊断依据是出现面中部持续性的红斑伴加重，或出现任何增生性改变（定义为皮肤增厚、皮脂腺和结缔组织肥厚、皮肤纹理不规则和水肿）。

这些新的诊断标准因其以患者为中心和以治疗为导向的方法而值得称赞。然而，这种分类会加剧对有色人种玫瑰痤疮患者的认识不足，这些患者出现红斑的可能性远远低于丘疹和脓疱[2, 8, 14, 36]，并且在疾病的早期阶段不会出现增生肥大改变[1-3]。值得注意的是，当皮肤变色的患者在红斑周围出现色素减退，可进一步混淆临床表现[7]。目前尚不清楚肤色较深的患者是否本身不易出现红斑，或者红斑在这些患者中是否只是更难以识别。在肤色较浅的患者中对红斑的认识也可能会提高，因为更引人注目的外观可能是一种美容问题，这些患者的就医次数也更多。炎症后色素沉着对有色皮肤患者的影响更大[37-38]，也可能掩盖红斑。

报道的有色人种玫瑰痤疮患者的其他临床特征包括诊断延迟、既往在症状部位

持续使用类固醇激素大于 1 年[3, 8]和面部毁容。一些涉及有色人种玫瑰痤疮患者的研究报道了蠕形螨[19, 39]和日光照射作为诱发因素[14-15, 39]。最后，肉芽肿型玫瑰痤疮（常累及口周、眼周丘疹）在有色人种患者中更常见，而原因不明[40]。

诊断要点

考虑到玫瑰痤疮在有色人种皮肤中临床表现更微妙，当评估有色人种玫瑰痤疮患者时，评估是否存在次要诊断标准非常重要。此外，必须强调病史的采集。有助于诊断的症状包括皮肤过敏史、使用面部产品时的刺痛或灼热，或与某些食物、极端寒冷或高温或压力相关的潮红和热感[6]。如果痤疮样丘疹和脓疱累及面中部，应怀疑玫瑰痤疮，尤其是患者报告多次痤疮治疗失败史时[11]（图 14.1 和 14.2）。此外，与痤疮不同的是，玫瑰痤疮中看不到粉刺，玫瑰痤疮中的丘疹和脓疱往往集中在内侧脸颊和前额，而不是前额、颏部和颌。患者还可能主诉眼部刺激、异物感或瘙痒，并且可能有既往眼科诊断，如巩膜炎、结膜充血或睑缘毛细血管扩张[41]。采集家族史很重要，因为玫瑰痤疮常常具有家族性特征[4]。

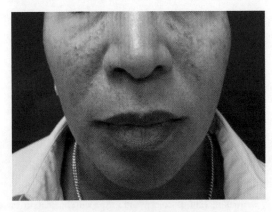

图 14.1 一名Ⅳ型皮肤的非裔美国妇女的玫瑰痤疮

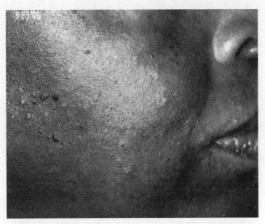

图 14.2 一名Ⅳ型皮肤的非裔美国妇女的玫瑰痤疮

鉴于玫瑰痤疮是一种临床诊断，仔细的体格检查至关重要。识别有色皮肤患者中发红的方法包括玻片压诊法（用放大镜或显微镜载玻片按压皮肤并寻找发白的地方）[6]。皮肤镜也可用于识别毛细血管扩张，并区分血管色素沉着与表皮或真皮色素沉着。

鉴别诊断

一些皮肤病经常被误认为是有色人种的玫瑰痤疮。这些疾病包括红斑狼疮和皮肌炎，患者表现为面部红斑。其他疾病，如脂溢性皮炎和红斑角化症，也可能表现为类似的特征。此外，既往将玫瑰痤疮误诊为脂溢性皮炎可能导致在受累区域使用外用类固醇，引起丘疹、色素减退和萎缩[7]。肉芽肿性玫瑰痤疮在有色人种中可表现为眼睛和鼻子周围黄褐色坚硬丘疹[40]，在临床上可类似于颜面播散性粟粒性狼疮和结节病，后者在非洲血统患者中更常见[2]。在儿童中，具有丘疹样特征的玫瑰痤疮也可与非洲裔加勒比黑人儿童期面部疹相混淆，后者是一种表现为口腔、眼睑和耳朵周围单形性丘疹的疾病[42]。

皮肤活检对于排除其他诊断并确诊玫

瑰痤疮是有用的。红斑皮肤的组织病理学分析显示，表层浅表血管扩张，血管周围低度炎症浸润，偶尔有浆细胞[43]。另一方面，对有丘疹脓疱的皮肤进行活检时，会发现真皮浅层和真皮中层的血管周围和毛囊周围有炎性细胞浸润，包括中性粒细胞、淋巴细胞和浆细胞[11]。

治疗

重要的是，玫瑰痤疮的治疗在有色人种的患者中没有显著差异。有色人种患者治疗方法将根据所针对的症状而有所不同，这意味着治疗更多是针对丘疹脓疱。有效的行为干预包括避免诱发因素，包括刺激性皮肤产品，如皮肤增白剂、刺激性祛斑剂和收敛剂，以及避免紫外线照射和持续使用防晒霜[44]。然而，有色人种患者存在独特问题，包括炎症后色素沉着，以及激光治疗和光疗引起色素并发症的风险较高，在讨论治疗方案时应考虑到这些问题[37-38]。有色皮肤患者的治疗目标包括去除丘疹和脓疱、避免炎症后色素沉着、减少潮红发作和降低红斑强度（如果存在）[6]。

丘疹和脓疱的局部治疗，如甲硝唑、伊维菌素、壬二酸，可安全用于所有皮肤分型的患者[37, 45-48]。外用溴莫尼定和羟甲唑啉可有效减少玫瑰痤疮相关红斑，但尚未在深色皮肤分型中进行专门研究[49-51]。然而，羟甲唑啉外用乳膏的Ⅲ期试验包括Fitzpatrick皮肤分型Ⅰ～Ⅵ型[52]。可以添加口服药物，以帮助减轻炎症，并降低炎症后色素沉着的严重程度，这是有色人种患者的一个重要问题[5, 37-38]。正如Alexis等评估低剂量多西环素治疗Fitzpatrick皮肤分型Ⅳ～Ⅵ型玫瑰痤疮患者的研究所证明的那样，多西环素治疗玫瑰痤疮是安全有效的[53]。激光和光疗也可用于治疗毛细血管扩张、血管扩张引起的潮红或增生性皮肤重塑[6]。深色皮肤的表皮黑色素含量增加，而黑色素又可作为竞争性靶色基，因此深色皮肤的患者激光治疗后出现色素沉着和瘢痕的风险增加[54-55]。因此，在治疗Fitzpatrick皮肤分型Ⅳ～Ⅵ型患者时，必须仔细考虑设备的选择，一般建议使用较低的能量[6]。微秒脉冲1064 nm钕：钇铝石榴石（Nd：YAG）激光已被证明在该人群中安全有效[54]。关于治疗有色人种玫瑰痤疮的资料有限，随着新证据的出现，这一人群中玫瑰痤疮患者的治疗将可能变得更具有针对性。

结论

玫瑰痤疮在有色人种中的报道比较少。尽管玫瑰痤疮在这些患者中的真实患病率可能较低，但知识的差距和临床实践的差异可能导致该人群的检测率下降、诊断延迟和治疗不正确。鉴于玫瑰痤疮的特征在深色皮肤类型中可能更难发现，应更加强调提高怀疑指数，并依赖病史和体格检查方法，以减少疾病治疗和结局的差异。

参考文献

1. Gallo RL, Granstein RD, Kang S, Mannis M, Steinhoff M, Tan J, et al. Standard classification and pathophysiology of rosacea: the 2017 update by the National Rosacea Society Expert Committee. J Am Acad Dermatol. 2018;78(1):148–55.

2. Alexis AF. Rosacea in patients with skin of color: uncommon but not rare. Cutis. 2010;86(2):60–2.

3. Al-Dabagh A, Davis SA, McMichael AJ, Feldman SR. Rosacea in skin of color: not a rare diagnosis. Dermatol Online J. 2014;20:10.

4. Tan J, Berg M. Rosacea: current state of epidemiology. J Am Acad Dermatol. 2013;69(6 Suppl 1): S27–35.

5. Kundu RV, Patterson S. Dermatologic conditions in skin of color: part I. Special considerations for common skin disorders. Am Fam Physician. 2013;87(12):850–6.

6. Alexis AF, Callender VD, Baldwin HE, Desai SR, Rendon MI, Taylor SC. Global epidemiology and clinical spectrum of rosacea, highlighting skin of color: review and clinical practice experience. J Am Acad Dermatol. 2018;80:1722.

7. Callender VD, Barbosa V, Burgess CM, Heath C, McMichael AJ, Ogunleye T, et al. Approach to treatment of medical and cosmetic facial concerns in skin of color patients. Cutis. 2017;100(6):375–80.

8. Dlova NC, Mosam A. Rosacea in black South Africans with skin phototypes V and VI. Clin Exp Dermatol. 2017;42(6):670–3.

9. Doe PT, Asiedu A, Acheampong JW, Rowland Payne CM. Skin diseases in Ghana and the UK. Int J Dermatol. 2001;40(5):323–6.

10. de Macedo AC, Sakai FD, de Vasconcelos RC, Duarte AA. Gnatophyma--a rare form of rosacea. An Bras Dermatol. 2012;87(6):903–5.

11. Jansen T. Clinical presentations and classification of rosacea. Ann Dermatol Venereol. 2011;138(Suppl 3):S192–200.

12. Saade JS, Abiad B, Jan J, Saadeh D, McCulley JP, Bartley J. Ocular rosacea causing corneal melt in an African American patient and a Hispanic patient. Case Rep Ophthalmol Med. 2017;2017:2834031.

13. Jayawant SS, Feldman SR, Camacho FT, Yentzer B, Balkrishnan R. Prescription refills and healthcare costs associated with topical metronidazole in Medicaid enrolled patients with rosacea. J Dermatolog Treat. 2008;19(5):267–73.

14. Khaled A, Hammami H, Zeglaoui F, Tounsi J, Zermani R, Kamoun MR, et al. Rosacea: 244 Tunisian cases. Tunis Med. 2010;88(8):597–601.

15. Rueda LJ, Motta A, Pabon JG, Barona MI, Melendez E, Orozco B, et al. Epidemiology of rosacea in Colombia. Int J Dermatol. 2017;56(5):510–3.

16. Bae YI, Yun SJ, Lee JB, Kim SJ, Won YH, Lee SC. Clinical evaluation of 168 korean patients with rosacea: the sun exposure correlates with the erythematotelangiectatic subtype. Ann Dermatol. 2009;21(3):243–9.

17. Elewski BE, Draelos Z, Dreno B, Jansen T, Layton A, Picardo M. Rosacea – global diversity and optimized outcome: proposed international consensus from the Rosacea International Expert Group. J Eur Acad Dermatol Venereol. 2011;25(2):188–200.

18. Lazaridou E, Apalla Z, Sotiraki S, Ziakas NG, Fotiadou C, Ioannides D. Clinical and laboratory study of rosacea in northern Greece. J Eur Acad Dermatol Venereol. 2010;24(4):410–4.

19. Sibenge S, Gawkrodger DJ. Rosacea: a study of clinical patterns, blood flow, and the role of Demodex folliculorum. J Am Acad Dermatol. 1992;26(4):590–3.

20. Guzman-Sanchez DA, Ishiuji Y, Patel T, Fountain J, Chan YH, Yosipovitch G. Enhanced skin blood flow and sensitivity to noxious heat stimuli in papulopustular rosacea. J Am Acad Dermatol. 2007;57(5):800–5.

21. Longuet-Perret I, Schmitt D, Viac J. Tumour necrosis factor-alpha is involved in the contrasting effects of ultraviolet B and ultraviolet A1 radiation on the release by normal human keratinocytes of vascular permeability factor. Br J Dermatol. 1998;138(2):221–4.

22. Bielenberg DR, Bucana CD, Sanchez R, Donawho CK, Kripke ML, Fidler IJ. Molecular regulation of UVB-induced cutaneous angiogenesis. J Invest Dermatol. 1998;111(5):864–72.

23. Brauchle M, Funk JO, Kind P, Werner S. Ultraviolet B and H2O2 are potent inducers of vascular endothelial growth factor expression in cultured keratinocytes. J Biol Chem. 1996;271(36):21793–7.

24. Morelli E, Ginefra P, Mastrodonato V, Beznoussenko GV, Rusten TE, Bilder D, et al. Multiple functions of the SNARE protein Snap29 in autophagy, endocytic, and exocytic trafficking during epithelial formation in Drosophila. Autophagy. 2014;10(12):2251–68.

25. Yamasaki K, Di Nardo A, Bardan A, Murakami M, Ohtake T, Coda A, et al. Increased serine protease activity and cathelicidin promotes skin inflammation in rosacea. Nat Med. 2007;13(8):975–80.

26. Rosen T, Stone MS. Acne rosacea in blacks. J Am Acad Dermatol. 1987;17(1):70–3.

27. Petrofsky JS, Alshahmmari F, Lee H, Hamdan A, Yim JE, Shetye G, et al. Reduced endothelial function in the skin in Southeast Asians compared to Caucasians. Med Sci Monit. 2012;18(1):CR1–8.

28. Yim J, Petrofsky J, Berk L, Daher N, Lohman E. Differences in endothelial function between Korean-Asians and Caucasians. Med Sci Monit. 2012;18(6):CR337–43.

29. De Smet K, Contreras R. Human antimicrobial peptides: defensins, cathelicidins and histatins. Biotechnol Lett. 2005;27(18):1337–47.

30. Zanetti M. Cathelicidins, multifunctional peptides of the innate immunity. J Leukoc Biol. 2004;75(1):39–48.

31. Park BW, Ha JM, Cho EB, Jin JK, Park EJ, Park HR, et al. A study on vitamin D and cathelicidin status in patients with Rosacea: serum level and tissue expression. Ann Dermatol. 2018;30(2):136–42.

32. Clemens TL, Adams JS, Henderson SL, Holick MF. Increased skin pigment reduces the capacity of skin to synthesise vitamin D3. Lancet. 1982;1(8263):74–6.

33. Jablonski NG, Chaplin G. The evolution of human skin coloration. J Hum Evol. 2000;39(1):57–106.

34. Gutierrez EL, Galarza C, Ramos W, Mendoza M, Smith ME, Ortega-Loayza AG. Influence of climatic factors on the medical attentions of dermatologic diseases in a hospital of Lima, Peru. An Bras Dermatol. 2010;85(4):461–8.

35. Jablonski NG, Chaplin G. Colloquium paper: human skin pigmentation as an adaptation to UV radiation. Proc Natl Acad Sci U S A. 2010;107(Suppl 2):8962–8.

36. McAleer MA, Fitzpatrick P, Powell FC. Papulopustular rosacea: prevalence and relationship to photodamage. J Am Acad Dermatol. 2010;63(1):33–9.

37. Davis EC, Callender VD. Postinflammatory hyperpigmentation: a review of the epidemiology, clinical features, and treatment options in skin of color. J Clin Aesthet Dermatol. 2010;3(7):20–31.

38. Coley MK, Alexis AF. Managing common dermatoses in skin of color. Semin Cutan Med Surg. 2009;28(2):63–70.

39. Zhao YE, Peng Y, Wang XL, Wu LP, Wang M,

Yan HL, et al. Facial dermatosis associated with Demodex: a case-control study. J Zhejiang Univ Sci B. 2011;12(12):1008–15.

40. Sanchez JL, Berlingeri-Ramos AC, Dueno DV. Granulomatous rosacea. Am J Dermatopathol. 2008;30(1):6–9.

41. Ghanem VC, Mehra N, Wong S, Mannis MJ. The prevalence of ocular signs in acne rosacea: comparing patients from ophthalmology and dermatology clinics. Cornea. 2003;22(3):230–3.

42. Williams HC, Ashworth J, Pembroke AC, Breathnach SM. FACE--facial Afro-Caribbean childhood eruption. Clin Exp Dermatol. 1990;15(3):163–6.

43. Marks R, Harcourt-Webster JN. Histopathology of rosacea. Arch Dermatol. 1969;100(6):683–91.

44. Odom R, Dahl M, Dover J, Draelos Z, Drake L, Macsai M, et al. Standard management options for rosacea, part 2: options according to subtype. Cutis. 2009;84(2):97–104.

45. Gupta AK, Gover MD. Azelaic acid (15% gel) in the treatment of acne rosacea. Int J Dermatol. 2007;46(5):533–8.

46. Lowe NJ, Rizk D, Grimes P, Billips M, Pincus S. Azelaic acid 20% cream in the treatment of facial hyperpigmentation in darker-skinned patients. Clin Ther. 1998;20(5):945–59.

47. Woolery-Lloyd HC, Keri J, Doig S. Retinoids and azelaic acid to treat acne and hyperpigmentation in skin of color. J Drugs Dermatol. 2013;12(4):434–7.

48. Alexis AF. Acne in patients with skin of color. J Drugs Dermatol. 2011;10(6):s13–6.

49. Fowler J, Jarratt M, Moore A, Meadows K, Pollack A, Steinhoff M, et al. Once-daily topical brimonidine tartrate gel 0.5% is a novel treatment for moderate to severe facial erythema of rosacea: results of two multicentre, randomized and vehicle-controlled studies. Br J Dermatol. 2012;166(3):633–41.

50. Fowler J, Tan J, Jackson JM, Meadows K, Jones T, Jarratt M, et al. Treatment of facial erythema in patients with rosacea with topical brimonidine tartrate: correlation of patient satisfaction with standard clinical endpoints of improvement of facial erythema. J Eur Acad Dermatol Venereol. 2015;29(3):474–81.

51. Jackson JM, Fowler J, Moore A, Jarratt M, Jones T, Meadows K, et al. Improvement in facial erythema within 30 minutes of initial application of brimonidine tartrate in patients with rosacea. J Drugs Dermatol. 2014;13(6):699–704.

52. Stein-Gold L, Kircik L, Draelos ZD, Werschler P, DuBois J, Lain E, et al. Topical oxymetazoline cream 1.0% for persistent facial erythema associated with Rosacea: pooled analysis of the two phase 3, 29-day, randomized, controlled REVEAL trials. J Drugs Dermatol. 2018;17(11):1201–8.

53. Alexis AF, Webster G, Preston NJ, Caveney SW, Gottschalk RW. Effectiveness and safety of once-daily doxycycline capsules as monotherapy in patients with rosacea: an analysis by Fitzpatrick skin type. J Drugs Dermatol. 2012;11(10):1219–22.

54. Alexis AF. Lasers and light-based therapies in ethnic skin: treatment options and recommendations for Fitzpatrick skin types V and VI. Br J Dermatol. 2013;169(Suppl 3):91–7.

55. Battle EF Jr, Soden CE Jr. The use of lasers in darker skin types. Semin Cutan Med Surg. 2009;28(2):130–40.

索　引